BODYCHANGE®
10 Weeks

riva

Bibliografische Information der Deutschen Nationalbibliothek:
Die Deutsche Nationalbibliothek verzeichnet diese Publikation in der Deutschen Nationalbibliografie; detaillierte bibliografische Daten sind im Internet über http://d-nb.de abrufbar.

Wichtiger Hinweis

Sämtliche Inhalte dieses Produkts wurden – auf Basis von Quellen, die die Autoren und der Verlag für vertrauenswürdig erachten – nach bestem Wissen und Gewissen recherchiert und sorgfältig geprüft. Trotzdem stellt dieses Produkt keinen Ersatz für eine individuelle medizinische Beratung dar. Wenn Sie medizinischen Rat einholen wollen, konsultieren Sie bitte einen qualifizierten Arzt. Der Verlag und die Autoren haften für keine nachteiligen Auswirkungen, die in einem direkten oder indirekten Zusammenhang mit den Informationen stehen, die in diesem Produkt enthalten sind. Die Voraussetzung für die Nutzung der Buchinhalte ist eine gute gesundheitliche Verfassung. Bei Herz-Kreislauf-Beschwerden, Lungenerkrankungen, Gelenkbeschwerden oder anderen gesundheitlichen Problemen empfiehlt der Anbieter, vor Beginn des Programms einen Arzt zu konsultieren. Auf jeden Fall sollte der Nutzer Überbeanspruchung und ruckartige Bewegungen vermeiden, um einem Verletzungsrisiko vorzubeugen. Für Schwangere sind die Workouts nicht geeignet. Die Inhalte des Buches ersetzen keine ärztliche Untersuchung oder Behandlung. Es handelt sich nicht um einen medizinischen Rat. Es besteht Eigenverantwortlichkeit, d. h., alle Informationen werden auf eigenes Risiko genutzt.

Ein Produkt der Social Media Interactive GmbH
1. Auflage 2014
© 2014 by riva Verlag, ein Imprint der Münchner Verlagsgruppe GmbH
Nymphenburger Straße 86
D-80636 München
Tel.: 089 651285-0
Fax: 089 652096

Entwurf: Anke Blöchl
Layout, Satz und Bildbearbeitung: mediathletic bild + design · www.mediathletic.com
Umschlagabbildung: Bernd Jaworek
Druck: Florjancic Tisk d.o.o., Slowenien
Printed in the EU

ISBN 978-3-86883-634-9

Weitere Informationen zum Thema finden Sie unter www.rivaverlag.de
Gerne übersenden wir Ihnen unser aktuelles Verlagsprogramm.

I make you sexy!
Fitnessbuch

Die besten Übungen und Trainingspläne des Bestseller-Abnehmprogramms
10 Weeks BodyChange® I make you sexy! by Detlef D! Soost

www.imakeyousexy.com

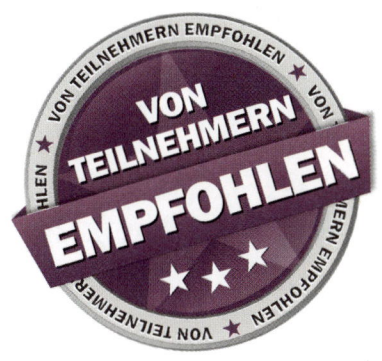

riva

Die Inhalte

Die Inhalte

1

Hallo

Traumkörper willkommen

Achtung! Genau in diesem Moment bist du kurz davor, deinen Traumkörper zu bekommen. Ganz egal, wie dein momentaner Zustand ist, ob du übergewichtig bist, ob du lange keinen Sport oder vielleicht noch nie Sport getrieben hast. Es ist auch egal, wie viele Fitness- und Abnehmprogramme du schon mehr oder weniger erfolgreich ausprobiert hast.

Du hast jetzt die Chance, deinen Körper zu verändern und deinen Traumbody zu bekommen. Und zwar genau ab heute.

Das I MAKE YOU SEXY Fitnessbuch gewährt dir einen Einblick in die besten Übungen aus dem bewährten Online-Programm 10 Weeks BodyChange® und präsentiert Trainingspläne, Erfolgsstorys und wirksame Erfolgsstrategien für deine Motivation.

Du hast dich vielleicht schon mal gefragt, wie es manche Menschen und besonders Celebritys, Stars und Schauspieler schaffen, einen fitten, schlanken und durchtrainierten Körper zu erhalten. Und warum gibt es Menschen, die es immer wieder versuchen, aber es irgendwie nicht schaffen? Einfache Prinzipien sind für den Erfolg am Körper wichtig: als Erstes die Motivation. Der zweite entscheidende Faktor ist die Ernährung und als letzter Punkt kommt das Training.

Wie? Ein Fitnessbuch, das Sport und Training hintenanstellt? Ja, richtig. Für einen Traumkörper ist in erster Linie die Motivation gefragt. Detlef D! Soost ist dein Motivator. Detlef hat es geschafft, seinen Körper in kurzer Zeit nahezu zu transformieren. Er hält nicht nur seit vielen Jahren sein Idealgewicht, sondern verbessert stetig seine Fitness und Leistungsfähigkeit.

In diesem Buch lernst du das Erfolgskonzept kennen, das auch dich schnell und einfach fit macht.

Über die letzten Jahre haben bereits Hunderttausende Menschen mit 10 Weeks BodyChange® erfolgreich abgenommen. 10,3 kg Körpergewicht verliert der durchschnittliche BodyChanger® in diesen zehn Wochen, manche sogar unglaubliche 30 kg. Und das mit nur sieben Stunden Training. Denn zweimal 20 Minuten effektives BodyChange®-Training pro Woche reichen aus, um erstaunliche Ergebnisse zu erzielen.

Lass dich vom I MAKE YOU SEXY Fitnessbuch begeistern und motivieren. Dann steht deinem Traumkörper nichts mehr im Weg.

»Mit diesem
Buch hast du einen
entscheidenden Vorteil:
Du besitzt ein Konzept,
mit dem schon über 100.000
Menschen Erfolg hatten.
Die Chance, dass auch
du Erfolg hast,
ist daher sehr groß.«

Freu dich auf:

Die Bestseller-
Übungen aus
I MAKE YOU SEXY

5 speziell entwickelte
Trainingspläne
für Einsteiger bis Profis,
für Frauen und Männer
und für Abnehm-
oder Muskelaufbau-
Interessierte

BodyChange®-
Ernährungs-
Philosophie

Einblick in das
Personal Coaching
von Detlef D! Soost

Motivations-
strategien für
deinen Erfolg

Die geheimen Tipps
der erfolgreichen
BodyChanger®

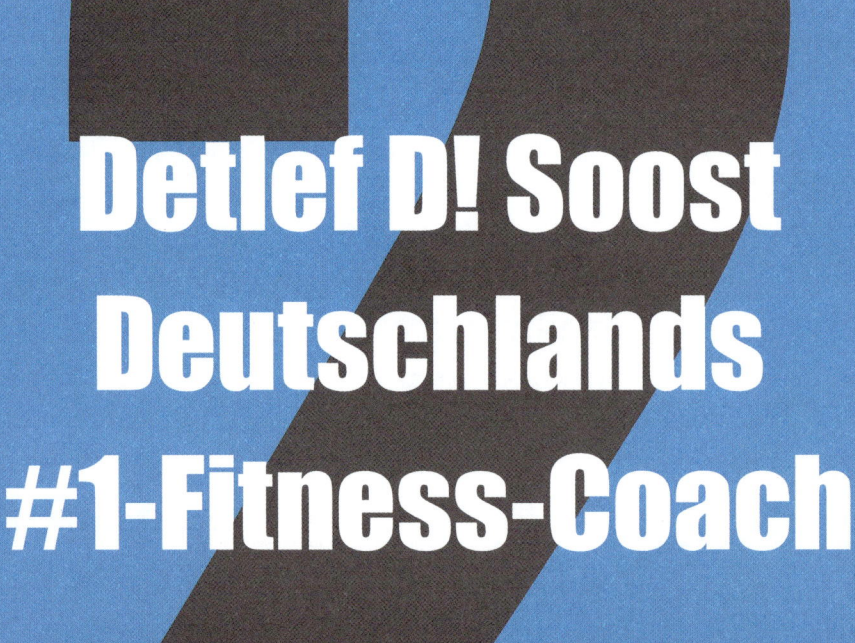

Detlef D! Soost
Deutschlands
#1-Fitness-Coach

Detlef D! Soost und das BodyChange®-Erfolgsprogramm

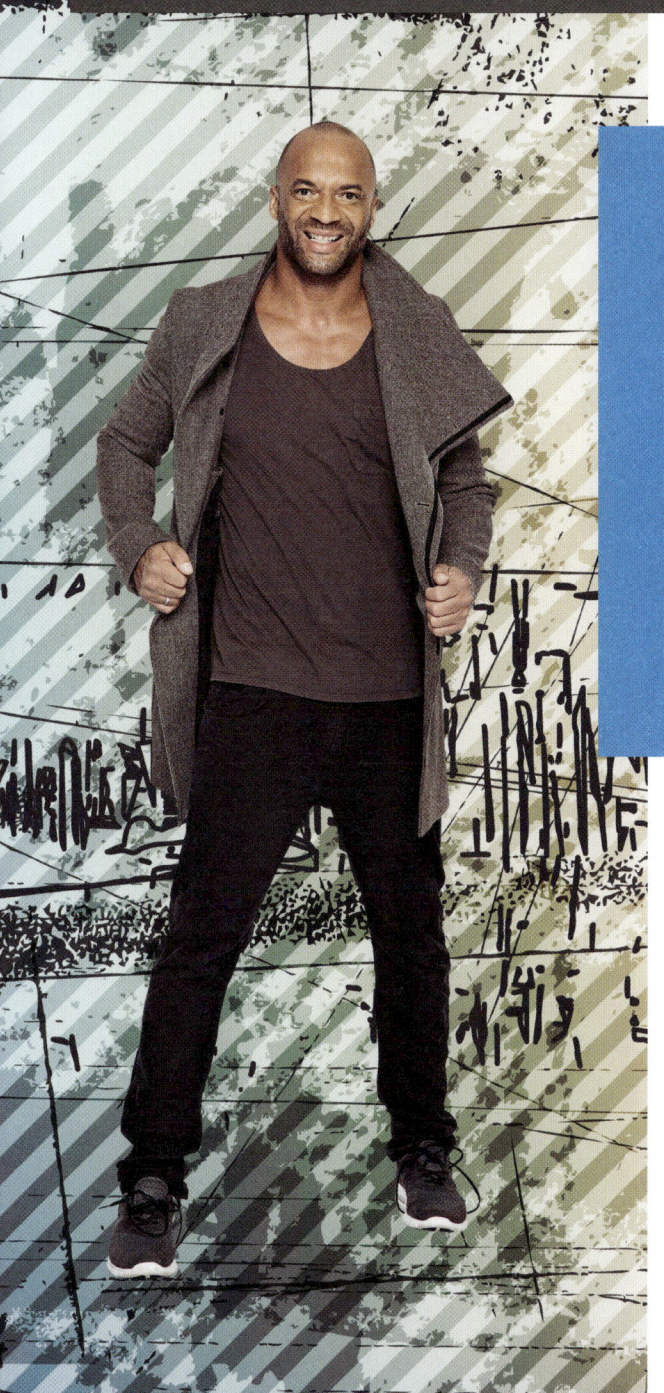

DETLEF D! SOOST, ERFOLGSCOACH und Top-Motivator, verriet Anfang 2012 sein ganz persönliches Erfolgsrezept, wie er selbst in zehn Wochen sage und schreibe 20 kg abgenommen hat. In seinem revolutionären Online-Abnehm-Programm 10 Weeks BodyChange® hat er seine Prinzipien zusammengefasst, um es jedem zu ermöglichen, seine Wunschfigur in nur wenigen Wochen zu erreichen.

Die zusammen mit Wissenschaftlern und Profi-sportlern entwickelte Power-Formel beruht auf den drei Säulen Motivation, Ernährung und Training. Das Programm lässt nicht nur die Pfunde purzeln, sondern macht dauerhaft fit und sorgt für einen durchtrainierten und definierten Körper – und das alles ohne lästiges Kalorienzählen und quälendes Hungergefühl.

Heute hat 10 Weeks BodyChange® Deutschland schlanker und fitter gemacht, denn bereits Hunderttausende haben mit dem I MAKE YOU SEXY Programm inzwischen mehr als 1 Million kg an Gewicht verloren.

Der Weg zur Traumfigur war noch nie so einfach, kostengünstig und vor allem so schnell!

I MAKE YOU FIT!

»Mit den BodyChange®-Prinzipien habe ich in nur 10 Wochen 20 kg abgenommen und bin fit geworden. **Und du kannst das auch!**«

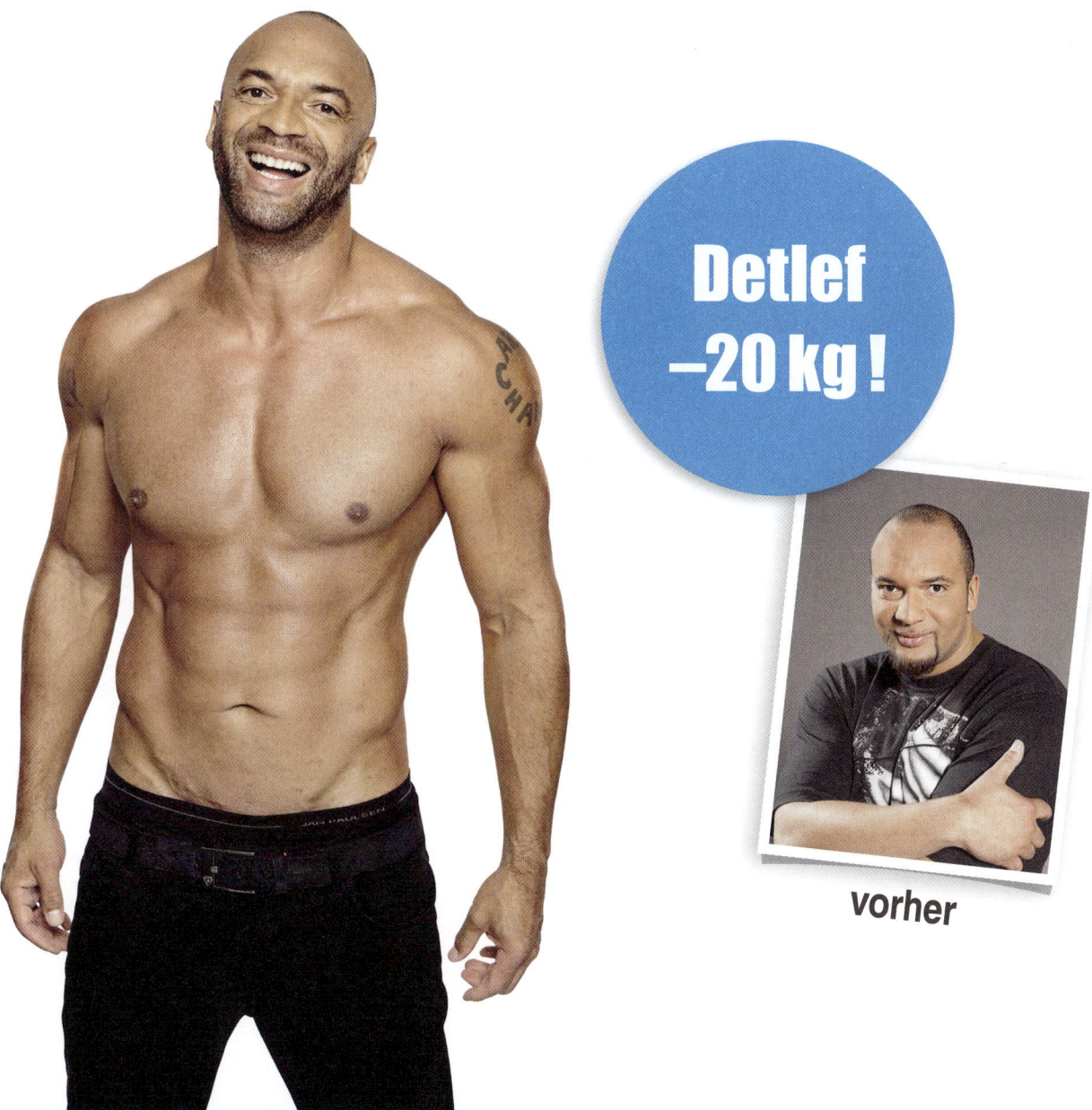

Detlef
−20 kg !

vorher

10 Fragen an Detlef D! Soost

1. Gab es bei dir einen Moment, in dem du wusstest, dass es so nicht mehr weitergeht, dass du etwas tun musst?

Jeder kennt so einen Augenblick im Leben, in dem er weiß: Jetzt ist es Zeit, dass sich etwas ändert. Bei mir war es, als ich ein Bild von mir beim Beachvolleyball-Spielen anschaute. Ich sah aus wie ein gestrandetes Walross.

2. Wie bist zu zum Sport gekommen?

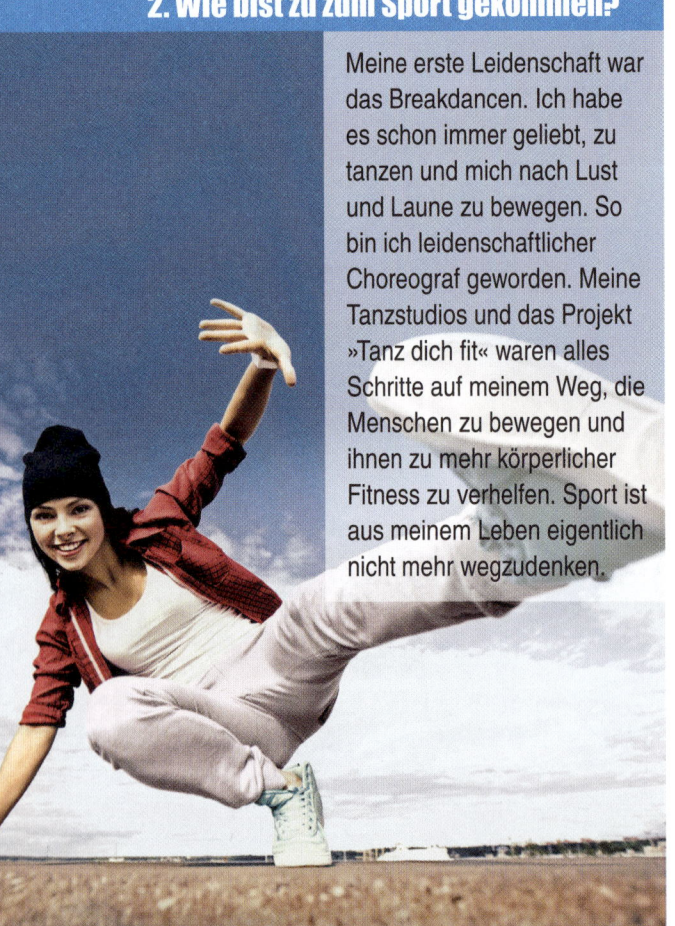

Meine erste Leidenschaft war das Breakdancen. Ich habe es schon immer geliebt, zu tanzen und mich nach Lust und Laune zu bewegen. So bin ich leidenschaftlicher Choreograf geworden. Meine Tanzstudios und das Projekt »Tanz dich fit« waren alles Schritte auf meinem Weg, die Menschen zu bewegen und ihnen zu mehr körperlicher Fitness zu verhelfen. Sport ist aus meinem Leben eigentlich nicht mehr wegzudenken.

3. Was motiviert dich dazu, fit zu bleiben?

Noch vor Jahren hat man mich liebevoll »Tanzbär« genannt. Jetzt begegnet man mir oft mit dem Wort »Respekt«. Die Fitness und den Körper, wie ich ihn jetzt habe, möchte ich behalten. Das ist für mich die größte Motivation.

4. Trainierst du zusammen mit deiner Frau Kate?

Ich genieße es, mit Kate ein paar Yogaübungen zu machen. Das ist für mich Entspannung pur und lässt mich das Businessleben schnell vergessen. Mein Krafttraining mache ich allerdings allein.

5. Was bedeutet für dich Training?

Ich mag es, mich auszupowern, und liebe den Prozess beim Training. Manchmal ist man müde und möchte vielleicht sogar lieber auf der Couch entspannen. Aber wenn ich dann einmal begonnen habe, genieße ich die Bewegung, und nach einem Workout bin ich stolz auf das, was ich geleistet habe.

6. Hast du eine Lieblingsübung?

Liegestütz jeglicher Art und den Ausfallschritt nach vorn und zurück, den ich »Detlef Lunge« nenne – und natürlich alle Bauchübungen.

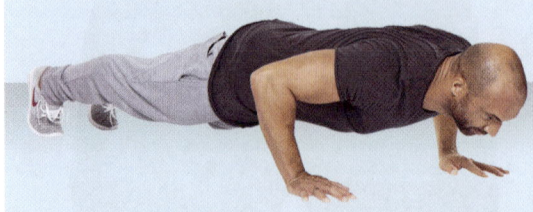

7. Was ist deine Lieblingsmusik beim Training?

Beim Training liebe ich Powermusik jeglicher Art, laut und mit schönen Beats. Das motiviert mich.

8. Was ist dein Lieblings-Obst-Milch-Baustein nach den Workouts?

Ich mixe mir 250 ml Vollmilch, ein paar Wald-beeren und 2 Esslöffel Mandelmus. Das ist lecker und gibt mir schnell wieder Power.

9. Welche Power-Foods isst du gerne?

Mein Favorit ist Sashimi, ein echter Protein-Schub.

10. Was ist dein Lieblings-Power-Getränk?

Selbst gemachter Ingwer-Minze-Tee, denn der schmeckt gut, kurbelt den Stoffwechsel an und hilft beim Abnehmen. Einfach heißes Wasser nehmen, ein paar Ingwerscheiben hineingeben und frische Minzblätter. Fertig ist mein Power-Getränk.

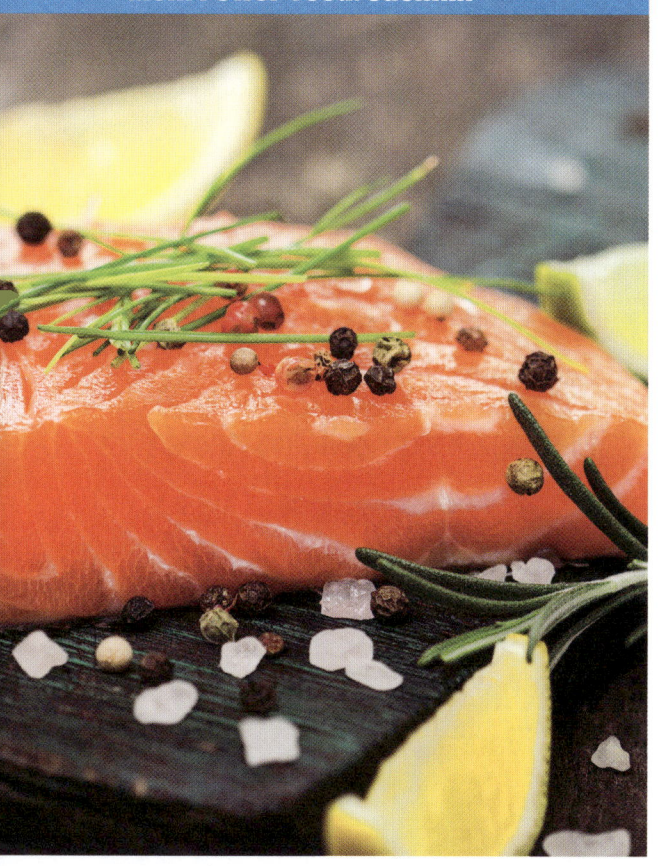

Mein Power-Food: Sashimi

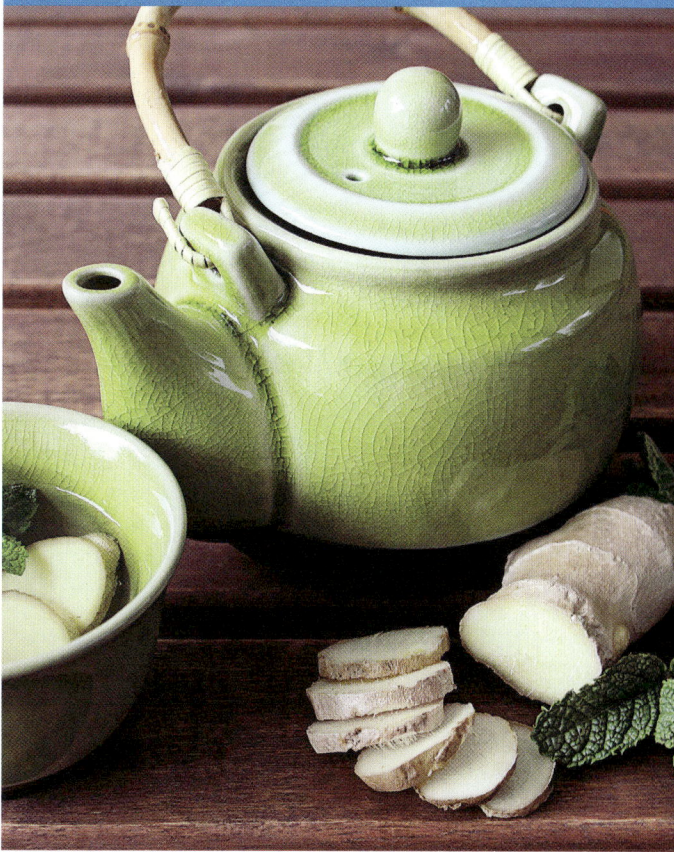

Mein Power-Getränk: Ingwer-Minze-Tee

Vorteile des Online-Coaching

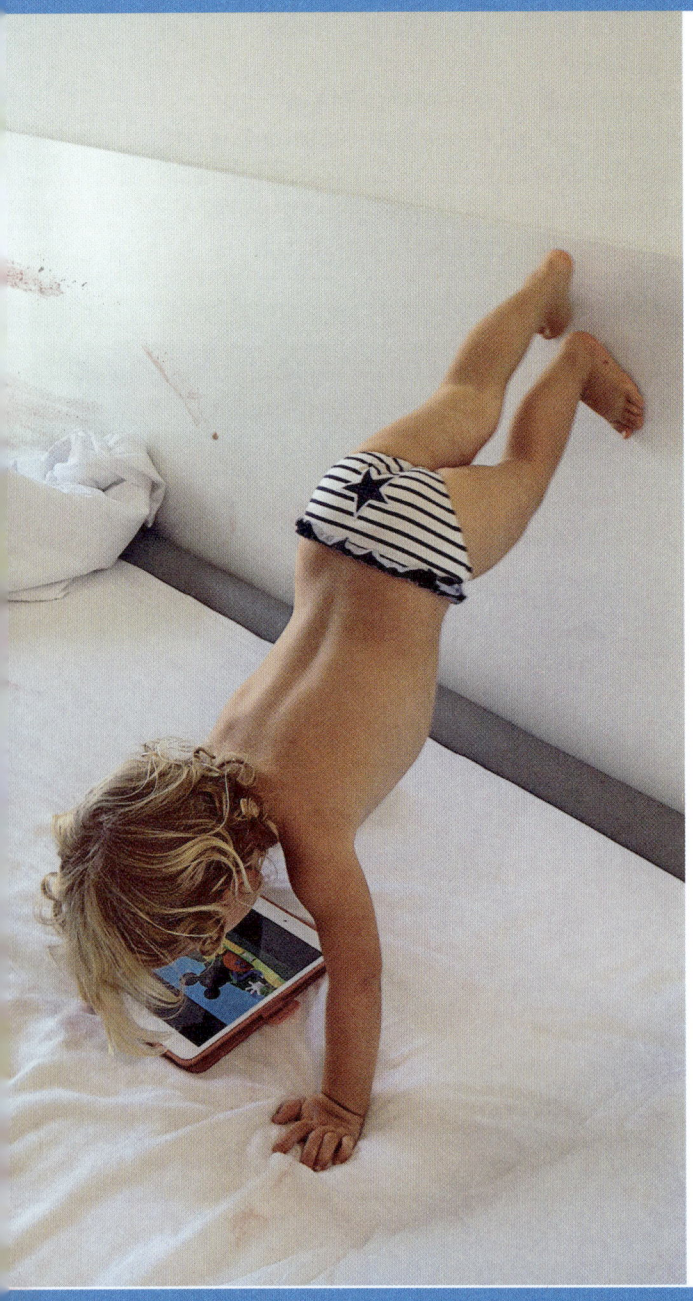

Wieso funktioniert Online-Coaching heutzutage so gut?

- ✓ Das Trainieren ist unabhängig von Ort und Zeit möglich.
- ✓ Die Workouts lassen sich sehr leicht in den Alltag integrieren.
- ✓ Das Ausfallrisiko wird stark reduziert.
- ✓ Man spart sich Zeit und Kosten für die Anreise zu einem klassischen Fitnessstudio.
- ✓ Und für irgendetwas Sinnvolles sollten wir unsere Smartphones und iPads ja nutzen ☺.

»Ich tue, was mir Freude macht.

Anderen zu helfen ist mir ein Anliegen.«

Martinas Erfolg: −30 kg !

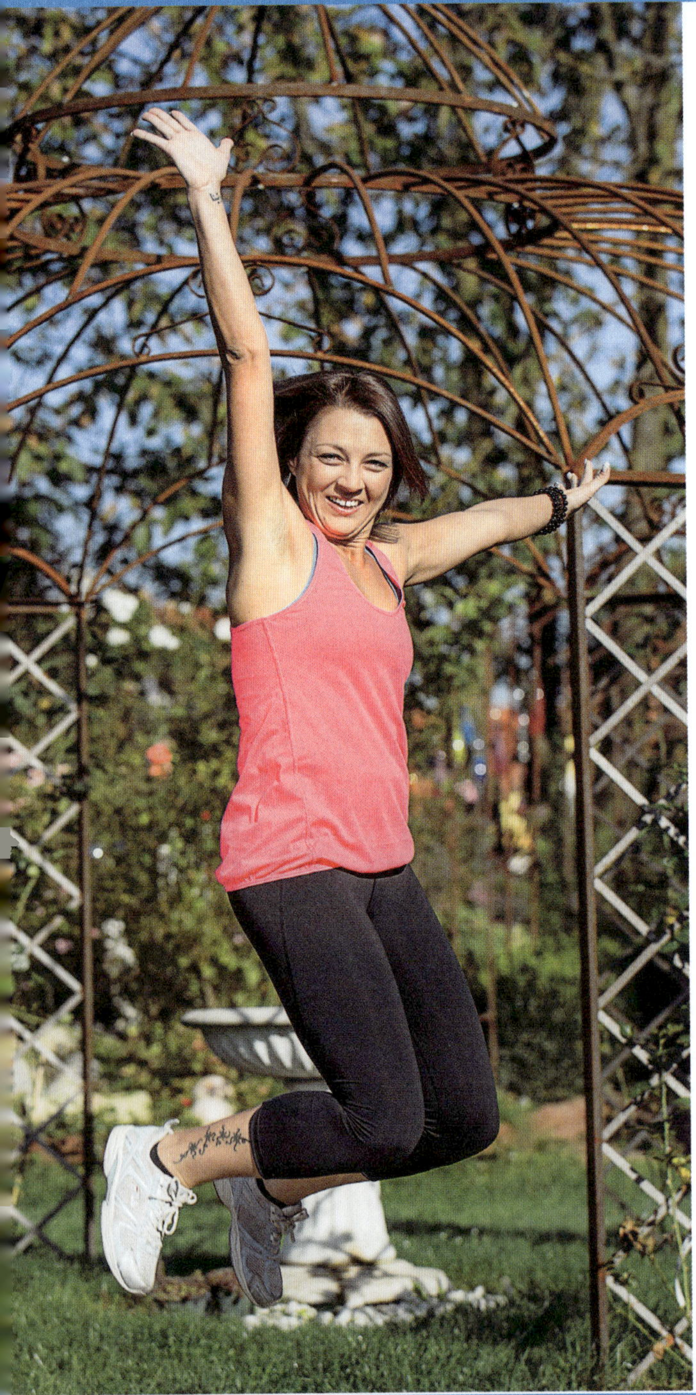

▶ Mein Befinden hat sich seit BodyChange® komplett verändert. Ich fühle mich extrem wohl und möchte das nicht mehr missen. Dieses Gefühl zu wissen, dass man nicht übergewichtig ist und von den Personen rundherum anders wahrgenommen wird, ist unbeschreiblich.

▶ Mein Leben hat sich dahingehend positiv verändert, dass ich mich zum ersten Mal seit Langem in meiner Haut wohlfühle. Mein Partner freut sich auch sehr, einen neuen Menschen an seiner Seite zu haben.

▶ Ich trete viel selbstbewusster auf, gehe gerne shoppen und genieße in vollen Zügen mein neu gewonnenes Leben.

▶ Meine körperliche Fitness hat sich um 100 Prozent gesteigert und ich kann jetzt Übungen machen, ohne gleich k. o. zu sein.

▶ Alle Körperteile bzw. die Problemzonen werden von Detlef behandelt. Man kann die Übungen zu Hause machen, ohne dass man sich beobachtet fühlt.

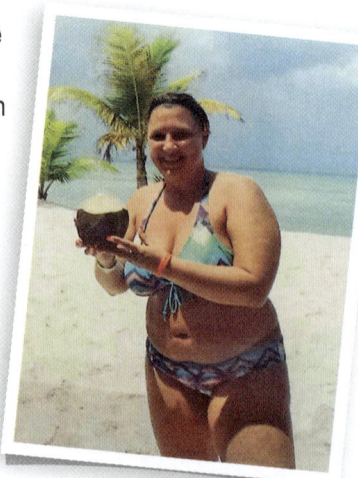

vorher

▶ Geheimtipp: alle Übungen genau und regelmäßig durchführen, so kommt man schneller ans Ziel. Disziplin und Durchhaltevermögen sind oberstes Gebot.

Erfolgsstory

»Ich bin jeden Tag stolz darauf, dass ich das geschafft habe und jetzt mein Leben gesünder lebe.«

Im April 2013 machte ich mit meinem Partner einen Traumurlaub. Es ging in die Dominikanische Republik. Wunderschöne Tage haben wir dort verbracht, doch zu Hause angekommen, sah ich die dazugehörigen Fotos. Bumm – für mich brach eine Welt zusammen, denn so hatte ich mich nicht gesehen. Ich war zu dick!

Meine Schwester sah mir die Verzweiflung an. Durch Herumstöbern im Internet traf ich schließlich auf Detlefs Programm. Ich las mir auf Facebook die Erfolge durch und da hat es klick gemacht bei mir. Das will ich auch.

Anfangs bzw. die ersten zwei Wochen waren hart für mich. Was darf ich essen, was nicht. Aber mit den Erfolgen in den Wochen war ich mehr als zufrieden und so auch immer motivierter.

Nach den zehn Wochen hatte ich 10 kg weg. Ein Wow-Effekt. Die ersten Kleider konnte ich entsorgen. Doch für mich war es noch nicht genug.

In den folgenden Wochen halfen mir meine Familie und Freunde sehr mit Komplimenten und anderer Unterstützung. Es ging langsamer voran, aber ich wollte nicht den Jojo-Effekt riskieren mit zu schnellem Abnehmen oder wieder in alte Muster verfallen.

Mittlerweile betreibe ich regelmäßig 3- bis 4-mal die Woche Sport. Laufen, Radfahren usw. Ich habe sogar bei einem Stadtlauf über 6,7 km mitgemacht. Vor Detlefs Programm hätte das keiner von mir gedacht. Demnächst starte ich bei einem 10,5-km-Marathon.

Ich bin jeden Tag stolz darauf, dass ich das geschafft habe und jetzt mein Leben gesünder lebe. Klar, ab und zu gönne ich mir schon was Süßes oder Ähnliches. Ganz verzichten kann man schließlich nicht. :-)

Mein Fazit: Ich kann dieses Programm nur jedem empfehlen, der willensstark und motiviert ist. Ich habe genau nach einem Jahr mein Ziel erreicht und wiege mittlerweile nur noch 57 kg – Abnehmerfolg 30 kg!

Danke Detlef und meiner Familie und Freunden

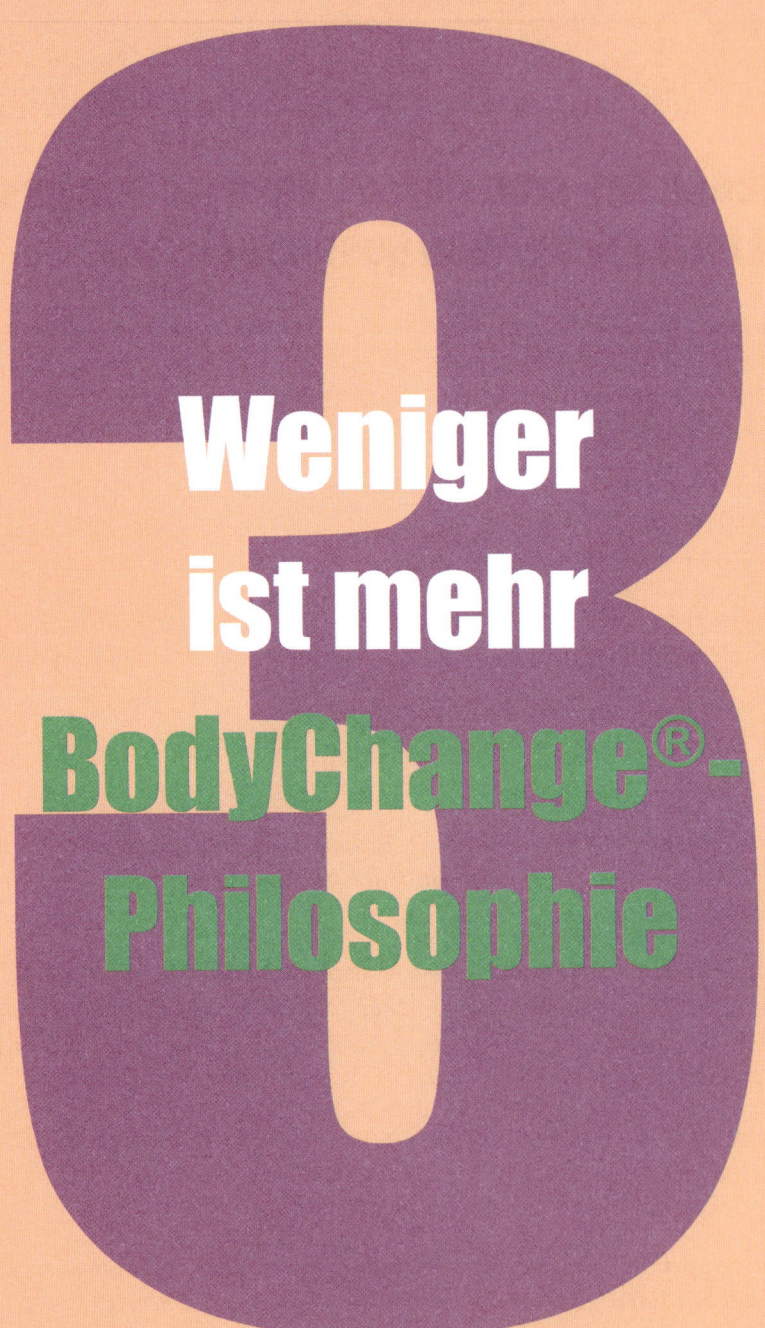

3

Weniger
ist mehr

BodyChange®-
Philosophie

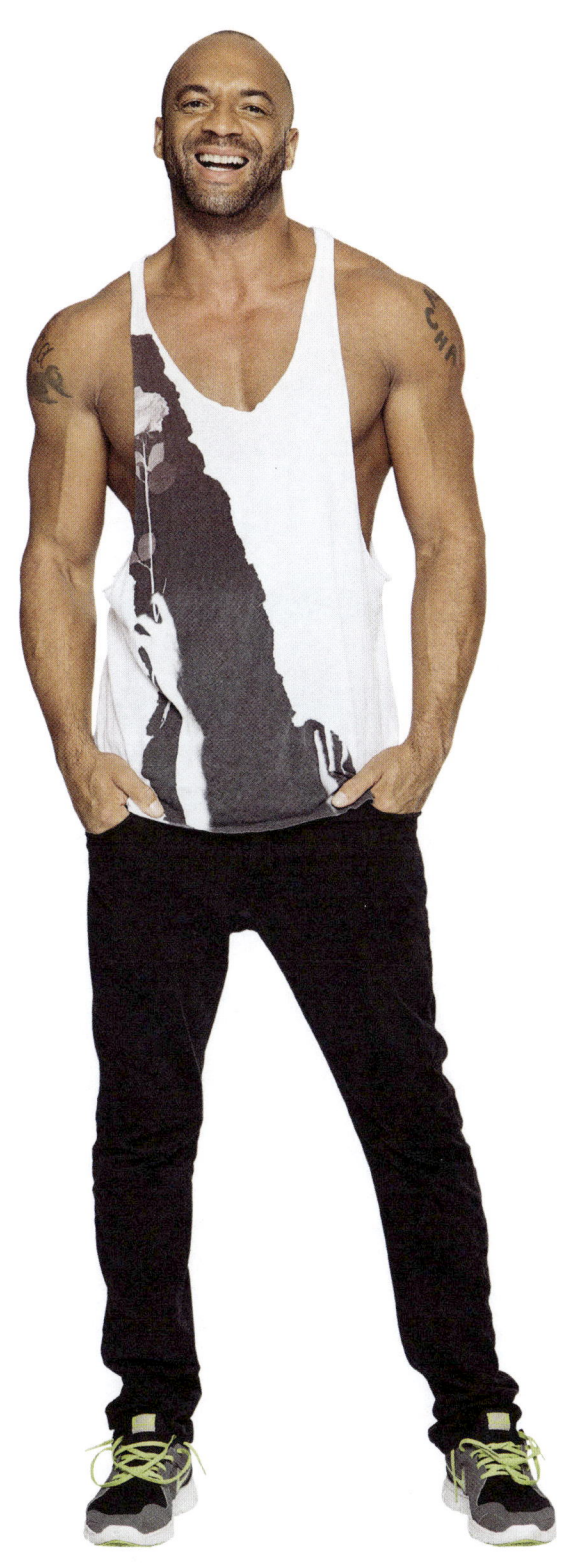

»Viel hilft viel« ist nicht unser Motto.

»Das Aussortieren des Unwesentlichen ist der Kern aller Lebensweisheit.«

Laotse

Wie kann man mit wenig Aufwand großartige Ergebnisse am Körper bewirken?

Mit genau dieser Frage hat sich das Expertenteam beschäftigt, als es BodyChange® entwickelte. Das Hauptziel ist, dass der Teilnehmer, also du, schnell und leicht an sein Ziel kommt. BodyChanger® müssen nicht Kalorien zählen oder stundenlang im Fitnessstudio schwitzen und schaffen doch nahezu unglaubliche Ergebnisse in kurzer Zeit. Wie ist das möglich?

Im Hochleistungssport hieß es früher, dass die Sportler viele Stunden am Tag hart trainieren müssen. Die Methoden haben sich aber radikal geändert. Heute setzt man kurze, bewusste Reize und hat festgestellt, dass dies sogar noch besser funktioniert, um das Leistungspotenzial voll auszunutzen. Besonders im Krafttraining und in den Ausdauereinheiten haben sich die Umfänge deutlich reduziert. Statt wie früher vier Stunden langsam zu radeln, setzen die Coaches heute gerne kurze Intervalleinheiten von 30 Minuten ein, um die körperliche und mentale Fitness ihrer Sportler zu verbessern.

Genau auf diese minimalen Reize in den Bereichen Ernährung, Training und Motivation setzen wir auch bei BodyChange®, um dich schnell und effektiv an dein persönliches Ziel zu bringen.

Der Weg zum Erfolg ist die gezielte Stimulation und Aktivierung von Hormonhaushalt und Stoffwechsel durch Training und Ernährung. So werden die entscheidenden Veränderungsprozesse in Gang gesetzt.
Es geht darum, mit der minimalen Dosis einen wirksamen Reiz im Körper auszulösen. »Viel hilft viel« ist also nicht unser Motto.

Als BodyChanger® hast du einen entscheidenden Vorteil: Du musst nicht jahrelang Sport studieren, Ernährungsexperte werden oder Motivationspsychologie pauken. Das Wissen aus diesen drei umfangreichen Themenbereichen hat das BodyChange®-Team dazu genutzt, für dich einfach anwendbare Strategien und Step-by-Step-Anleitungen zu entwickeln. So wirst du schnell Wirkung spüren und Resultate an deinem Körper sehen. Egal, ob du nur ein paar Kilos abnehmen, Muskeln aufbauen oder ein Sixpack haben willst.

Mit dem 80/20-Prinzip zum Erfolg

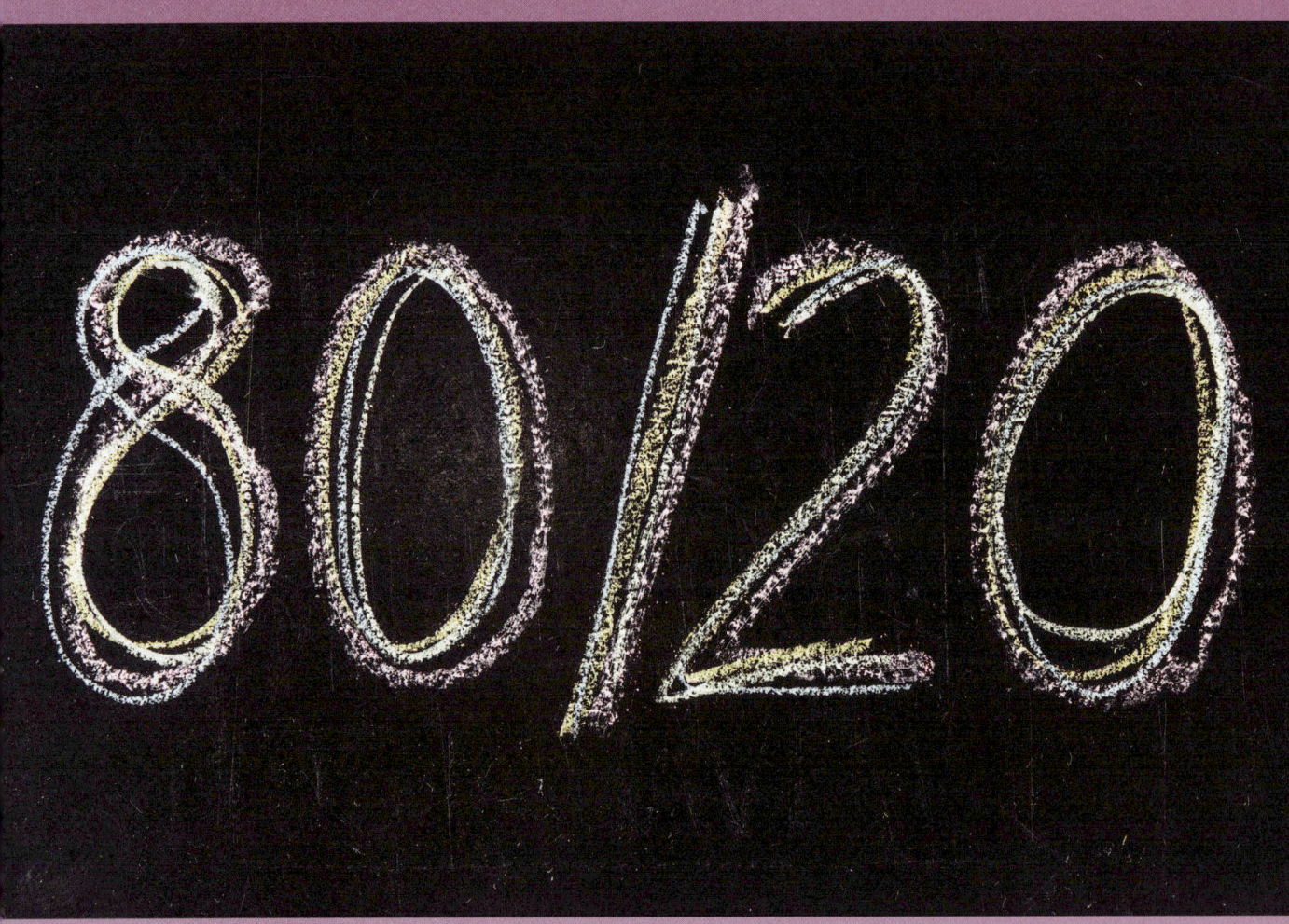

Mehr Motivation durch kurze Einheiten

Das BodyChange®-Training besteht aus kurzen, effektiven Einheiten, die du zeitlich problemlos in deinem Alltag unterbringen kannst. Studien haben gezeigt, dass kurze Trainingseinheiten dazu führen, dass man länger motiviert bleibt, regelmäßig Sport zu treiben. Offenbar ist es viel schwieriger, sich zu einem 60-minütigen Lauf aufzuraffen als zu einem kurzen Krafttraining. Zusätzlich spielt die verfügbare Zeit einen entscheidenden Faktor. Stundenlanges Training ist für die meisten weder möglich, noch ist es in den allermeisten Fällen zielführend.

Mit wenig Einsatz viel erreichen – Überflüssiges beseitigen

Die 80/20-Regel, auch bekannt als Pareto-Prinzip, besagt, dass sich 80 Prozent des möglichen Resultats mit 20 Prozent Einsatz erzielen lassen. Dieses Prinzip lässt sich auf nahezu alle Lebensbereiche anwenden und gilt ziemlich universell. Daher konzentrieren wir uns bei BodyChange® auf die relevanten Anweisungen und Übungen, sodass du deinen Fitness- und Abnehmerfolg mit wenig Zeitaufwand erreichen kannst.

Die 3 Säulen des Erfolgsprogramms

Deshalb funktioniert BodyChange®:

Ernährung = 70 %

- ✓ Ein einfaches und hochwirksames Ernährungskonzept = Abnehmen ohne Hungern!
- ✓ Proteinreiche und natürliche Lebensmittel
- ✓ Ein LoadDay pro Woche

Bewegung = 30 %

- ✓ Nur 2 x 20 Minuten Bewegung pro Woche
- ✓ Vom Leichten zum Schweren
- ✓ Funktionelles Ganzkörpertraining

Motivation = 100 %

- ✓ Persönliches Online-Coaching von A nach B mit wöchentlichen E-Mails und Videos
- ✓ Eine motivierende Online-Community
- ✓ Erfolgstool
- ✓ Jede Menge Motivationstipps

Es geht nicht darum, wenig zu essen, sondern das Richtige!

Dirks Erfolg: −9 kg !

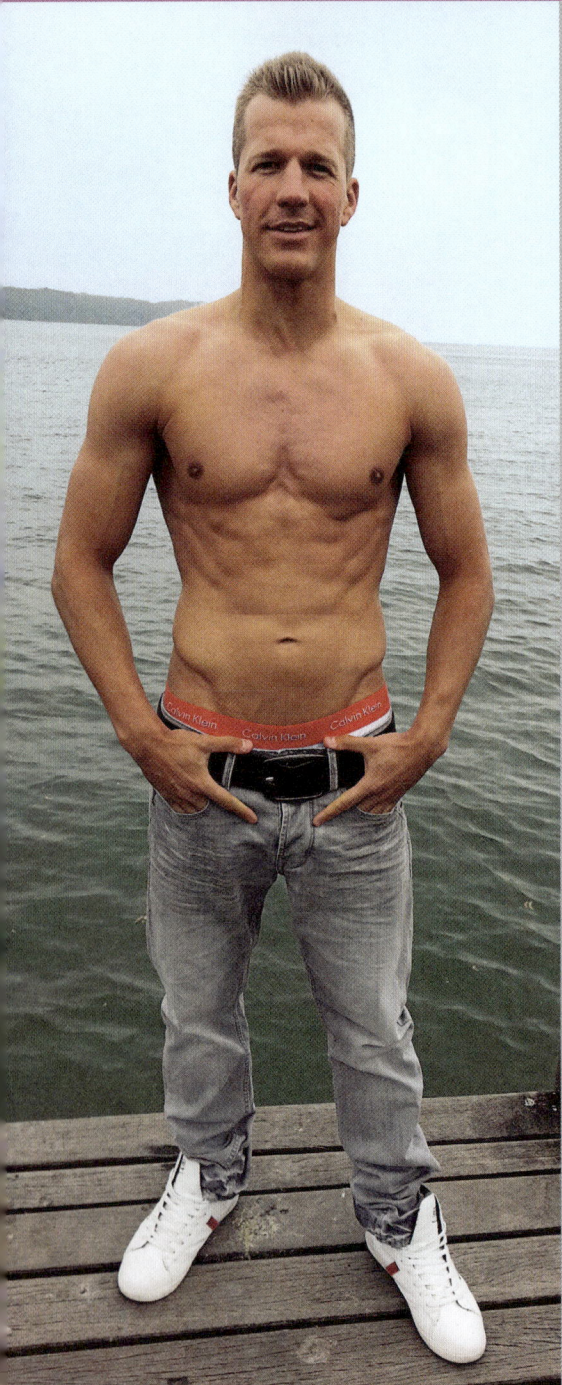

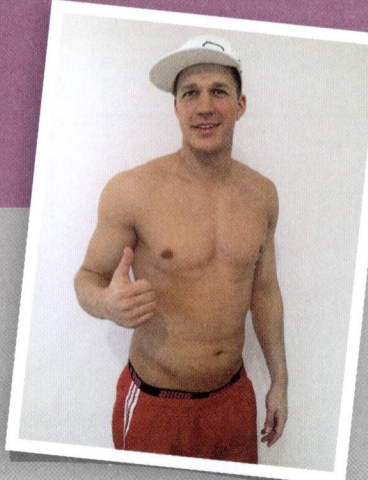

vorher

▶ Ich war nie dick oder so, aber irgendwie habe ich es nicht gepackt, die Muskeln so richtig definiert zu bekommen. Ich hatte immer eine kleine Fettschicht, die mein darunterliegendes Sixpack verdeckt hat. ☺

▶ Geheimtipp: Jetzt weiß ich, dass Fitness allein nicht alles ist – du nimmst erst dann ab, wenn du es mit der richtigen Ernährung kombinierst.

▶ Was einem super hilft, ist der schnelle Erfolg. Ruck, zuck hatte ich 6 bis 7 kg runter, Woche für Woche hat man die Veränderung gesehen.

▶ Ich fühle mich fit, gesund und muss nicht mehr so viel schlafen. Ich komme leichter aus dem Bett, bin nicht mehr so müde und fühle mich körperlich definierter.

▶ Mein Selbstbewusstsein ist durch das positive Ergebnis stark gestiegen. Ich habe auch viel Lob und Respekt für meine Leistung erhalten.

▶ Liebster Obst-Milch-Baustein: Banane/Erdbeeren mit Milch und Eiweißpulver (mit Erdbeer-weiße-Schokolade-Geschmack), schön cremig aus dem Mixer.

▶ Und nach zehn Wochen stehst du auf einmal vor dem Spiegel und denkst: Das hast du echt nicht schlecht hinbekommen!

▶ Beim Sport höre ich gerne die aktuellen House-Charts oder die allgemeinen Charts, am liebsten ganz laut. Das motiviert und man gibt noch mehr Gas. ☺

▶ 9 kg verloren, ein Sixpack gewonnen.

Erfolgsstory

»Einmal das durchtrainierte Fitness-Model geben – das war schon lange mein Traum.«

Einmal das durchtrainierte Fitness-Model geben – das war schon lange mein Traum. Aber obwohl ich regelmäßig ins Fitnessstudio gegangen bin und dort »Eisen gefressen« habe, ging es irgendwann einfach nicht mehr weiter. Ich war nie dick oder so, aber irgendwie habe ich es nicht gepackt, die Muskeln so richtig definiert zu bekommen. Ich hatte immer eine kleine Fettschicht, die mein darunterliegendes Sixpack verdeckt hat. ☺ Dann habe ich den Aufruf in der Men's Fitness gesehen, dass ein Kandidat gesucht wird, um 10 Weeks BodyChange® zu testen. Also, zack, Bewerbung abgeschickt und prompt bekam ich die Nachricht, dass sie mich als Tester ausgesucht hatten. Ich war megahappy und voll motiviert, etwas an mir zu verändern. Die Möglichkeit zum Body-Tuning wollte ich mir auf keinen Fall entgehen lassen.

Schritt Nummer eins: Ernährung umstellen. Fisch und Fleisch, Eier und Gemüse waren angesagt. Brot, Nudeln, Milch oder auch Süßkram konnte ich erst mal knicken. Meine geliebten Chips waren auch tabu. Pech gehabt, Dirk! Aber ich wollte mich schließlich auch wirklich verändern. Außerdem gibt's einmal die Woche den LoadDay und zudem hat man auch ohne Nudeln und Co. viele Möglichkeiten, sich was Leckeres zu kochen. Ich habe über das Programm entdeckt, dass man nicht nur beim Essen, sondern auch beim Kochen Spaß haben kann. Zumindest bei meinem Lieblingsgericht Chili con Carne macht mir meine Freundin mittlerweile nichts mehr vor.

Was einem super hilft, ist der schnelle Erfolg. Ruck, zuck hatte ich 6 bis 7 kg runter, Woche für Woche hat man die Veränderung gesehen. Die Trainingstipps und Videos von Detlef sind echt cool. Er erklärt alles gut und in den Videos der letzten Wochen zieht das Training, wenn man richtig Gas gibt, ganz schön rein. So ab der Hälfte des Programms wusste ich: Da geht was! Und das motiviert natürlich zusätzlich, obwohl der Detlef in den Videos seinen Job schon auch ganz gut macht. Jedenfalls kam mein Sixpack Woche für Woche immer mehr raus und die Muskeln wurden deutlich definierter.

Und nach zehn Wochen stehst du auf einmal vor dem Spiegel und denkst: Das hast du echt nicht schlecht hinbekommen! Das 10-Weeks-BodyChange®-Programm hat mich eine ganze Ecke weitergebracht und mir geholfen, mein Leben und meine Ernährung umzustellen. Ich bin insgesamt ganze 9 kg leichter, um ein Sixpack reicher und habe auch noch Muskeln draufgepackt. Einfach genial! Das Ziel, Fitness-Model zu werden, habe ich jetzt nicht mehr nur als Traum vor mir, sondern ich bin meinem Ziel einen riesigen Schritt näher gekommen.

Vielen Dank an das 10-Weeks-BodyChange®-Team für eure Unterstützung und dass ihr das möglich gemacht habt!

10 Weeks BodyChanger®
sind begeistert.

Die Erfolgsquote ist überwältigend.

96 %

der Teilnehmer **empfehlen** BodyChange® weiter!

81,1 %

fühlen sich nach BodyChange® **sexier** und **attraktiver**

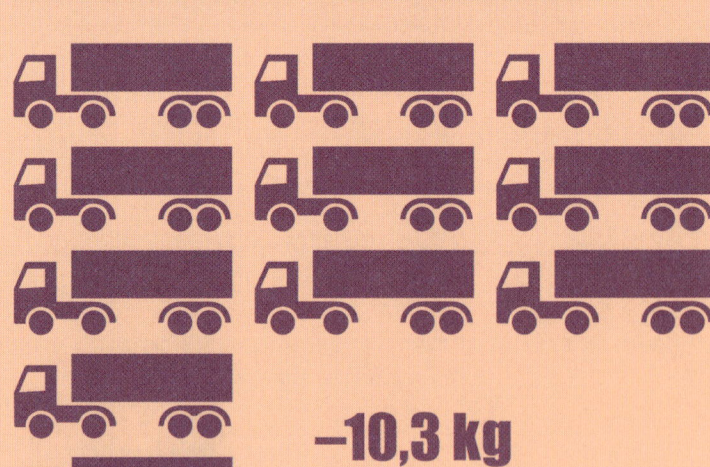

über **1.450.000 kg** haben alle BodyChange®-Teilnehmer insgesamt an

Gewicht verloren

–10,3 kg nehmen Teilnehmer im Durchschnitt ab

Quelle: BodyChange®-Teilnehmer-Zufriedenheitsbefragung 2013/14 mit über 8.000 Teilnehmern

Willst du Detlef D! Soost als deinen persönlichen Erfolgscoach? Wie viel erfolgreicher kannst du deiner Meinung nach sein?

Als Leser dieses Buches hast du die Chance, mit dem 10-Wochen-Online-Programm auf imakeyousexy.com deine Ziele noch einfacher zu erreichen.

Hol dir gleich das Online-Coaching mit vielen Rezepten für die Ernährungsumstellung und mit Motivations- und Fitnessvideos.
Erfolgspower ohne Risiko mit der 30-Tage-Geld-zurück-Garantie.

Wo Erfolge realisiert werden: imakeyousexy.com

VON TEILNEHMERN EMPFOHLEN
VON TEILNEHMERN EMPFOHLEN
★ ★ ★

4

BodyChange®-Training

Sport macht glücklich

Um körperlich und geistig fit zu sein, gibt es nichts Besseres als Training. Man fühlt sich einfach besser, energie- und kraftvoller. Die Konzentrationsfähigkeit steigt, man kann besser schlafen und fühlt sich insgesamt wohler und glücklicher. Ein ausgeklügelter Hormonmix ist dafür verantwortlich:

✓ **Training macht wach und kreativ**
Das ACTH-Hormon macht dich nach dem Training frisch und lässt dich konzentriert an deine nächsten Aufgaben gehen.

✓ **Training macht glücklich**
Endorphine produziert dein Körper durch die physische Anstrengung beim Training. Deswegen fühlst du dich nach jedem Workout einfach super und voller Energie.

✓ **Training entspannt**
Kortisol und Adrenalin lassen den Stresspegel beim Training ansteigen, sorgen aber auch dafür, dass du dich nach dem Workout umso mehr entspannen kannst.

✓ **Training lässt dich besser schlafen**
Testosteron sorgt für Muskelwachstum und erholsamen Schlaf.

✓ **Training macht schlank**
Mit nur 2 x 20 Minuten Sport pro Woche wirst du fit und kurbelst die Fettverbrennung an.

Funktionelles Training

Was heißt denn eigentlich funktionell?

Basierend auf neuesten wissenschaftlichen Erkenntnissen, trainiert man bei funktionellen Übungen zur selben Zeit mehrere Muskelschlingen. Mit freien Bewegungen sprechen wir gleichzeitig viele Muskeln über mehrere Gelenke an und nicht nur einen einzelnen, isolierten Muskel, wie man es zum Beispiel von den Kraftgeräten im Fitnessstudio kennt. Gerade komplexere Übungen wie das Kreuzheben oder die Kniebeuge sind in den letzten Jahren im Gesundheits- und Fitnessbereich in den Hintergrund geraten. Im Alltag werden aber gerade diese komplexen Übungen für das korrekte Heben und Senken von Lasten benötigt. Das freie, meist stehende Training mit oder ohne Gewicht ist eine Kombination aus Bewegung und Stabilität und trainiert einen großen Teil der Muskulatur gleichzeitig. Im Gegensatz dazu findet das Gerätetraining meist im Sitzen statt, gibt unseren Muskeln eine genaue Bewegungsrichtung vor und nimmt uns so entscheidende Arbeit ab. Die Koordination und Synchronisation übernimmt dann das Gerät und nicht unser Körper. Im Gegensatz dazu trainieren wir beim funktionellen Training unsere Balance. Um Bewegungen auszugleichen, spannen wir automatisch unseren Bauch und den Rücken an, denn sonst würden wir einfach umfallen. Bei jeder funktionellen Bewegung sind die sogenannten Core-Muskeln beteiligt und sorgen für ein Sixpack bei den Männern und eine schlanke, schöne Taille bei den Frauen.

Funktionelles Training:

✓ verbessert Kraft, Koordination und Ausdauer
✓ aktiviert und beansprucht zeitgleich viele Muskelgruppen
✓ triggert unter anderem das Hormon Testosteron, welches beim Muskelaufbau hilft

Die Top-6-Vorteile des Krafttrainings

1

Muskeln verbrennen Fett im Schlaf. Umso mehr Muskeln du dir durch das BodyChange®-Krafttraining zulegst, umso leichter schmilzt das Fett besonders in den Problemzonen.

2

Krafttraining wirkt sich positiv auf die Gesundheit aus. Wissenschaftler entschlüsselten die geheimen Botschafter der Muskeln, die sogenannten Myokine. Die von den Muskeln ausgesendeten Botenstoffe stärken nachweislich Herz, Gehirn und fördern den Fettabbau. Man geht davon aus, dass die Botenstoffe aus den Muskeln vor vielen Krankheiten und sogar vor Krebs schützen.

3

Krafttraining kann den Alterungsprozess beeinflussen. Bei Frauen beginnt der Alterungsprozess mit ca. 20 Jahren und bei Männern mit 25 Jahren. Das hat in erster Linie mit dem Hormonhaushalt zu tun. Krafttraining kann sich hormonell auswirken und die »Uhr etwas langsamer laufen lassen«.

4

Krafttraining schützt vor Verletzungen, solange man es nicht übertreibt. Der gesamte Bewegungsapparat wird durch regelmäßiges Training gestärkt.

5

Muskeln machen selbstbewusst. Wer trainiert, geht häufig mit einer anderen Haltung durchs Leben, aufrechter, ausgeglichener und stolzer.

6

Be- und Entlastung ist das Spiel, das der Körper seit Urzeiten betreibt und auch braucht. Dieses Spiel mit Reiz und Pause sorgt für gesunde Knochen und Sehnen sowie stabile Bänder. Hinzu kommt, dass ein ausgepowerter Körper einfach besser schläft.

Fettverbrennen durch High-Intensity-Training

High-Intensity-Intervalltraining

beschreibt jedes Workout, das aus einem Wechsel zwischen intensiven Trainingsbelastungen und weniger intensiven Abschnitten oder sogar kompletten Pausen besteht.

Vorteile des High-Intensity-Trainings

Optimale Fettverbrennung auch über das Training hinaus. Wissenschaftler nennen dieses Phänomen das Ausgleichen des Sauerstoffdefizits. Der eine oder andere kennt es als sogenannten Nachbrenneffekt. Unser Trainingsziel ist es, unsere Komfortzone zu verlassen. Denn nur dann wird unser Körper an seine Reserven gehen, und zwar an die Fettreserven. Eine hohe Herzfrequenz beim Workout ist also ein sehr positives Zeichen. Es zeugt von einer erhöhten Stoffwechselaktivität, und die wünschen wir uns. Um nach dem Training wieder in den Ruhezustand zu kommen, braucht der Körper sehr viel Energie. Genau da verbrennt der Körper Fett. Super, oder?

3 gute Gründe, um an seine Grenzen zu gehen

✓ **Man braucht keine Ausreden mehr.** Kurze intensive Workouts passen in jeden Zeitplan und bringen effektive Ergebnisse für deinen Körper. Jedes Workout dauert maximal 30 Minuten.

✓ **Optimale lange Fettverbrennung.** Noch 24 Stunden nach dem Workout verbrennt dein Körper überflüssiges Fett.

✓ **Jung und schön durch Hormonausschüttungen.** High-Intensity-Intervalltraining stimuliert die Produktion des Wachstumshormons. Und das ist super, denn das steigert nicht nur den Kalorienverbrauch, sondern verlangsamt auch den Alterungsprozess.

Raus aus der Komfortzone!

Anjas Erfolg: −25 kg !

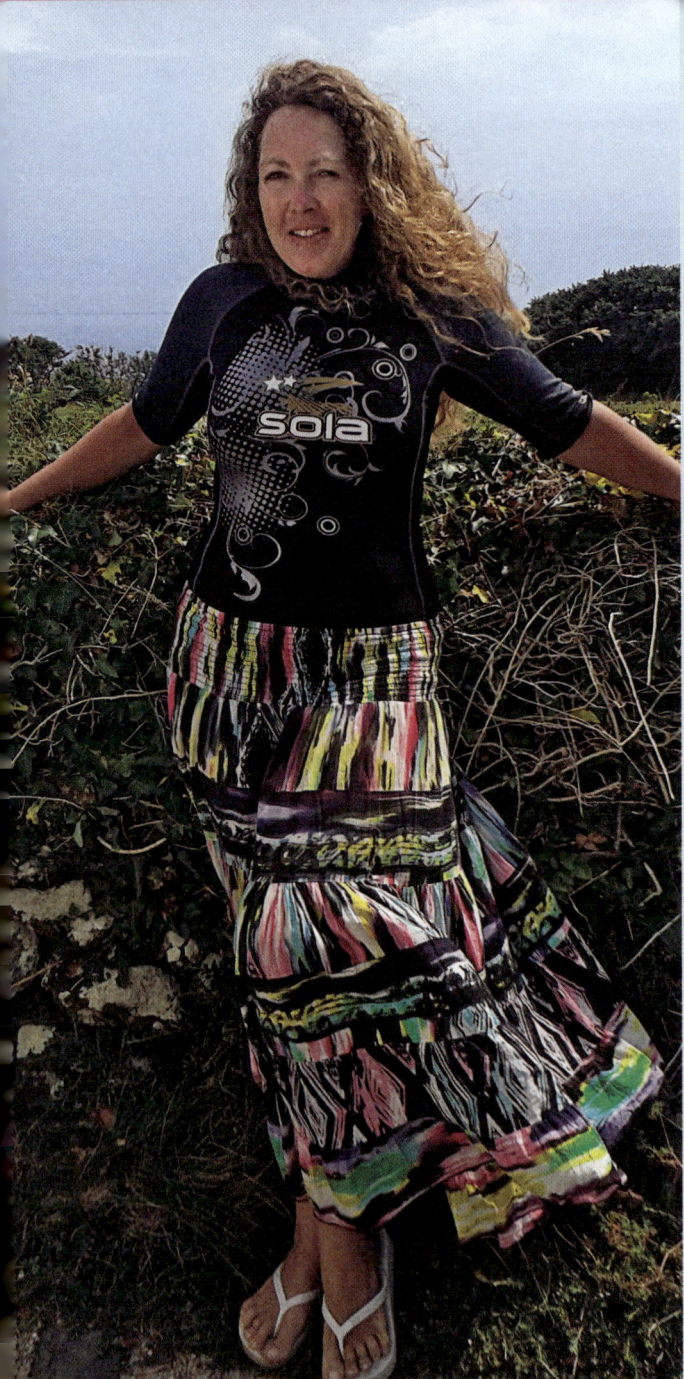

► BodyChange® ist das erste Konzept, das mich zum Erfolg geführt hat. Die Kombination aus Ernährung und Sportprogramm ist total easy umzusetzen und in den Alltag zu integrieren.

► Ich fühle mich großartig, lebe gesund und habe jede Menge Energie. Und ich passe wieder in meine Klamotten, die ich vor meiner ersten Schwangerschaft getragen habe.

► Ich fühle mich fit und habe das Laufen für mich entdeckt. Ich schaffe 5 km in 40 Minuten. Daran wäre vor zwei Jahren nicht zu denken gewesen.

► Ich trainiere mit der 6 und 8 kg schweren Kettlebell. Meine Lieblingsübungen sind Sit-ups und Squats.

► Mein Lieblings-Obst-Milch-Baustein: Naturjoghurt mit frischem Obst und gehackten Walnüssen.

► Meine Musik beim Training? Lateinamerikanische Rhythmen powern mich am stärksten an.

► Mit meinem Gewicht bin ich zufrieden, aber jetzt arbeite ich an einem noch strafferen Körper mit definierteren Muskeln.

Erfolgsstory

»Auf einmal hatte ich als Hausfrau einen Personal Coach – und das war kein Geringerer als Detlef D! Soost.«

Ich bin Anja, 38 Jahre alt. Nach der vierten Schwangerschaft hatte ich schlicht und ergreifend 25 kg zu viel drauf. Ich fühlte mich so unwohl in meiner Haut. Aber was sollte ich machen? Vier Kinder, kochen und Haushalt – da bleibt keine Zeit für Ausdauersport oder Fitnessstudio! Auch Kalorien zählen oder Essen abwiegen funktioniert bei einer sechsköpfigen Familie nicht.

Dann habe ich mich entschlossen, mit 10 Weeks BodyChange® zu starten. Die beste Entscheidung meines Lebens! Auf einmal hatte ich als Hausfrau einen Personal Coach – und das war kein Geringerer als Detlef D. Soost. Das war verrückt! Es war, als käme er mehrmals die Woche vorbei, würde mit mir trainieren, lecker kochen und mich immer wieder motivieren. Und das alles ganz bequem zu Hause mit Videos von 15 bis 30 Minuten.

Ich ernähre mich seitdem viel bewusster und meine Familie profitiert ebenfalls von den vielen leckeren Rezepten. Ich sprühe vor Lebensenergie, brauche weniger Schlaf und fühle mich rundum wohl. Und auch meine Kinder lieben ihre neue Mami. ☺

Meine Erfahrungen mit BodyChange® Next:
2013 habe ich noch mal 7 kg Kilo abgenommen. Ich habe mich jetzt bei 75 kg eingependelt. So wie jetzt im Urlaub genieße ich jeden Tag und werde dann wieder zu Hause die Reset-Taste drücken. Wenn ich dann noch die Zeit für Sport freischaufeln kann, fühle ich mich am wohlsten. Und das Schönste ist, ich freue mich, wenn ich nach 10 WBC und Next essen und kochen kann. Mir fehlt nichts und ich fühle mich wirklich super.
Meinen Turbotee trinke ich auch hier jeden Tag. Die Engländer stehen voll auf Ingwer. Auch das Frühstück ist eigentlich bestens geeignet: Bohnen, Speck und Eier. Allerdings ist der Rest der Esskultur der Engländer ziemlich furchtbar.

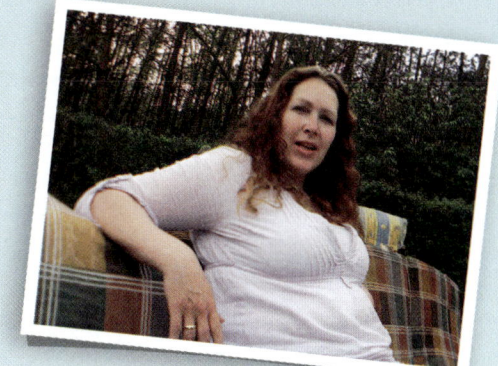

vorher

In der **Pause** wächst der Muskel

Eine Trainingspause? Verschwinden dann nicht unsere mühsam aufgebauten Muskeln? Nein, natürlich nicht. Eine gute Pause hilft dem Körper, sich komplett zu erholen. Pausen sind zum Beispiel im Profisport völlig normal und sehr wichtig. Auch diese Sportler legen nach beendeter Saison die Füße hoch und entspannen im wohlverdienten Urlaub. Meist starten sie danach gestärkt wieder in das Training. Und vor Muskelschwund braucht niemand Angst zu haben. Denn unsere Muskulatur hat eine Art Memory-Effekt. Das heißt, dass die Muskeln eine Erinnerungsfunktion besitzen, die einen Wiederaufbau erleichtert. Man beginnt nach der Pause also keineswegs erneut als Anfänger. Eine regelmäßige Pause ist eine Regenerationsphase und wirkt wahre Wunder.

Eine Regenerationspause:

✓ hilft dir, frisch zu bleiben

✓ lässt dich noch motivierter und mit mehr Energie ins Training starten

✓ ist manchmal der entscheidende Tipp, um ein Plateau zu überwinden

Pause – und jetzt?

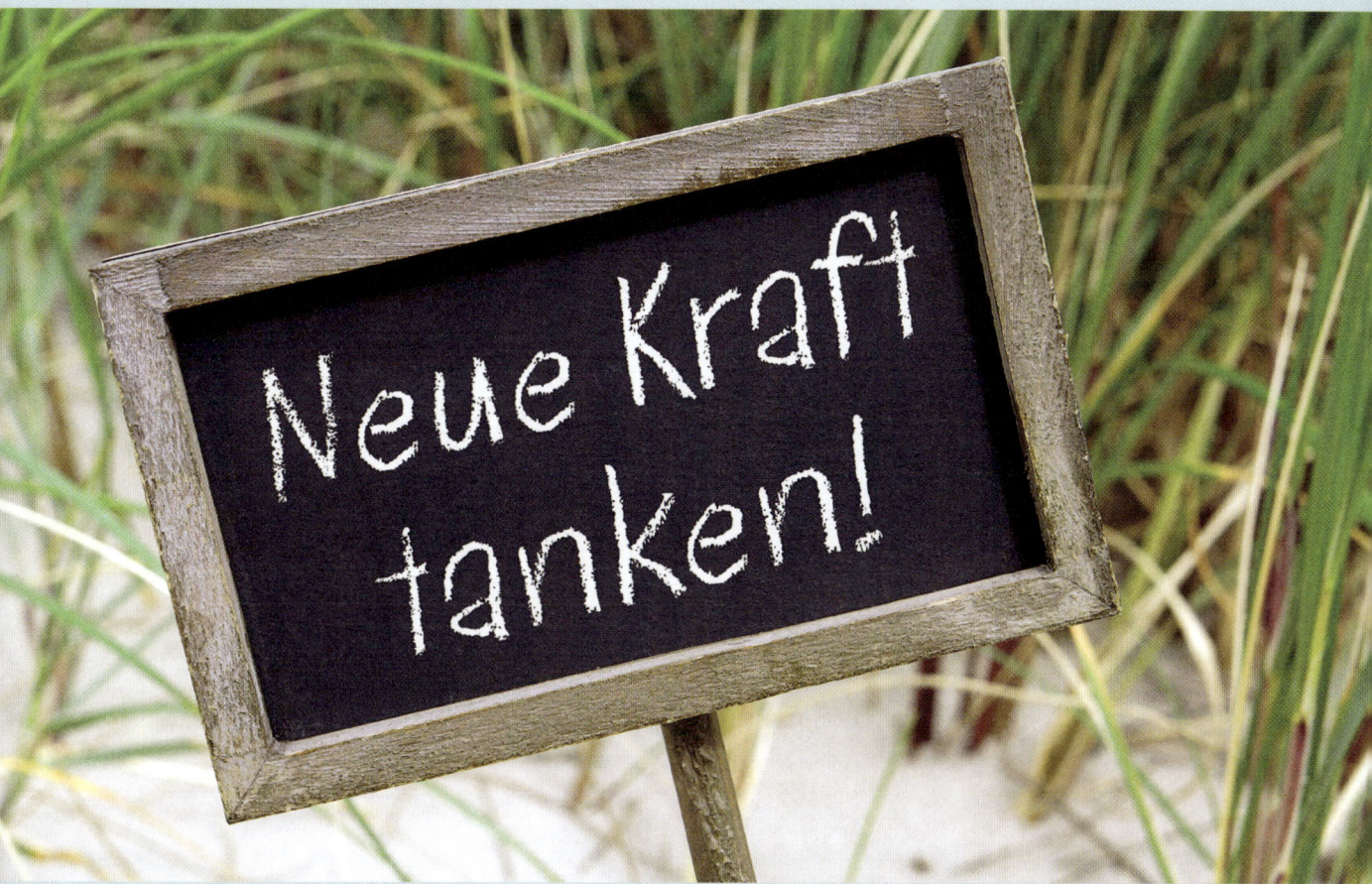

- ✓ Lass die Füße und die Seele mal so richtig baumeln.
- ✓ Wenn du dich bewegen willst, kannst du natürlich locker joggen oder etwas Yoga machen.
- ✓ Tu einfach das, worauf du gerade Lust hast.
- ✓ Entspanne dich beim Sonnenbaden oder geh in die Sauna.
- ✓ Gönne dir eine Massage.
- ✓ Nutze die gewonnene Zeit, um Freunde und Familie zu treffen.

Warum ein kurzes Warm-up dazu gehört?

1

Erhöhung der Körperkerntemperatur
Ein kurzes Warm-up steigert die Muskel- und die Körperkerntemperatur. Die bessere Durchblutung der Muskeln führt zu einer größeren Leistungsbereitschaft. Jetzt ist der Körper zum Auspowern bereit.

2

Das Herz-Kreislauf-System in Schwung bringen
Die Herz- und die Atemfrequenz erhöhen sich durch die Bewegung im Warm-up. Perfekt, denn jetzt ist die Muskulatur noch besser durchblutet und vorbereitet auf das Workout.

3

Die Gelenke »schmieren«
Ein kurzes Warm-up kurbelt die Produktion der Gelenkschmiere an und schützt so die Gelenke vor Verletzungen.

4

Das Nervensystem »anknipsen«
Eine gute Reaktion und Konzentration lassen sich nicht schlagartig hochfahren. Ein Warm-up bringt die nervalen Prozesse in Schwung. Auch unsere Sinne nehmen Reize dann schneller wahr und lassen uns leistungsfähig in das Training starten.

5

Einstimmen und fokussieren
Die Probleme des Alltags vergisst man, sobald man sich bewegt. Und das ist gut so. Denn dann kann jeder motiviert mit dem folgenden Workout beginnen.

Perfekt vorbereitet mit Mini-Warm-ups

Wähle deine Lieblings-Bewegung für dein Warm-up:

5 min

Walken Joggen Radfahren Crosstrainer Seilspringen Lauf-ABC Jumping Jacks

5 min

Gymnastik von Kopf bis Fuß Kopfdrehen Schulter- kreisen Seitbeugen Hüftkreisen langsame Kniebeuge Fußkreisen

Wann trainieren?

Wann ist eigentlich der beste Zeitpunkt, um zu trainieren? In der Früh, mittags oder am Abend?

Wir alle haben einen sogenannten Biorhythmus, der uns körperliche und geistige »Hochs« und »Tiefs« beschert. Dieser Rhythmus wird über das »Schlafhormon« Melatonin und das »Wachmacherhormon« Serotonin gesteuert. Es ist also ganz normal, dass wir zu bestimmten Zeitpunkten am Tag vor Energie strotzen und uns in anderen Momenten eher ins Bett legen könnten, als in unsere Turnschuhe zu springen. Wann sind aber die energiereichen Stunden am Tag? Bei den meisten Menschen am Vormittag zwischen 10 und 12 Uhr und am späten Nachmittag zwischen 16 und 18 Uhr. Es wäre also optimal, wenn du dein Workout in diesem energiereichen Zeitfenster planst. So kann der Trainingsreiz am besten wirken.

✓ **Vermeide Training direkt nach dem Essen.**
Dein Körper ist dann mit der Verdauung beschäftigt und das Blut wird im Magen und nicht für die Muskeln benötigt.

✓ **Verzichte auf Workouts unmittelbar vor dem Schlafengehen.**
Ab etwa 21 Uhr stellt sich der Biorhythmus auf die Nacht ein.

✓ **Höre auf dein Bauchgefühl.**
Beobachte deine natürlichen Tiefs und Hochs.

✓ **Trainiere.**
Wenn du im Einklang mit deinem Biorhythmus trainierst, wirst du um ein paar Prozent leistungsfähiger sein. Am wichtigsten ist natürlich, dass du überhaupt trainierst.

Hauptsache, du trainierst.

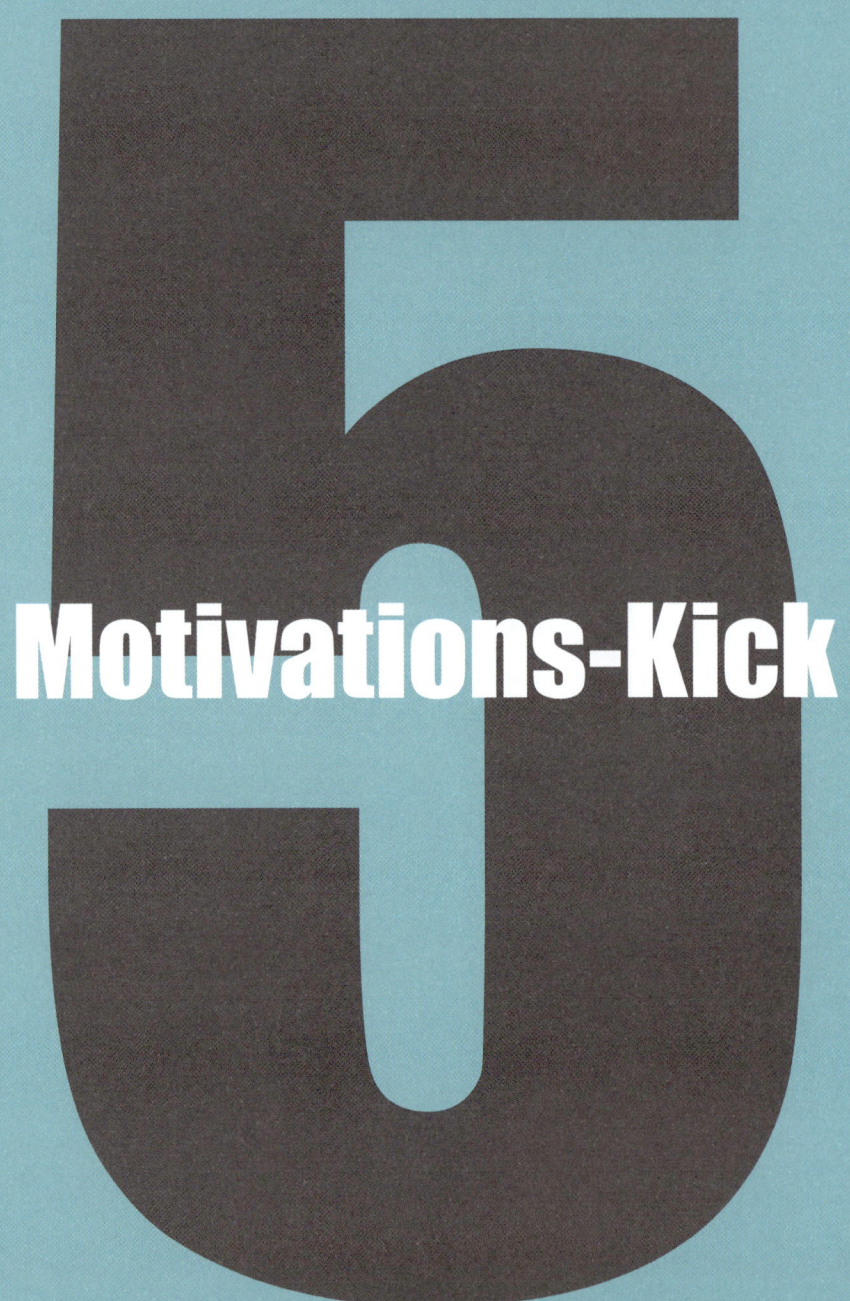

5

Motivations-Kick

Starte deine
Mission

Bevor wir loslegen, beschäftigen wir uns kurz mit uns selbst. Menschen sind ja Meister der Ausreden. Wer kennt das nicht? Aussagen wie »Morgen oder im neuen Jahr fange ich dann an«.

Schau dich im Spiegel an und gib dir eine Note von 1 bis 10. Wie zufrieden bist du mit deiner Fitness?

Das Wichtigste ist, zu erkennen und zu verstehen, dass du allein dafür verantwortlich bist, wie du aussiehst. Niemand sonst. Jeder Mensch ist das Resultat von dem, was er in der Vergangenheit gedacht hat und somit auch getan hat. Jeder hat die Wahl – auch du. Und die gute Nachricht: Man kann seinen Körper mithilfe des heutigen Wissens doch sehr einfach und schnell verändern.

Der Mensch ist nämlich dazu geboren, Erfolg zu haben. Erfolg ist kein Zufall oder Glück. Erfolg ist die Reaktion auf das, was du denkst. Erfolgreiche Menschen haben Techniken entwickelt, um sich immer wieder neu zu motivieren. Und diese haben sie fest in ihr Leben eingebaut. Diese Erfolgstechniken kann jeder Mensch für sich nutzen.

Stellt sich nun die Frage: Was ist denn Motivation? Kann mich überhaupt jemand motivieren?

Was ist Motivation?

Laut dem Professor für Sportpsychologie Hans Eberspächer ist Motivation immer eine Eigenleistung.

Er definiert Motivation als die »Kunst, sich selbst zum Handeln zu veranlassen. Sie ist eine Eigenleistung jedes Einzelnen, wobei ihn andere Verantwortliche mit Rahmenbedingungen nach bestem Wissen und Gewissen unterstützen und hilfreich zur Seite stehen. Man kann also andere nicht motivieren, sondern ihnen allenfalls helfen, sich selbst zu motivieren.«[1]

Mit dem Kauf dieses Buches hast du den wichtigsten Schritt gemacht. Du hast dich selbst motiviert. Wir können deine Motivation jetzt nur verstärken. Und genau das macht BodyChange® mit seinem Fitnessprogramm. Wir zeigen dir Wege und unterstützen gezielt deine intrinsische Motivation, damit du langfristig deine Ziele erreichst.

Intrinsisch bedeutet von innen heraus.
Die intrinsische Motivation ist eigenbestimmt und braucht keine Anstöße von außen.

Was sind die positiven Effekte des Trainings?

Sport macht schlau

Aus der Hirnforschung und der Sportwissenschaft weiß man mittlerweile viel über die positiven Effekte von Training für den Körper und den Erfolg in allen Lebensbereichen. Hier zusammengefasst ein paar der positiven Effekte von Sport und Training:

- Training macht glücklich. Dafür sorgt ein wahrer Hormoncocktail aus Noradrenalin und Dopamin.
- Training fördert Höchstleistung. Es ist positiver Stress für den Körper. Dafür sorgt das Hormon Noradrenalin, das unseren Energielevel steigert, kreativ macht und uns optimistisch stimmt.
- Training verbessert die Fließeigenschaften des Blutes.
- Training kräftigt unser Herz. Die Durchblutung der Herzinnenwand wird deutlich verbessert und der Organismus wird optimal mit Sauerstoff versorgt.
- Durch Training werden die Gelenke stabil, sodass wir vor Verletzungen und Krankheiten wie etwa Osteoporose geschützt sind.
- Wer sich durch Training belastet, kann danach gut entspannen und wird besser schlafen.

Aber wusstest du schon, dass Sport auch eine Auswirkung auf die Intelligenz hat? Dipl.-Sportwissenschaftler und Hirnforscher Frieder Beck hat in seinem Buch »Sport macht schlau« aufgezeigt, dass wir mit körperlicher Aktivität unseren Geist stärken können – und zwar mit einer Breite im Wirkungsspektrum und in der Effektstärke, an die keine andere Tätigkeit und kein Medikament heranreichen.[2]

Mit diesen 5 einfachen Schritten bekommst du deinen Traumkörper

Schritt 1: Mach 20 Kniebeugen. Kein Spaß! Ich meine es ernst: Leg das Buch kurz zur Seite und mach 20 Kniebeugen.

Schritt 2: Freu dich, denn jetzt hast du den ersten Schritt in Richtung Erfolg getan.

Schritt 3: Da du sofort angefangen hast, wird dieses Fitnessbuch sicher nicht in einer Ecke verschwinden, sondern benutzt werden.

Schritt 4: Trage dein Fitness-Ziel ein. Was ist dein Ziel? Warum hast du dir dieses Buch gekauft. Ein konkretes, realistisches und lohnenswertes Ziel sollte es sein. Es gibt kurzfristige Ziele. Eines hast du schon erreicht, denn du hast bereits angefangen. Es gibt mittelfristige Ziele, wie zum Beispiel 3 kg Körpergewicht zu verlieren, und es gibt langfristige Ziele wie einen flachen Bauch oder ein Sixpack.

Schritt 5: Unterschreibe jetzt deine Ziele und schließe einen Pakt mit dir selbst.

»Um all deine Zweifel zu zerstreuen: Mit diesem Programm ist alles möglich. Ich habe es selbst bewiesen und du kannst es auch. Ich bin dein Personal Coach und helfe dir dabei. Meine Mission ist es, dich fit zu machen.«

Dein Ziel

Mein kurzfristiges Ziel (1 Woche):

✓ Ich habe angefangen mit 20 Kniebeugen.

✓

✓

Mein mittelfristiges Ziel (30 Tage):

✓

✓

✓

Mein langfristiges Ziel (10 Wochen):

✓

✓

✓

Unterschreibe für deinen Erfolg

_____

Rituale
Small changes.
BIG difference.

Putzt du dir jeden Morgen und Abend die Zähne? Dann bist du einer von vielen, die sich ein Ritual angewöhnt haben, um die Zähne gesund zu halten. Meistens bringen uns das schon unsere Eltern bei. Unsere Eltern hatten sicherlich auch Einfluss darauf, ob wir heute sportlich sind oder eher zu den Couchpotatoes gehören.

Kleine Rituale verändern unser Leben, denn es sind die kleinen Schritte, die uns zum großen Ziel bringen. Starten wir in den Morgen mit einem proteinreichen Frühstück? Ziehen wir morgens die Sportschuhe an, um gleich zu trainieren? Oder mixen wir uns einen leckeren Obst-Milch-Baustein nach dem Workout, um unserem Körper schnell wieder Energie zu geben? Manchmal haben nur kleine Veränderungen enormen Einfluss darauf, wie unser Leben verläuft.

Wo willst du hin?

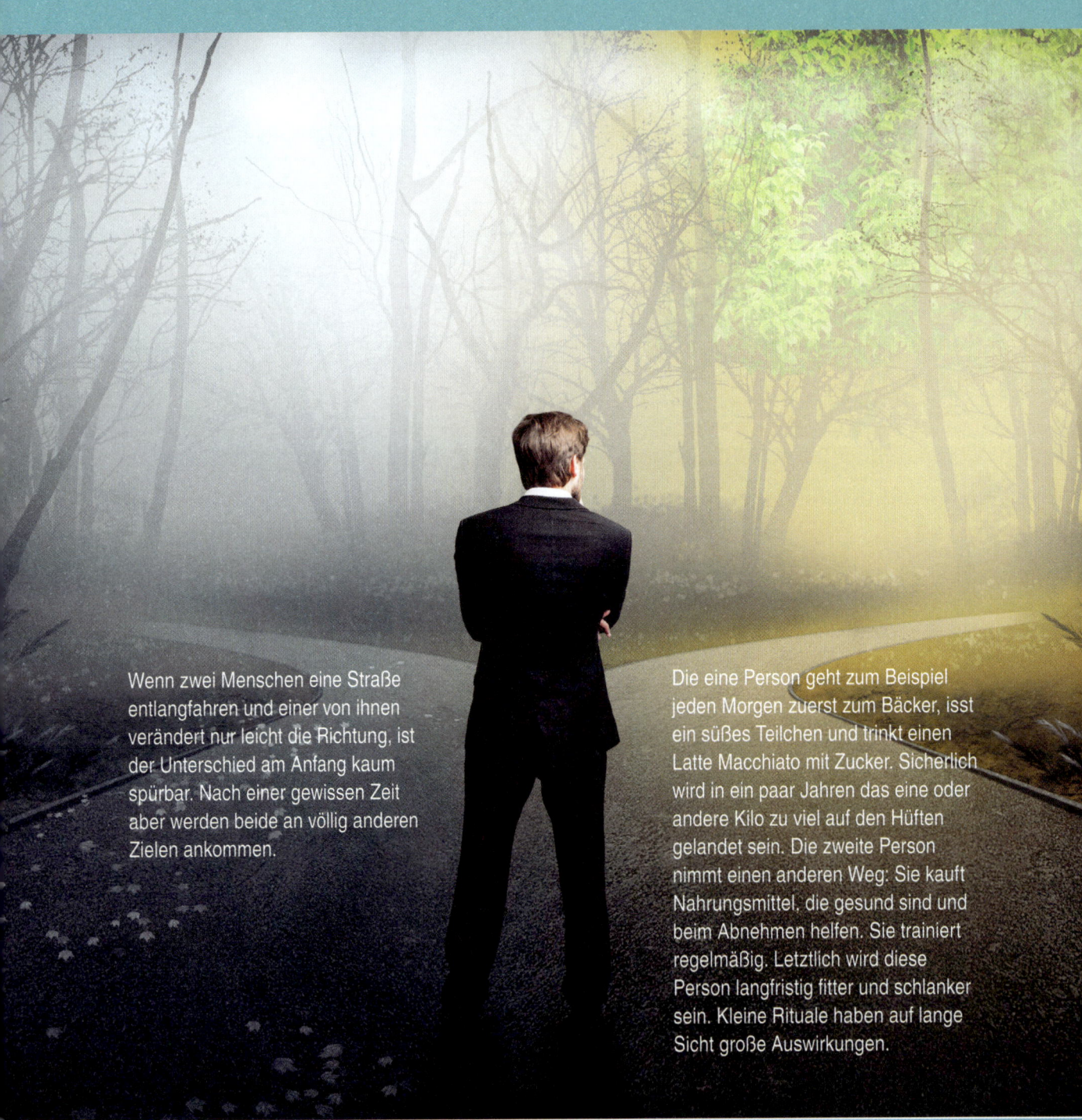

Wenn zwei Menschen eine Straße entlangfahren und einer von ihnen verändert nur leicht die Richtung, ist der Unterschied am Anfang kaum spürbar. Nach einer gewissen Zeit aber werden beide an völlig anderen Zielen ankommen.

Die eine Person geht zum Beispiel jeden Morgen zuerst zum Bäcker, isst ein süßes Teilchen und trinkt einen Latte Macchiato mit Zucker. Sicherlich wird in ein paar Jahren das eine oder andere Kilo zu viel auf den Hüften gelandet sein. Die zweite Person nimmt einen anderen Weg: Sie kauft Nahrungsmittel, die gesund sind und beim Abnehmen helfen. Sie trainiert regelmäßig. Letztlich wird diese Person langfristig fitter und schlanker sein. Kleine Rituale haben auf lange Sicht große Auswirkungen.

Danielas Erfolg: –22 kg !

»Eigentlich sollte das Programm nicht Body Change® heißen, sondern LifeChange.«

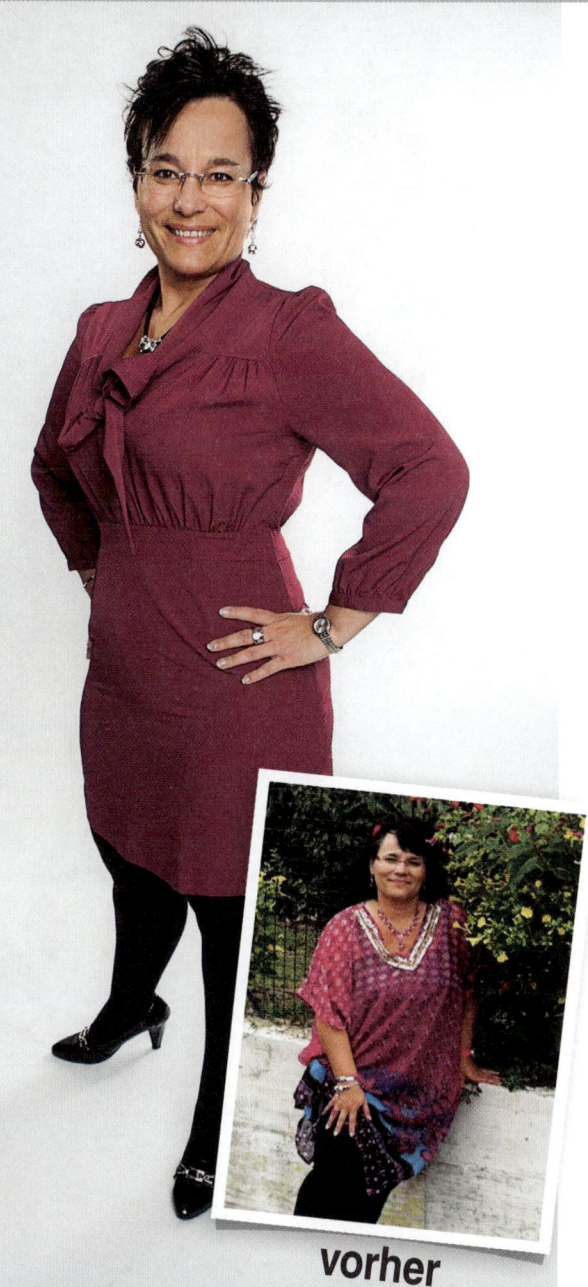

vorher

▶ Was mich begeistert: Es ist schlicht und ergreifend die einfachste Methode, um abzunehmen – keine Punkte oder Kalorien zählen, ich darf so viel essen, wie ich möchte, und ich werde wirklich satt beim Essen.

▶ Die Übungen sind einfach und ich muss nicht übertrieben viel Sport treiben – damit passt das Programm sogar in ein hektisches Familienleben, wo sonst nicht viel Zeit für so was bleibt.

▶ Wie fühle ich mich? Ich fühle mich pudelwohl und sexy – ich habe ein neues Lebensgefühl, weil ich nun wieder selbstbewusster auf andere zugehen kann. Ich bin einfach wieder glücklich.

▶ Eine der gravierendsten Veränderungen ist die Kleiderauswahl. Nicht mehr nur schwarz und weit wie ein Zelt, sondern bunt, eng und figurbetont.

▶ Geheimtipp: Meine Power-Songs zum Trainieren oder Joggen sind meist schnelle, kraftvolle Lieder von Rammstein wie zum Beispiel der Song »Ich will« – was auch gut passt, denn ICH WILL ja schlank bleiben und fit sein.

▶ Eigentlich sollte das Programm nicht Body-Change® heißen, sondern LifeChange. Denn nicht nur der Body ändert sich gewaltig, das ganze Leben verändert sich und es macht einfach wieder mehr Spaß.

Ich bin Detlef D. Soost unglaublich dankbar für dieses Programm und er wird immer zu den Menschen gehören, die ich sehr bewundere.

Dieses Morgenritual hat die Power, deinen Tag zu verändern

1. Lachen

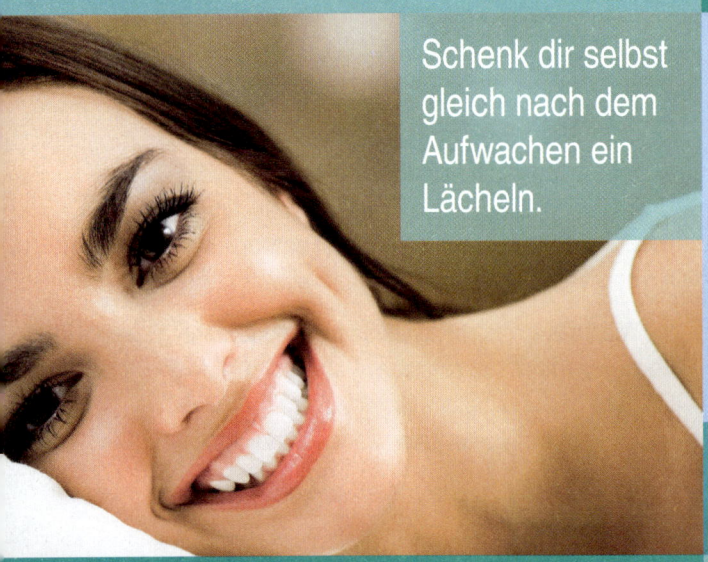

Schenk dir selbst gleich nach dem Aufwachen ein Lächeln.

2. Atmen

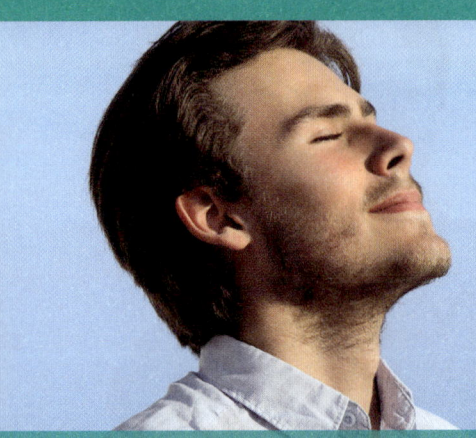

Atme 5-mal tief ein und aus. Sauerstoff ist unser wichtigstes Lebenselexier.

3. Wasser

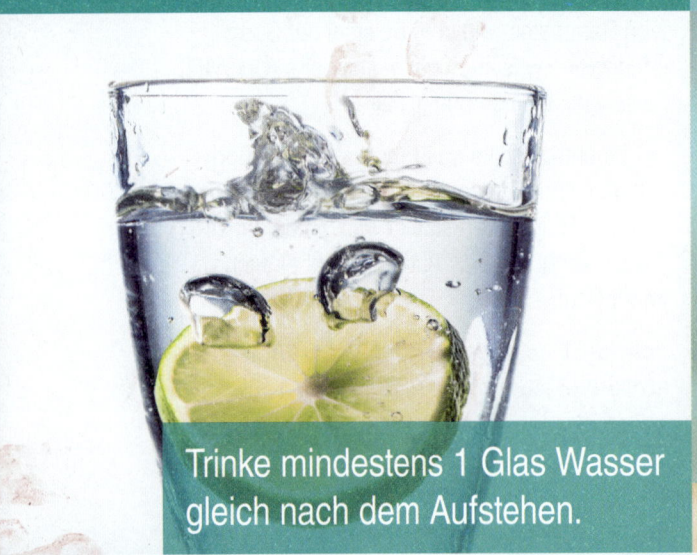

Trinke mindestens 1 Glas Wasser gleich nach dem Aufstehen.

4. Bewegung

Gehe für ein paar Minuten spazieren. Stell dir folgende Fragen: Was macht mich glücklich? Worauf bin ich stolz in meinem Leben? Was möchte ich an diesem Tag Tolles erreichen?

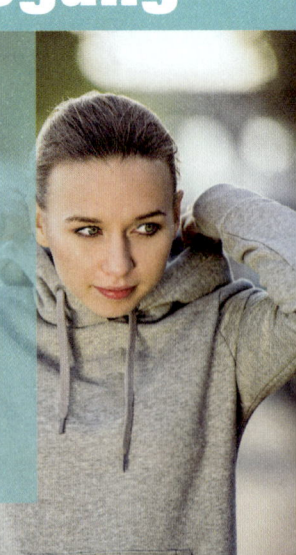

Positives Denken und Motivation sind die Grundpfeiler des Erfolgs.

Motivations-Kicks zum Durchhalten

Plane dein Training!

Trage deine Workouts in deinen Kalender ein. Am besten lässt du dich von einer Memoryfunktion erinnern. Vielleicht machst du das Training jede Woche zur gleichen Zeit am gleichen Wochentag.

Trickse dich aus!

Stell deine Turnschuhe mitten in das Wohnzimmer, sodass du fast darüber fällst. Dann wirst du das Training bestimmt nicht vergessen.

Teile deine Erfolge!

Poste auf Facebook, wie es dir beim Training ging. Wie viele Sätze, wie viele Wiederholungen hast du geschafft? Der Vergleich mit anderen verpflichtet dich und gibt dir den zusätzlichen Motivations-Kick.

Change your mind and your body will follow.

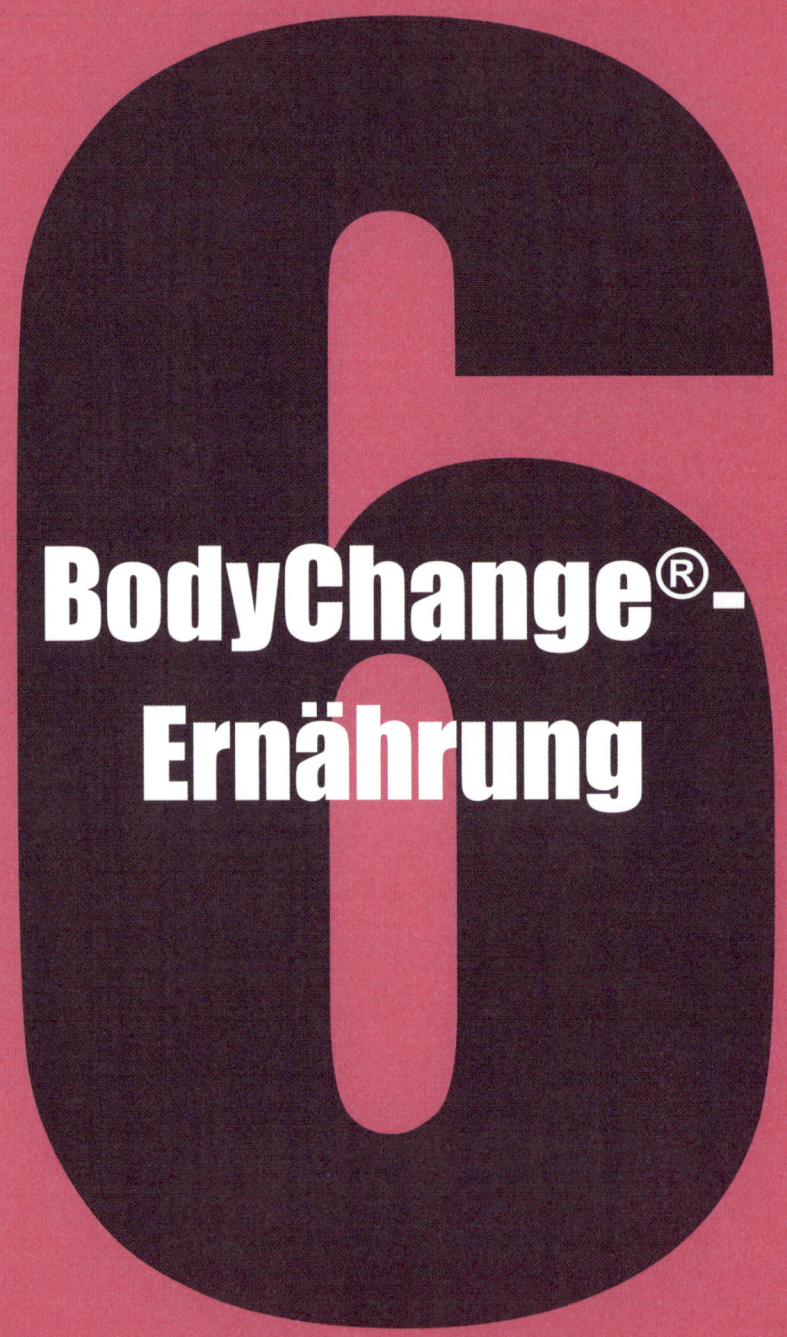

BodyChange®-Ernährung

Ein wichtiger Baustein des Erfolgs ist eine proteinreiche Ernährung.

Deutschland ist dick
Interessante Zahlen

8 Millionen Deutsche haben Diabetes. Alle 20 Minuten stirbt ein Mensch daran.

Macht die Ehe dick? Frauen und Männer, die frisch verheiratet sind, nehmen am meisten zu. Singles sind die Schlanksten.

Übergewicht durch falsche Ernährung und mangelnde Bewegung ist der Hauptgrund für Diabetes.

Etwa jeder zweite Deutsche hat schon einmal versucht, mit FDH (»friss die Hälfte«) oder Cancel Dinner (Abendessen weglassen) abzunehmen.

Etwa 70 Prozent der Männer und 50 Prozent der Frauen in Deutschland sind übergewichtig. Und es werden immer mehr.

Jeder Fünfte gilt heute als krankhaft fettleibig.

2030 wird es laut Einschätzung des Rostocker Zentrums zur Erforschung des Demografischen Wandels 80 Prozent mehr Fettleibige geben.

Dick. Aber warum?

Lebensmittelindustrie

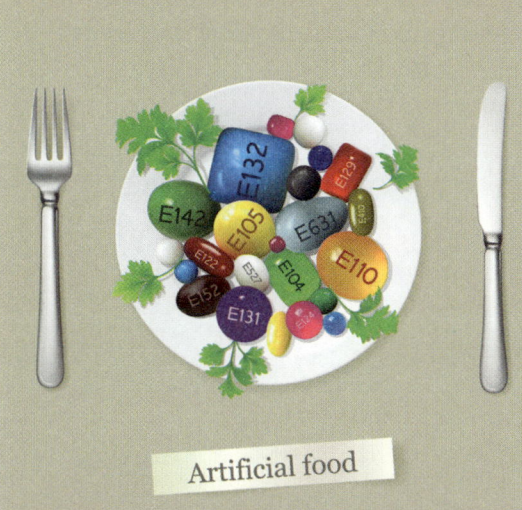

Artificial food

vs.

Unsere Ernährung hat sich durch die Lebens-mittelindustrie in den letzten Jahrzehnten massiv verändert und ist inzwischen ganz anders als das, was wir aus genetischer Sicht essen müssten.

Unsere Genetik

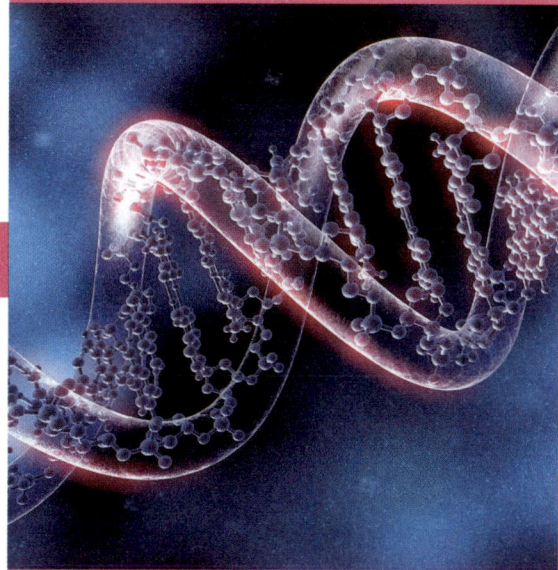

Aber unsere Genetik hat sich nicht so schnell angepasst. Es braucht immerhin etwa 100.000 Jahre, bis sich die Genetik auf die neuen Nahrungsmittel einstellt.

(Quelle: In Search of the Perfect Human Diet, 2012)

Es ist also kein Wunder, dass wir Probleme mit der heutigen Ernährung haben.

Die Low-Fat-Bewegung.
Was hat sie gebracht?

Seit den 1980er-Jahren wurde Fett in Lebensmitteln reduziert. Low-Fat- bzw. Zero-Fat-Produkte nahmen in den Supermärkten deutlich zu. Im Fett stecken aber wichtige natürliche Geschmacksträger. Fett gibt uns außerdem viel Energie und macht uns lange satt.
Die Low-Fat-Bewegung hatte das Ziel, den Fettgehalt in Fertigprodukten zu vermindern.

Schmecken sollten sie aber trotzdem. Das wurde durch den vermehrten Einsatz von Zucker und chemischen Geschmacksverstärkern erreicht. Heute ist allerdings bekannt, dass Geschmacksverstärker dick machen.
Trotz der umfassenden Fettreduktion in Produkten ist das Übergewicht weiter gestiegen. Vielleicht ist doch der Zucker schuld?

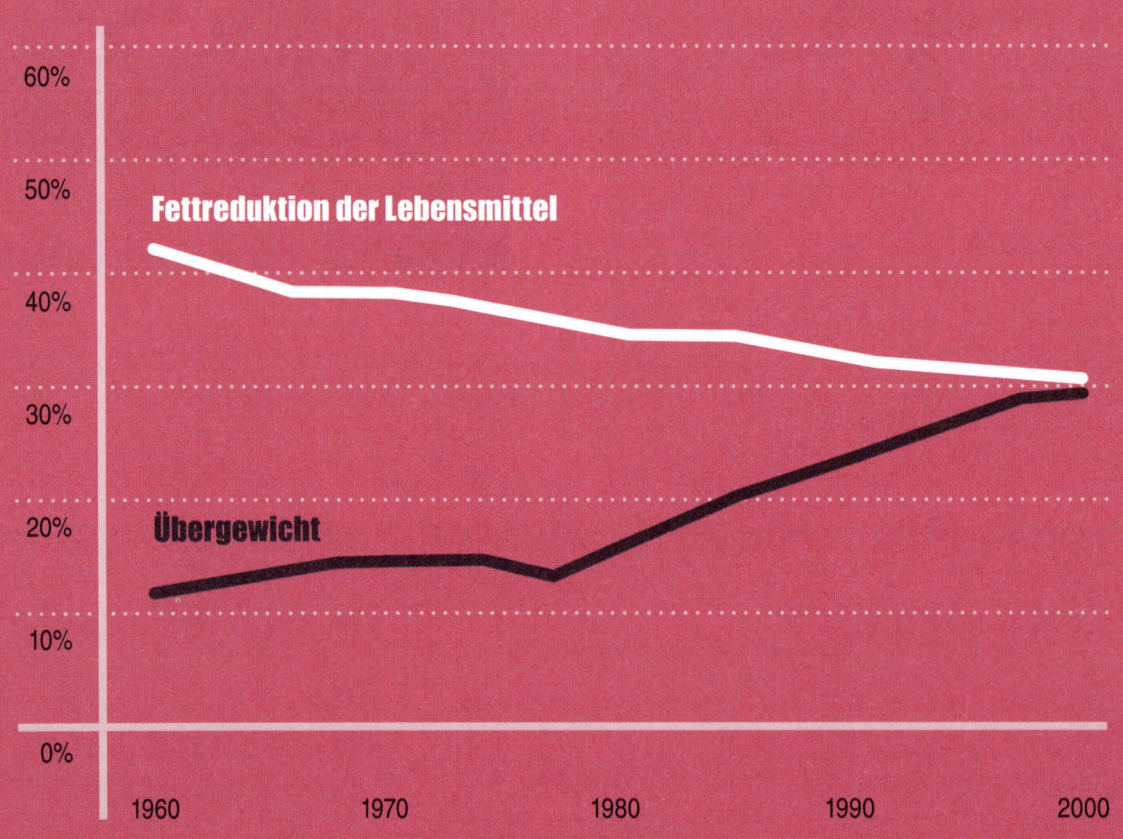

Zucker. Eine süße Droge.

So drastisch könnte man das Phänomen Zucker benennen. Denn wer kennt nicht das Gefühl, unbedingt etwas Süßes naschen zu müssen oder einfach nicht aufhören zu können, bis die Tüte Gummibärchen leer ist? Reduziert man seinen Zuckerkonsum erheblich, fühlt man sich fast wie auf Entzug. Zucker und Süßstoff in vielen Nahrungsmitteln sind eine Hauptursache für Übergewicht. Sie lassen unseren Blutzuckerspiegel rasch in die Höhe schießen und man hat schnell wieder Appetit.

Das Hormon Insulin schüttet unser Körper als Signal aus, wenn wir Zucker oder stärkehaltige Nährstoffe zuführen. Es gibt unserem Körper den Befehl, all den Blutzucker, der sich zur gleichen Zeit im Blutkreislauf befindet, einzuspeichern. Den Schalter für diese Insulinausschüttung und die damit verbundene Einspeicherung können wir mit der falschen Wahl unserer Nahrungsmittel unbewusst betätigen. Besonders Nahrungsmittel wie Süßigkeiten, industriell verarbeitete Weizenprodukte und zuckerhaltige Getränke führen zu einer hohen Ausschüttung und geben so den Befehl, die Speichertaste zu drücken. Das Dumme ist nur, dass unser Körper fast unbegrenzt speichern kann, völlig egal, wie viel sich bereits in unseren Fettdepots befindet.

Das Hormon Glucagon lässt sich auch als Gegenspieler des Hormons Insulin bezeichnen. Wenn dieses Hormon im Körper ausgeschüttet wird, signalisiert es diesem, die in den Fettdepots gespeicherten Reserven freizugeben. Die Energiereserven kommen dann als Blutzucker wieder in den Blutkreislauf zurück und können in Energie umgewandelt werden. Das Glucagon wird deshalb auch oft »Mobilisierungshormon« genannt. Es hilft uns, Körperfett abzubauen. Die Ausschüttung dieses wertvollen Hormons Glucagon wird durch eine starke körperliche Anstrengung und durch die Aufnahme von Proteinen angeregt. Somit haben wir die Möglichkeit, den Fettverbrennungsschalter bewusst durch das Essen von Fisch, Fleisch oder Eiern zu betätigen.

»Insulinschaukel«*

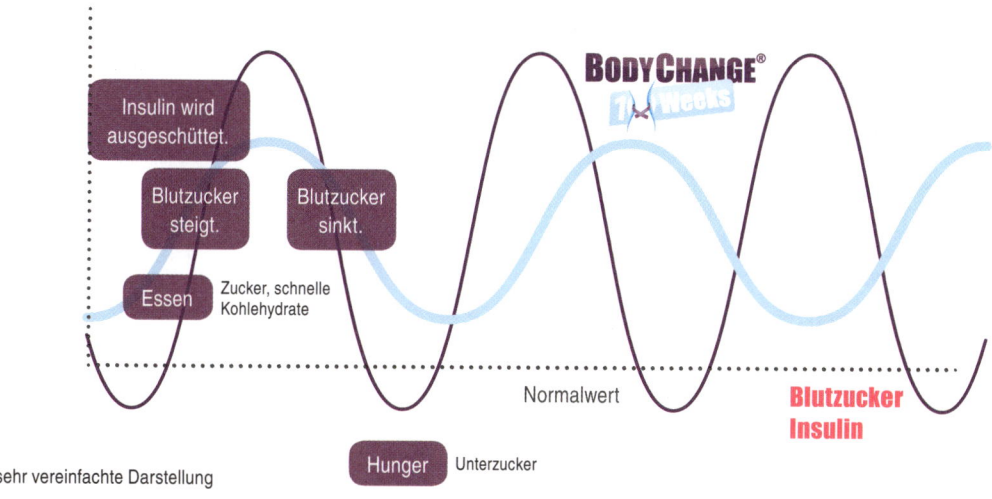

*sehr vereinfachte Darstellung

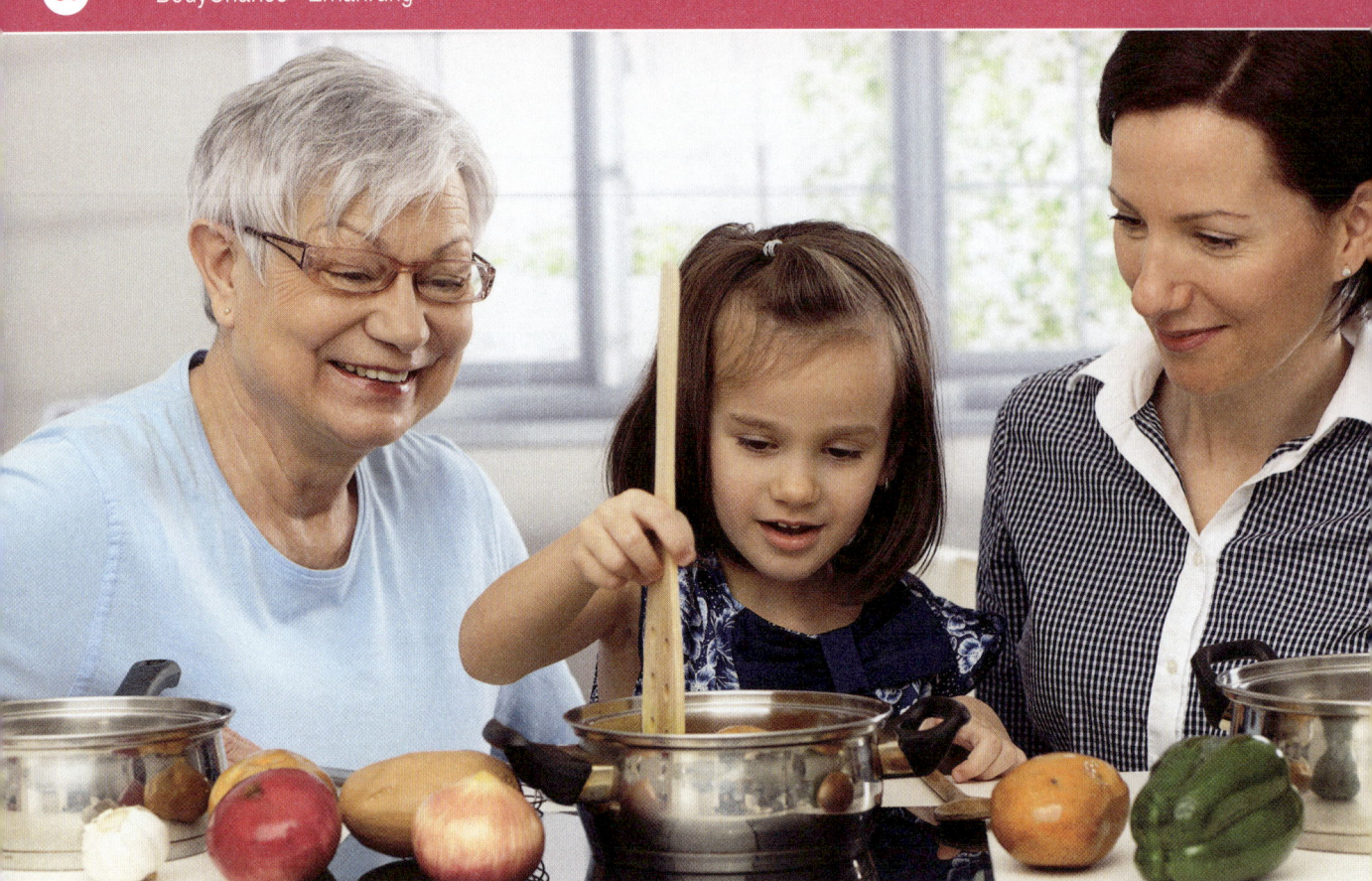

Deine Oma kennt es? Dann iss es.
Unaussprechbar und künstlich. Dann iss es lieber nicht!

✓ Diese einfache Regel kann dir helfen, dich gesund zu ernähren und das Abnehmen zu beschleunigen. Kennst du bestimmte Inhaltsstoffe in der Zutatenliste von Produkten nicht, dann solltest du auf diese Lebensmittel lieber verzichten.

✓ Künstlich zugesetzte Stoffe und Chemikalien werden von unserem Körper oft nicht als Nährstoffe erkannt. Sie sind somit komplett unnütz für uns. Industriell hergestellte Lebensmittel und Fertigprodukte sind oft reich an Zucker und Zusatzstoffen, enthalten aber nur wenige lebenswichtige natürliche Nährstoffe wie Vitamine, Mineralien oder Spurenelemente. Man spricht hierbei auch von »leeren Kalorien«.

✓ Künstliche Süßstoffe sollten wir grundsätzlich meiden, denn unser Gehirn und unser Körper können sie nicht verwerten. Natürliche Lebensmittel hingegen versorgen uns mit allen wichtigen Nährstoffen und der Energie, die unser Körper braucht.

✓ Eine Ernährung mit Gemüse, Eiern, gesunden Ölen, Fleisch und Fisch führt zu einem ausgewogenen Blutzuckerspiegel. Das Risiko für Übergewicht, chronische Herzerkrankung und Herz-Kreislauf-Erkrankungen sinkt.

Die goldenen BodyChange®-Prinzipien

1 Die Wahl der richtigen Lebensmittel ist entscheidend! Bei BodyChange® musst du nicht hungern.

2 Mit 10 Weeks BodyChange® kannst du viel essen und trotzdem abnehmen.

Was wir bei BodyChange® NICHT machen:

- ✗ hungern
- ✗ Kalorien zählen
- ✗ stundenlang joggen
- ✗ Mahlzeiten ausfallen lassen

Abnehmen mit Genuss

Geht es um Abnehmen, ist das Hungern bzw. das Weglassen von Mahlzeiten auch heute noch die beliebteste Methode. Erschreckend viele gehen ohne Frühstück aus dem Haus oder verkneifen sich abends das Essen. Abgesehen davon, dass Mangeldiäten, die eine Energieaufnahme reduzieren, nicht gesund sind, macht es auch wenig Spaß, hungrig ins Bett zu gehen.

Dabei schließen sich lecker essen und gut aussehen nach den heutigen Abnehmprinzipien nicht aus. Mit der richtigen Wahl der Lebensmittel kann man essen, bis man satt ist.

BodyChange® heißt Genuss pur, ohne zu hungern.

Statt einer stärkehaltigen Ernährung, kombiniert mit Fett, Zucker, Salz und synthetischen Zusatzstoffen, besteht die BodyChange®-Ernährung aus nährstoffreichen Lebensmitteln.

Wenn es dir möglich ist, kaufe Bionahrungsmittel, um maximal gesund und nährstoffreich zu essen. Verzichte weitgehend auf verarbeitete Lebensmittel.

Den richtigen Turbo für die Fettverbrennung zündest du mit den effektiven BodyChange®-Workouts.

Mehr dazu erfährst du unter:
imakeyousexy.com

Das BodyChange®-Ernährungskonzept

Abnehmbeschleuniger
Diese Lebensmittel helfen dir beim Abnehmen.

Abnehmverhinderer
Diese Lebensmittel verhindern das Abnehmen (z. B. Zucker).

Obst-Milch-Baustein
Obst und Milch als Energielieferant 2 x pro Woche nach jedem Workout.

Turbos
Lebensmittel, die deine Fettverbrennung richtig ankurbeln.

LoadDay
1 x pro Woche darf alles gegessen werden.

Wasser
Lebenselixier zum Schlankwerden

Unser Körper besteht zu etwa 70 Prozent aus Wasser, abhängig von Alter, Geschlecht und der Verteilung von Muskel- und Fettmasse. Der Wasserbedarf steigt bei Hitze, körperlicher Anstrengung und hohem Eiweißverzehr. Ein BodyChanger® sollte also viel Wasser trinken. Wer zu wenig trinkt, verschlechtert seine körperliche Leistungsfähigkeit wie die Ausdauer- und Kraftleistung. Flüssigkeitsmangel führt zur Verdickung des Blutes und somit zu einer veringerten Fließgeschwindigkeit des Blutes. Die Muskulatur wird dadurch weniger mit Sauerstoff versorgt. Schon ein geringer Flüssigkeitsverlust von nur 4 Prozent reicht, um die Kraftleistung zu vermindern, und dies kann zu Schwäche, Erschöpfung und Muskelkrämpfen führen.

Neuesten wissenschaftlichen Erkenntnissen zufolge ist Wasser aber nicht gleich Wasser. Das Wasser, das wir trinken, sollte ursprünglich und unbehandelt sein und am besten aus einer Glasflasche kommen.

Denn gerade der Behälter, aus dem das Wasser getrunken wird, scheint sich auf unseren Körper auszuwirken. Zahlreiche Studien haben nämlich hormonähnliche Stoffe in Plastikflaschen gefunden, die in unseren Körper gelangen. Das sogenannte Bisphenol A, auch als Weichmacher bekannt, wirkt sich nachteilig auf unsere Gesundheit aus. Untersuchungen ergaben, dass der Verzehr von Wasser aus Plastikflaschen während einer Woche den Bisphenol-A-Spiegel um zwei Drittel anhebt. Die Plastikhormone erhöhen das Risiko für Diabetes und Herzerkrankungen. Sie stören aber auch das natürliche Sättigungsvermögen und stimulieren die Produktion von Fettzellen. Wenn du an der »Wasserfront« etwas optimieren möchtest, dann trinke am besten stilles Quellwasser aus Glasflaschen. Das Tolle am Quellwasser ist, dass es natürlich, unbehandelt und ursprünglich ist, genauso wie die BodyChange®-Ernährung im Allgemeinen.

Pimpe dein Wasser

Wasser pur findest du zu langweilig? Dann mische es mit:

✓ Zitrone

✓ Limette

✓ frischer Minze

✓ Gurkenscheiben

BodyChange®-Power-Tipps

etwas Sonne

3 l Wasser

7–8 h Schlaf

frische Luft

BodyChange®-Ernährung

BodyChange®-Training

You are part of the BodyChange® Movement.

Koch dich schlank

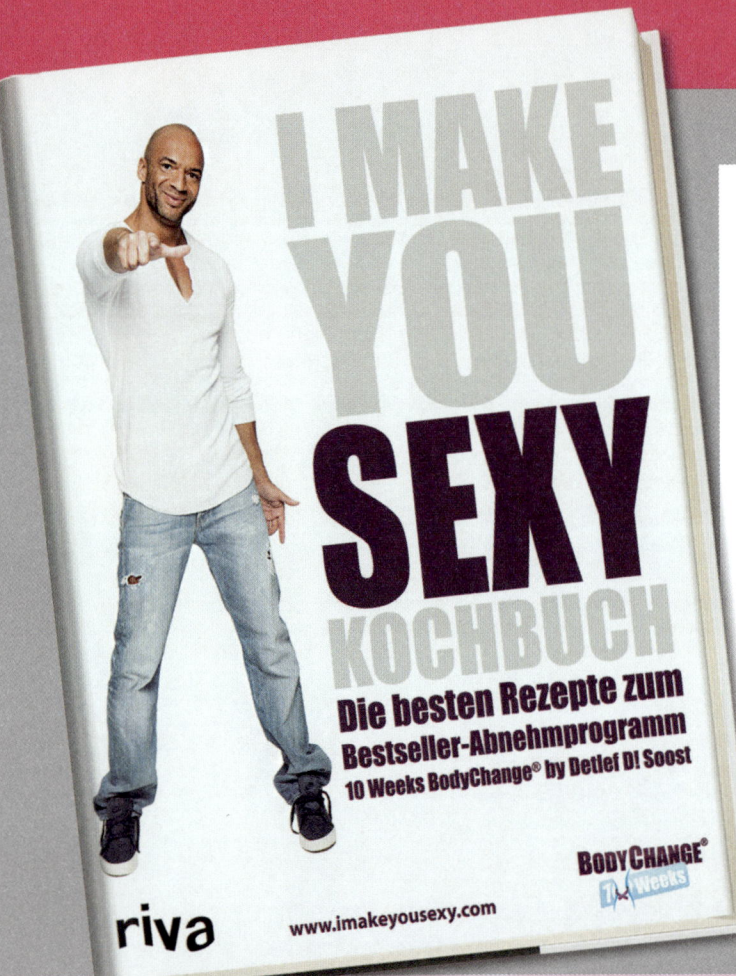

Julias Erfolg: −37 kg !

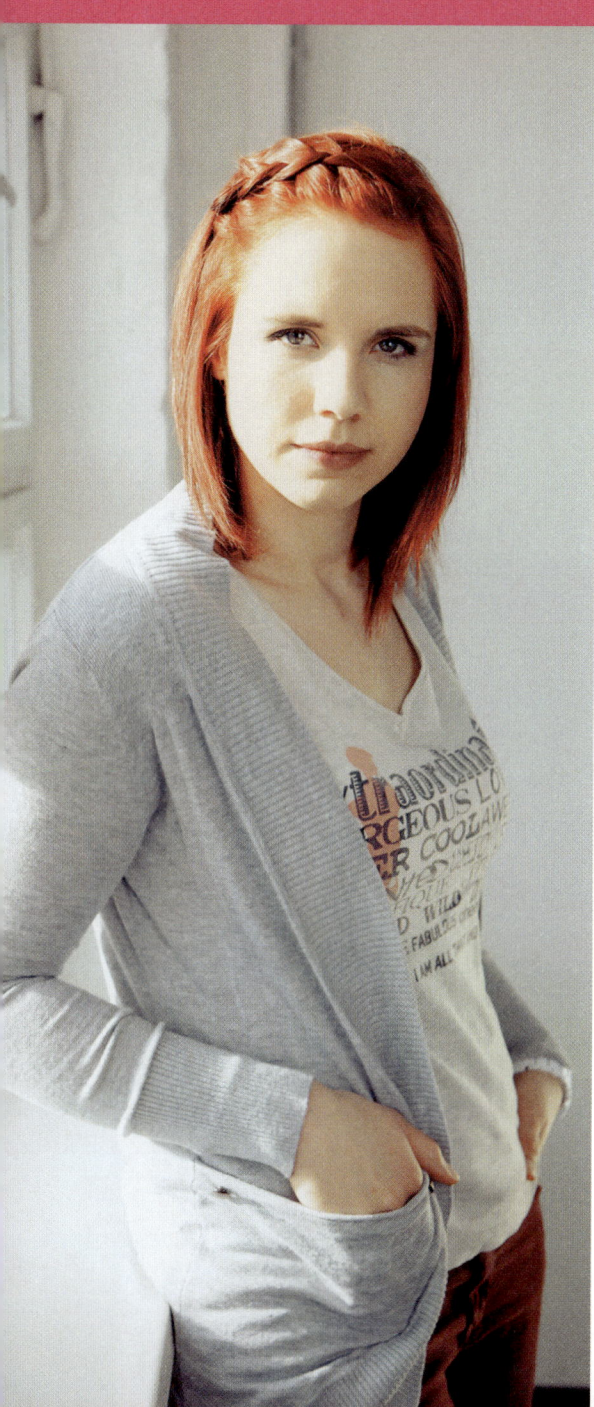

► Im Februar 2013 habe ich mit 106 kg bei BodyChange® angefangen, nachdem ich diverse Diäten ohne Erfolg ausprobiert hatte. Mein Nahziel war es, in den 10 Wochen 12 kg abzunehmen, und das habe ich geschafft.

► Heute, nach 1,5 Jahren, habe ich mein Wunschgewicht von 68 bis 69 kg erreicht.

► Drei große Vorteile von BodyChange® sind für mich die kreativen und leckeren Rezepte, die Tatsache, nicht hungern zu müssen, und natürlich der geliebte LoadDay.

► Heute fühle ich mich wohl, selbstbewusster und vitaler. Ich habe bereits 37 kg abgenommen und werde den Teufel tun, das wieder zunichtezumachen.

► Meine persönliche Fitness verbesserte mein Selbstwertgefühl, meine Lebenskraft, meinen Schlaf und natürlich meine körperliche Gesundheit.

► Geheimtipp: Ich trainiere 2-mal die Woche zu festgelegten Zeiten (Dienstag und Donnerstag). Mit guter Musik von La Roux – »In for the kill« – oder Peaches – »Talk to me« – macht Sport doch richtig Spaß.

► Nach jeder Sporteinheit freue ich mich dann auf meinen Obst-Milch-Shake. Dieser besteht aus 250 ml Milch, 50 g Himbeeren, 1 Banane und etwas Zitronensaft.

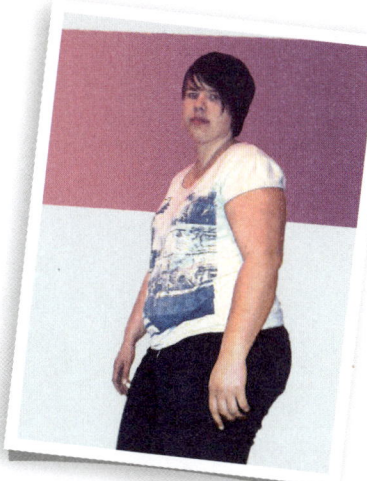

vorher

Wir 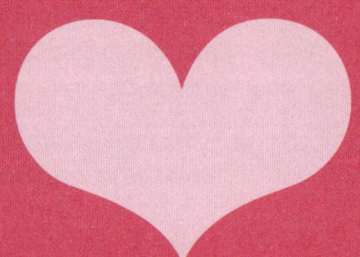 Essen!

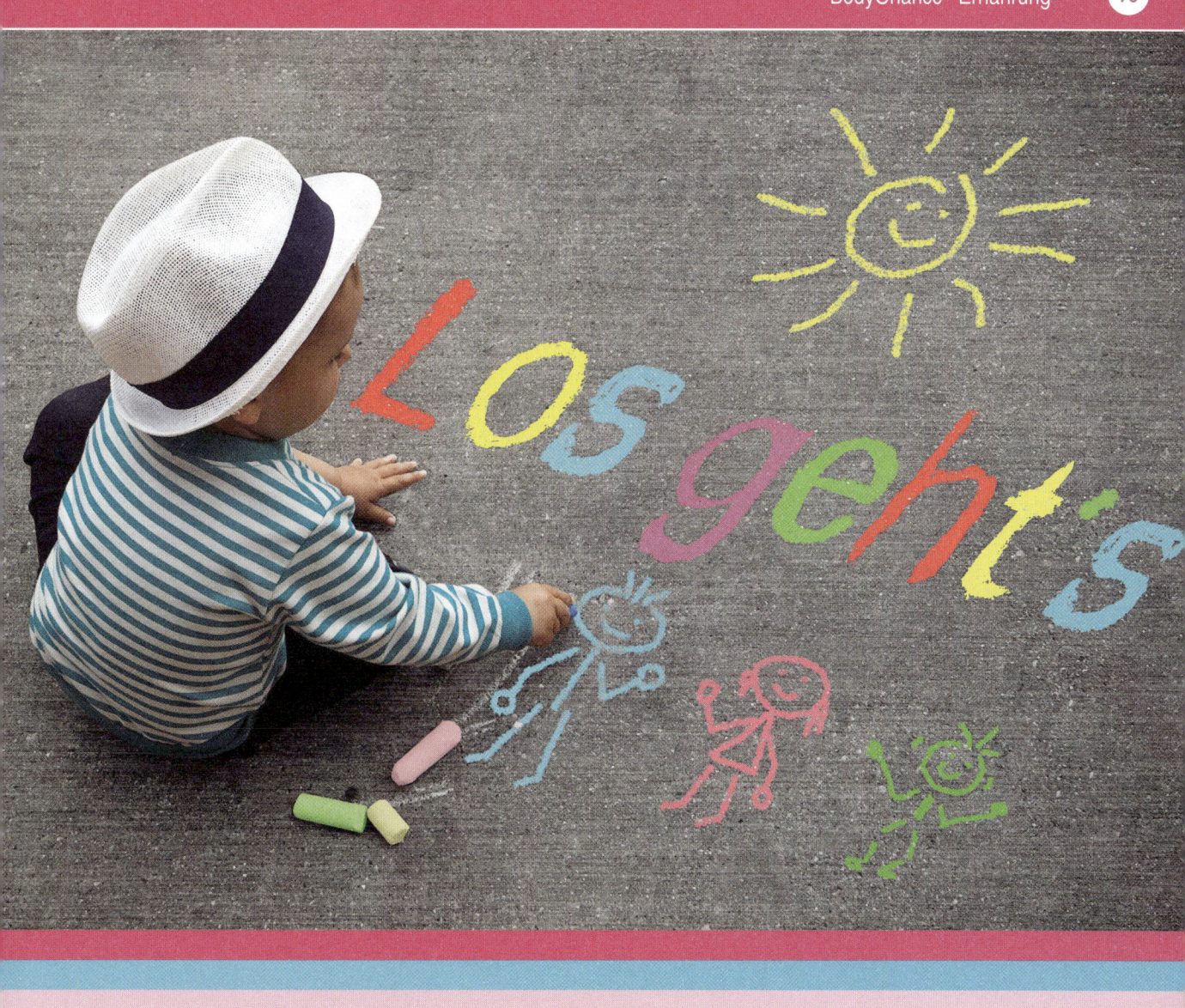

7

Power-Arme

Power-Arme

Mountain Climber

Der Mountain Climber ist eine der effektivsten Übungen aus dem BodyChange®-Programm für alle, die sexy Arme haben wollen. Diese Übung fordert unseren kompletten Core-Bereich, also den Bauch und den Rücken, und sorgt so für eine schlanke Mitte. Damit trainierst du nicht nur deine gerade Bauchmuskulatur, sondern vor allem die tiefer liegenden schrägen Bauchmuskeln, die sogenannten Obliquen.

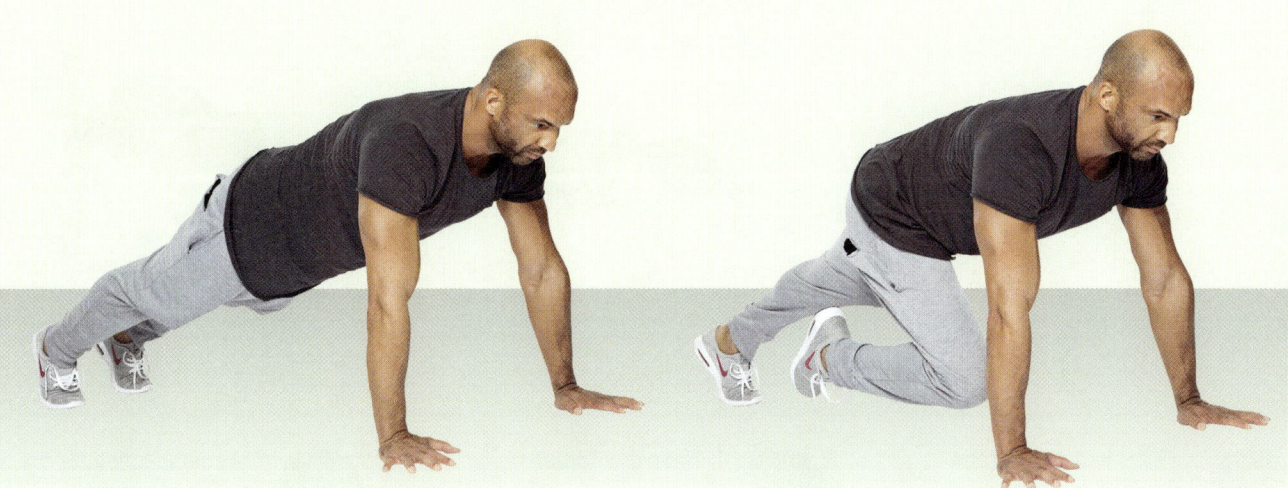

1 Gehe in die Stützposition und spanne den Bauch besonders fest an. Der gesamte Körper bildet vom Kopf bis zu den Füßen eine gerade Linie.

2 Ziehe jetzt das rechte Knie unter den Bauch, gehe zurück in die Ausgangsposition und ziehe nun das linke Knie unter den Bauch.

 Achte auf eine langsame Durchführung, lass das Becken gerade und vermeide ein Hohlkreuz.

Power-Arme
Up and Down Plank

Du willst schöne Schultern, feste Arme und einen flachen Bauch?
Planks sind die Lösung.
Beim Hochdrücken aus dem Unterarmstütz in die Liegestützposition
kräftigt man die Arme, Schultern und die Brustmuskulatur. Während
der ganzen Übung muss unser Core-Bereich isometrische Haltearbeit verrichten, was zudem sehr effizient den Bauch trainiert.

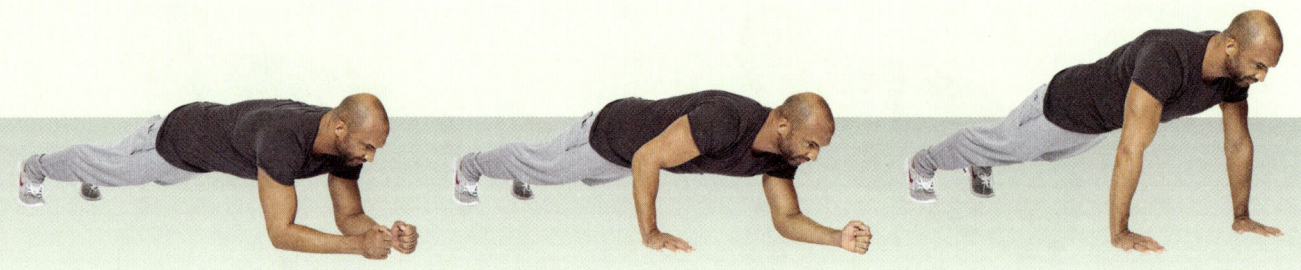

1 Gehe in den Unterarmstütz. Spanne Rumpf
und Bauchmuskulatur
dabei an. Dein Blick richtet sich
zum Boden, sodass der Kopf in
der geraden Verlängerung der
Wirbelsäule ist.

2 Halte die Körper-
spannung und stütze
dich mit dem rechten
Arm am Boden ab, um dich in die
Liegestützposition zu drücken.

3 In der Liegestütz-
position angekom-
men, beugst du
nun den linken Arm und kehrst
Schritt für Schritt wieder in den
Unterarmstütz zurück.

 Halte das Gesäß stets in einer leicht erhöhten Position, um nicht ins Hohlkreuz zu fallen.

Power-Arme

Push-up Mountain Climber

Durch Kombinationsübungen wie diese erhält man die Vorteile gleich zweier Übungen ohne zeitlichen Mehraufwand. Arme, Schultern und der gesamte Core-Bereich werden durch die statische Haltearbeit und den dynamischen Kniehub hervorragend trainiert.

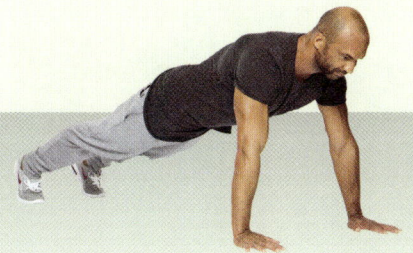 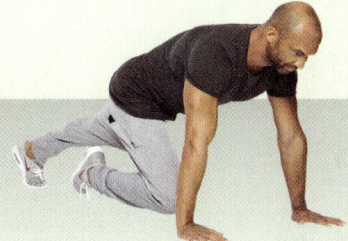 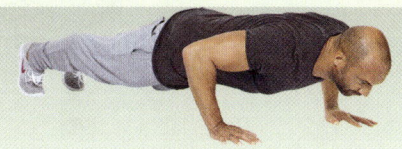

1 Starte in der Liegestützposition und baue ausreichende Rumpfspannung auf. Der Bauchnabel zieht dabei zur Wirbelsäule.

2 Absolviere links wie rechts einen Kniehub.

3 Beuge gleich danach die Arme zum Liegestütz. Gib dir dazu selbst einen Rhythmus vor: Tick Tack – Push-up. Versuche, dein selbst gewähltes Tempo während der ganzen Übung beizubehalten.

 Auch bei fortschreitender Ermüdung bleibt der Kopf stets in der geraden Verlängerung der Wirbelsäule. Kein Hohlkreuz.

Power-Arme

Push-up Breakdancer

Diese Übung ist eine sehr anspruchsvolle Komplexübung aus der Gruppe der Plank-Übungen. Neben allen Benefits, die uns der Plank (Stütz vorlings) für Arme, Schulter, Brust und Core-Bereich schenkt und der Push-up noch zu verstärken vermag, wird zudem das Training der seitlichen Bauchmuskulatur hinzugenommen. Wir sprechen bei dieser Übung auch von einem wahren »Full Body Movement«.

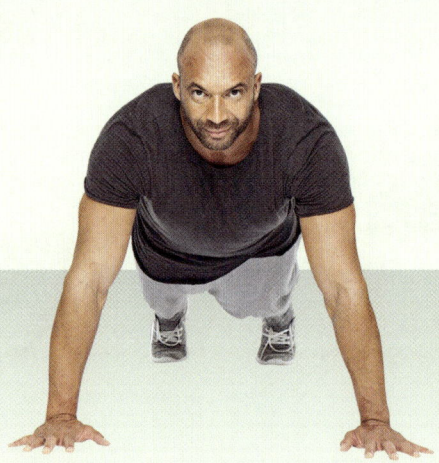

 1 Starte in der Plank-Position.

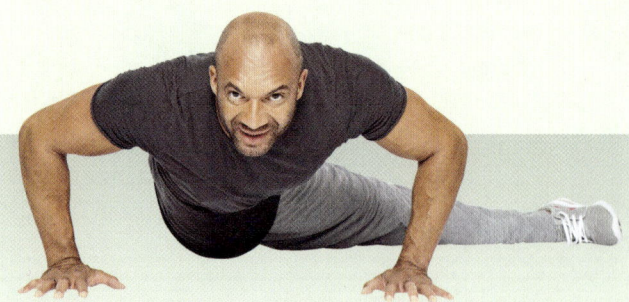

2 Jedes Mal, bevor du in den Liegestütz tiefgehst, schiebst du ein gestrecktes Bein unter dem Körper hindurch. Wechsle dabei immer das Bein.

 Leichtere Alternative: Bein in der Plank-Position unter den Körper schieben und zurück, danach erst den Liegestütz absolvieren. So wäre es auch möglich, einen Damenliegestütz zu machen.

Marcels Erfolg:

–25 kg !

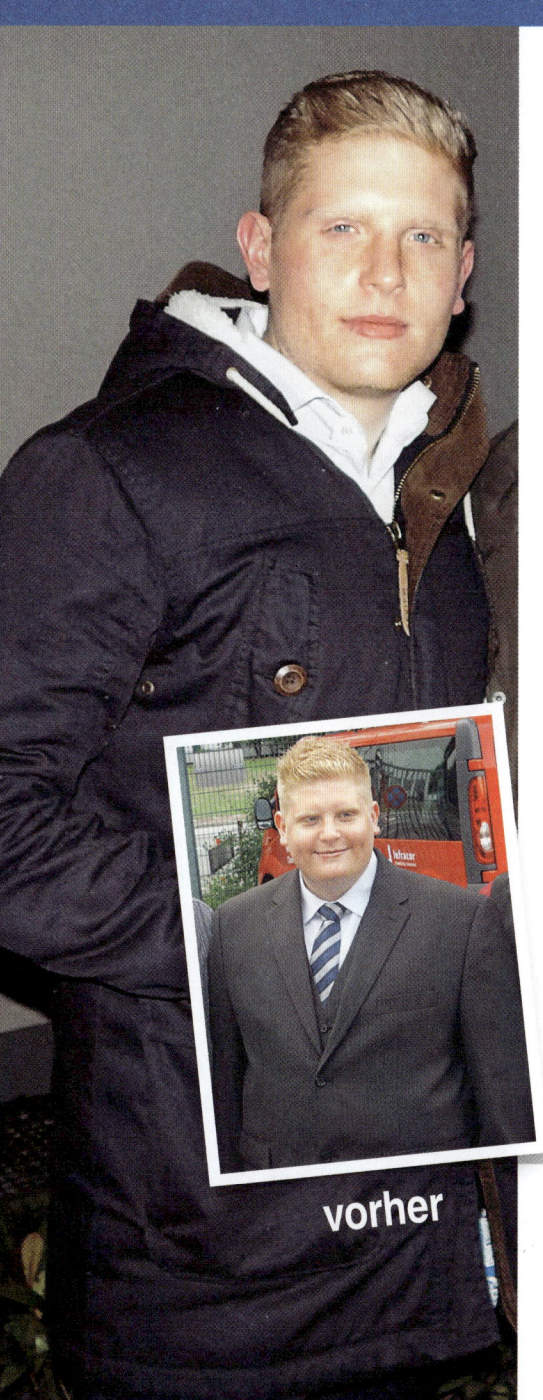

vorher

▶ Ich bin nun seit mehr als einem Jahr BodyChange®-Teilnehmer und bin immer noch voll dabei.

▶ Bevor ich mit BodyChange® begonnen habe, hatte ich eigentlich immer eine von Grund auf negative Einstellung zum Sport. Ich habe zwar früher Fußball gespielt, aber wirklich Spaß am reinen Sport hatte ich nicht. Das war auch ein Grund dafür, dass meine vorigen Abnehmversuche gescheitert sind. Heute vermisse ich es wirklich, mich bei einem BodyChange®-Workout auszupowern, wenn ich mal ein paar Tage keinen Sport gemacht habe.

▶ Endlich kann ich mir Anziehsachen kaufen, die mir gefallen, und nicht nur die, die mir passen. Außerdem bekomme ich von allen Seiten nur positive Rückmeldungen auf meine Veränderung und viele fragen auch, wie ich das denn geschafft habe. Gerne empfehle ich dann jedem das BodyChange®-Programm.

▶ Die BodyChange®-Workouts kann man flexibel einsetzen und sie brauchen nicht viel Zeit.

▶ Ich mache nun mehrmals die Woche die BodyChange®-Workouts und gehe auch öfter mal joggen. Das hätte ich mir früher echt nicht vorstellen können, da mir gerade das Joggen nicht wirklich viel Spaß gemacht hat.

▶ Meine Fitness hat sich dahingehend verbessert, dass ich viel mehr Energie habe und auch im Alltag belastbarer geworden bin.

▶ Ich trainiere mit einer 16-kg-Kettlebell, die ich über die BodyChange®-Community reduziert bekommen habe.

▶ Mir machen eigentlich alle Übungen Spaß, aber wenn ich mir eine aussuchen müsste, dann wäre das der Kettlebell Swing.

▶ Mein Gewicht halte ich schon über einen langen Zeitraum, und ich komme mit der Ernährung sehr gut klar. Wenn man über ein Jahr lang am BodyChange®-Programm teilgenommen hat, dann hat man seine Einstellung zum Sport und zur Ernährung langfristig verändert – gerade weil es so einfach ist!

Power-Arme

Push-up to Side Plank

Jetzt kommt eine richtige Power-Übung aus dem BodyChange®-Programm. Der gedrehte Liegestütz ist eine funktionelle Übung, bei der zur gleichen Zeit viele Muskelgruppen trainiert werden. Ideal, um sexy Arme, Schultern und einen flachen Bauch zu bekommen.

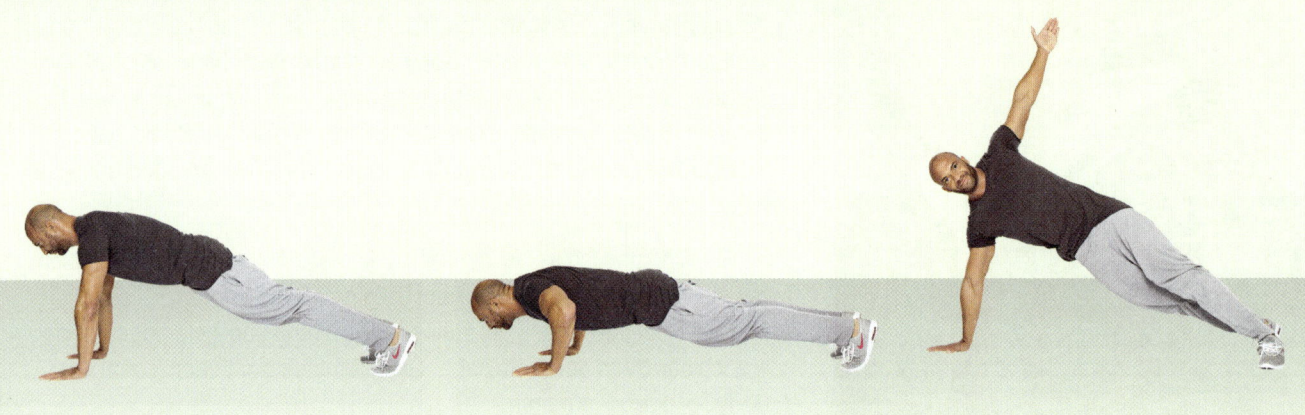

1 + 2 In der Liegestützposition machst du einen Liegestütz.

3 Dreh dich zur Seite auf, komm zurück und mache erneut einen Liegestütz. Danach drehst du dich auf die andere Seite.

 Achte auf eine langsame Durchführung, lass das Becken gerade und vermeide ein Hohlkreuz.

Power-Arme

Ellbow Plank with Arm-Leg Lift

Der Ellbow Plank (Unterarmstütz vorlings) trainiert deine Arme, Schultern, Brust und die Körpermitte. Wenn man diagonal Arme und Beine anhebt, wird nicht nur die Rückenmuskulatur trainiert, sondern man verstärkt damit auch die Intensität auf die oben angeführten Muskelgruppen.

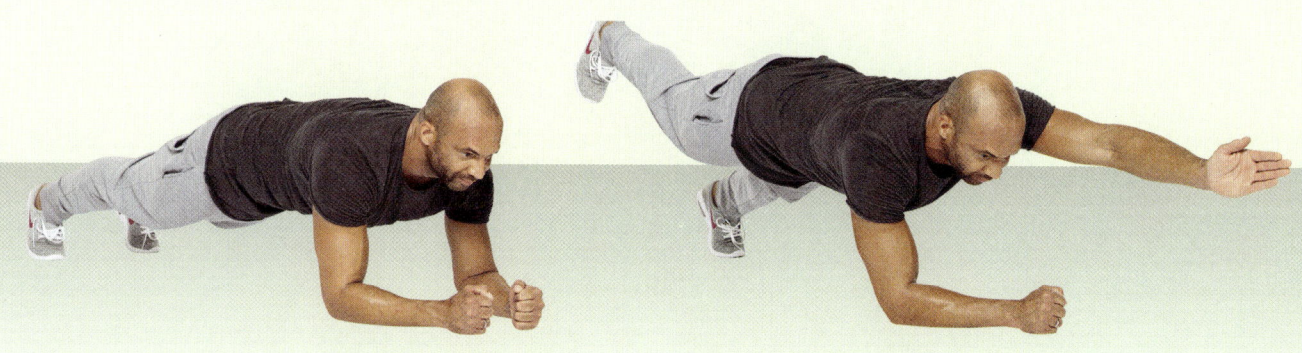

1 Gehe in den Unterarmstütz. Die Arme und Füße sind schulterbreit aufgestellt. Die Ellbogen sind senkrecht unter den Schultern positioniert und der gesamte Körper bildet eine gerade Linie.

2 Nun hebst du langsam das rechte Bein und den linken Arm leicht an und hältst diese Position kurz. Dann gehst du in die Plank-Position zurück und hebst Arm und Bein der jeweils anderen Seite an.

 Achte darauf, dass deine Hüfte parallel zum Boden bleibt.

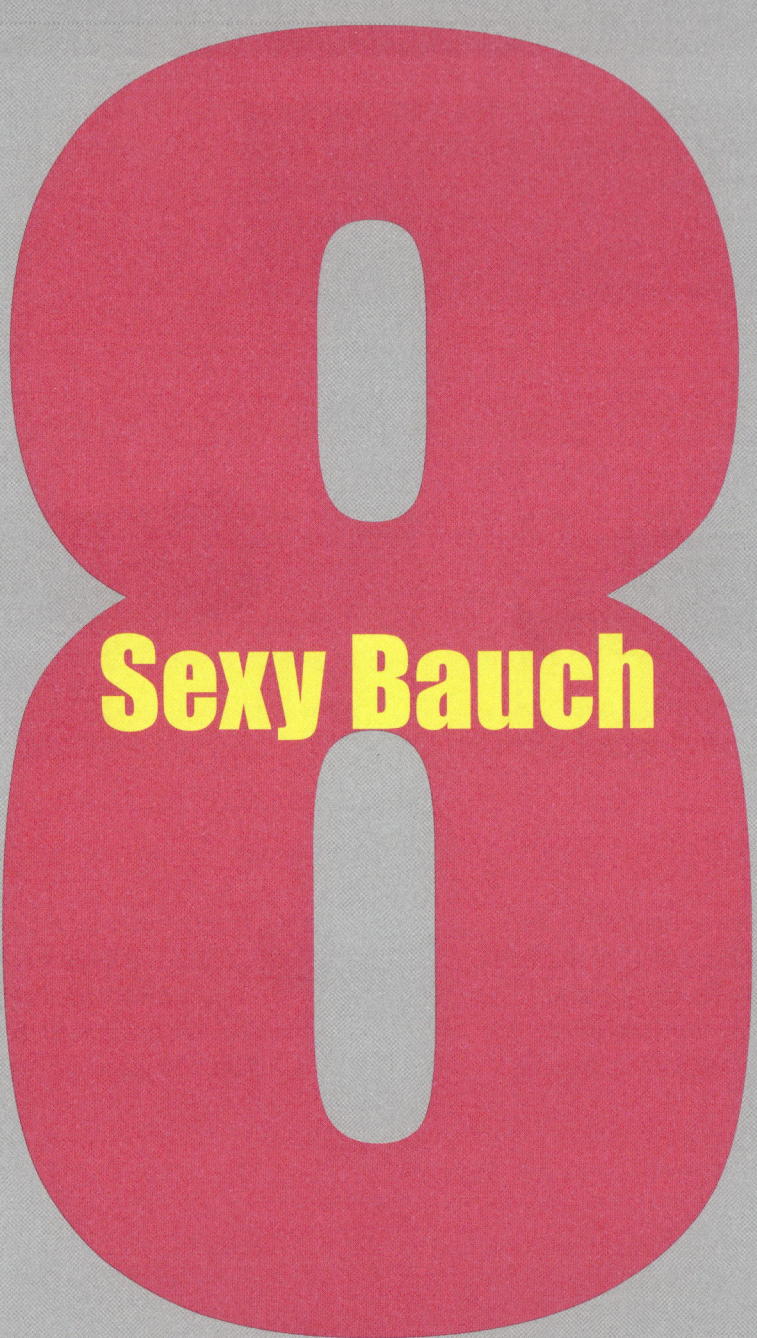

Sexy Bauch
Crunch

Die geraden Crunches sind eine beliebte Methode, um die Bauchmuskulatur zu trainieren. Bei Crunches wird im Vergleich zu den
klassischen Sit-ups nur der obere Rücken angehoben. So lässt sich
ein ausreichender Trainingsreiz setzen und der untere Rücken bleibt
in einer geschonten Position. Becken und Hüfte sind fixiert und durch
die Kontraktion der geraden Bauchmuskeln lässt sich der Oberkörper
anheben.

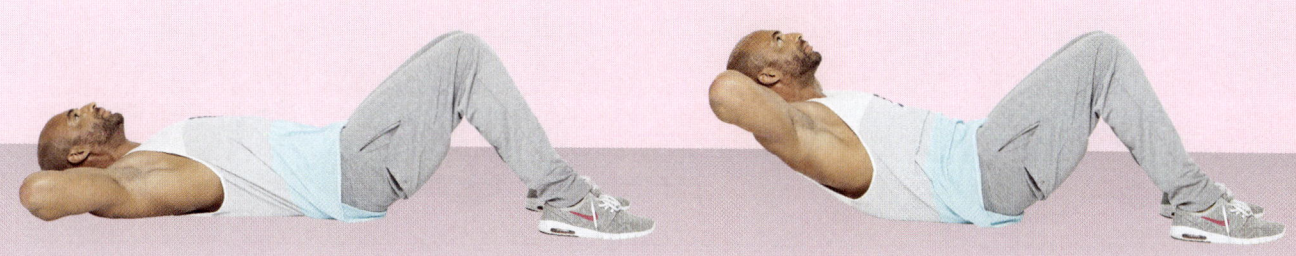

1 Begib dich in Rückenlage und winkle die Beine an. Deine Hände nimmst du an den Hinterkopf, dein Blick ist senkrecht zur Decke gerichtet.

2 Spanne deine Bauchmuskulatur an und hebe den oberen Rücken vom Boden ab. Atme dabei aus und beim Ablegen wieder ein. Dein Atemrhythmus bestimmt dein Bewegungstempo.

 Blicke immer zur Decke, so bleibt dein Kopf in der geraden Verlängerung der Wirbelsäule. Kein Ziehen am Nacken! Die Hände werden nur mitgeführt. Bauch rein, meine Damen und Herren! Stell dir den Bauchnabel als Knopf vor, der mit der Wirbelsäule verbunden wird.

Sexy Bauch

Reverse Crunch

Mit dem Reverse Crunch trainiert man ebenfalls den geraden Bauch-muskel (Musculus rectus abdominis). Nun wird nur der Oberkörper fixiert und die Hüfte durch die Kontraktion der Bauchmuskeln leicht zum Körper hin angehoben. Wahrgenommen wird der Trainingsreiz etwas stärker im unteren Bereich des Bauchs.

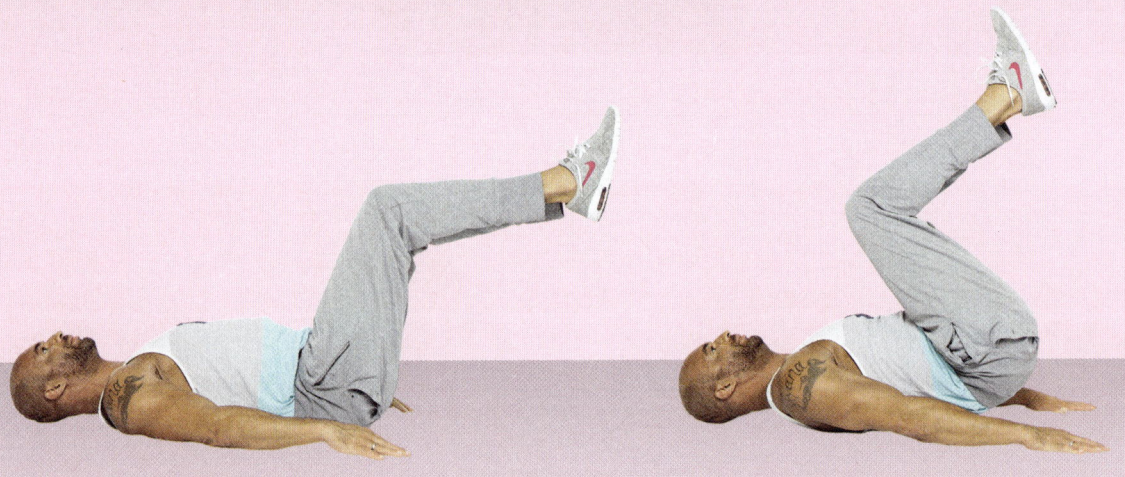

1 Leg deinen kompletten Oberkörper in Rückenlage auf den Boden. Die Hände liegen mit den Handflächen nach unten neben dem Körper. Ziehe den Bauch ein, presse die Beine zusammen und hebe diese so weit an, bis sie einen 90-Grad-Winkel bilden.

2 Hebe nun während des Ausatmens durch die Kontraktion der geraden Bauchmuskeln die Hüfte vom Boden an. Die Knie nähern sich dabei der Brust. Beim Ausatmen lässt du die Hüfte wieder nach unten sinken. Leg diese aber nicht ganz auf dem Boden ab, bevor du erneut mit dem Hub beginnst.

 Kein Schwingen oder Schaukeln! Wir heben die Hüfte.

Sexy Bauch

Bicycle Crunch

Der Bicycle Crunch ist eine wunderbar abwechslungsreiche Bauch-übung aus dem Leistungssport, die zudem sehr mobilisierend wirkt. Beansprucht werden hier nun auch die seitlichen Bauchmuskeln. Sie ist ein toller Baustein zur straffen und schlanken Taille.

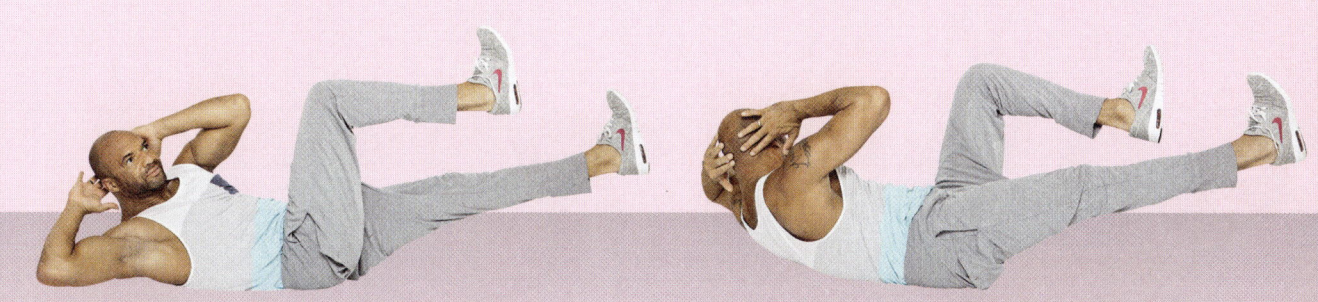

1 Begib dich in Rückenlage. Wie beim Radfahren ist ein Bein angewinkelt und das andere von dir wegge-streckt. Hebe nun mithilfe der Kontraktion der Bauchmuskulatur die gegenüberliegende Schulter in Richtung des angewinkelten Beines.

2 Führe dieselbe Bewegung jetzt im Wechsel zur anderen Körperseite aus. Deine Hände führen den Kopf, ziehen aber nicht daran.

 Variiere das Tempo: mal hohes Tempo, mal in Zeitlupe. Du kannst auch die Endposition zwischendurch mal einfrieren, d.h. die Position statisch halten, um den Trainingsreiz zu erhöhen. Wichtig: Bauch flach halten.

Sexy Bauch

Cross Crunch

Eine tolle Übung, um die seitlichen Bauchmuskeln zu trainieren, und somit ideal für eine schöne Taille.

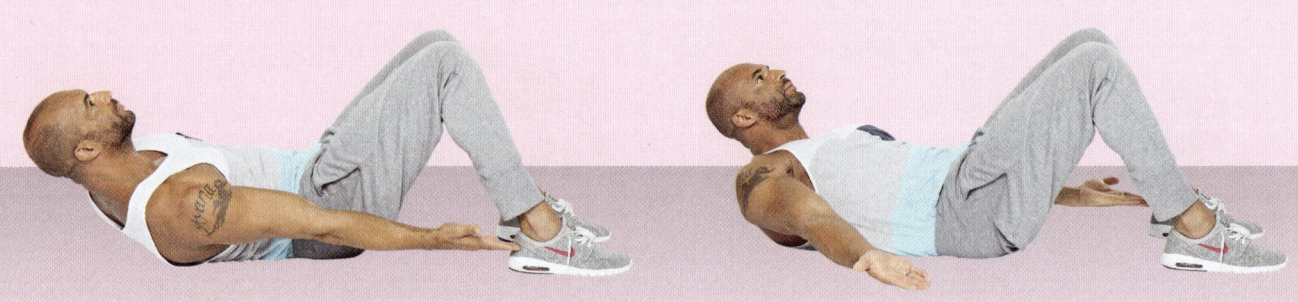

1 Begib dich in Rückenlage und stelle die Beine angewinkelt auf. Hebe nun durch das Anspannen der geraden Bauchmuskeln die Schultern etwas vom Boden ab und ziehe den Bauchnabel in Richtung Wirbelsäule. Durch den zusätzlichen Einsatz der seitlichen Bauchmuskeln schiebst du deine Hand auf der rechten Seite zur Ferse.

2 Wechsle die Seite und beuge dich nach links, ohne zwischendurch die Schultern auf dem Boden abzulegen. Dein Blick ist während der gesamten Übung zur Decke gerichtet, damit sich der Nackenmuskel nicht verspannt.

Sexy Bauch

Side Crunch

Du willst bequem und isoliert die seitlichen Bauchmuskeln trainieren? Dann eignet sich der einfache Side Crunch am besten. Beachte die Atmung: beim Hochgehen aus- und beim Runtergehen einatmen.

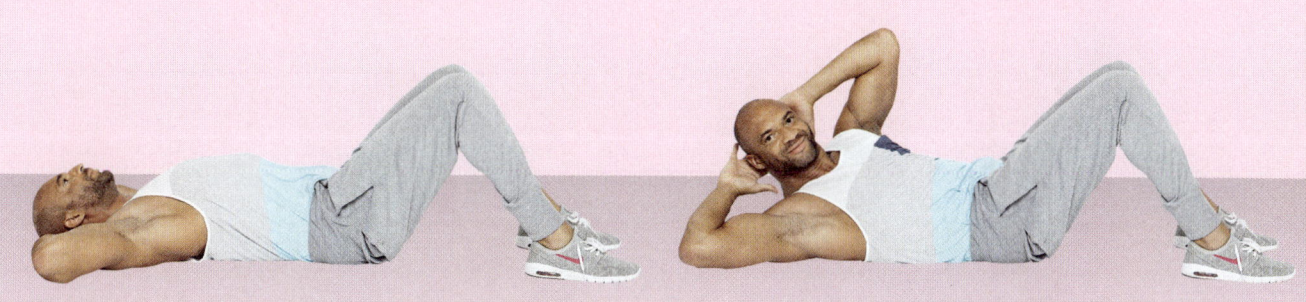

1 Begib dich in Rückenlage und stelle die Beine hüftbreit und angewinkelt auf. Nimm die Hände hinter den Kopf und blicke zur Decke.

2 Hebe nun eine Schulter während des Ausatmens durch die Kontraktion deiner Bauchmuskulatur vom Boden ab und senke diese erst beim Einatmen wieder. Leg sie aber nicht ganz auf dem Boden ab, sondern behalte immer eine Grundspannung.

 Kein Ziehen am Nacken! Die Ellbogen bleiben seitlich auf Schulterhöhe und werden nicht nach innen genommen.

Sexy Bauch

Toe Touch Crunch

Diese Übung bearbeitet den Musculus rectus abdominis und die Obliquen, also die geraden und schrägen Bauchmuskeln. Verglichen mit den normalen Crunches, müssen die Bauchmuskeln erhebliche Mehrarbeit leisten, da sie permanent das Becken stabilisieren müssen, damit die Beine senkrecht in der Hochhalte bleiben.

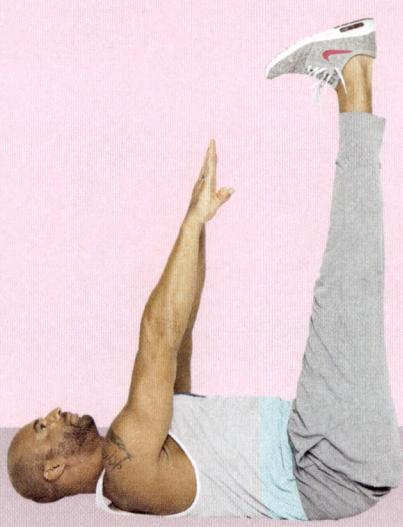
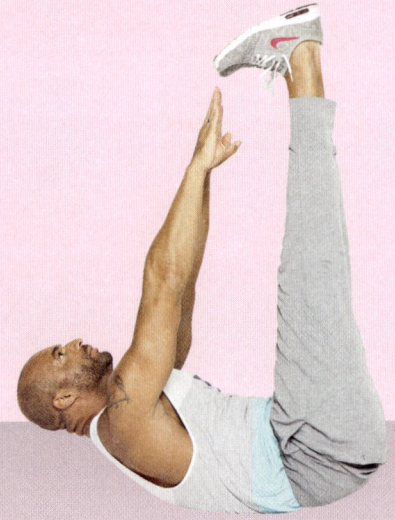

1 Begib dich in Rückenlage und strecke die Beine und Arme zur Decke. Die Bauchmuskeln stabilisieren nun permanent das Becken, damit die Beine in der senkrechten Position bleiben.

2 Hebe mit der Kraft deiner Bauchmuskeln die Schultern vom Boden ab, wodurch die Fingerspitzen in Richtung der Zehenspitzen geführt werden. Atme beim Hochgehen aus und beim Absenken ein.

 Wenn du die Übung vereinfachen möchtest, kannst du auch nur ein Bein in die Hochhalte nehmen und das andere zur besseren Stabilisation angewinkelt am Boden aufstellen.

Josefs Erfolg:

−18 kg !

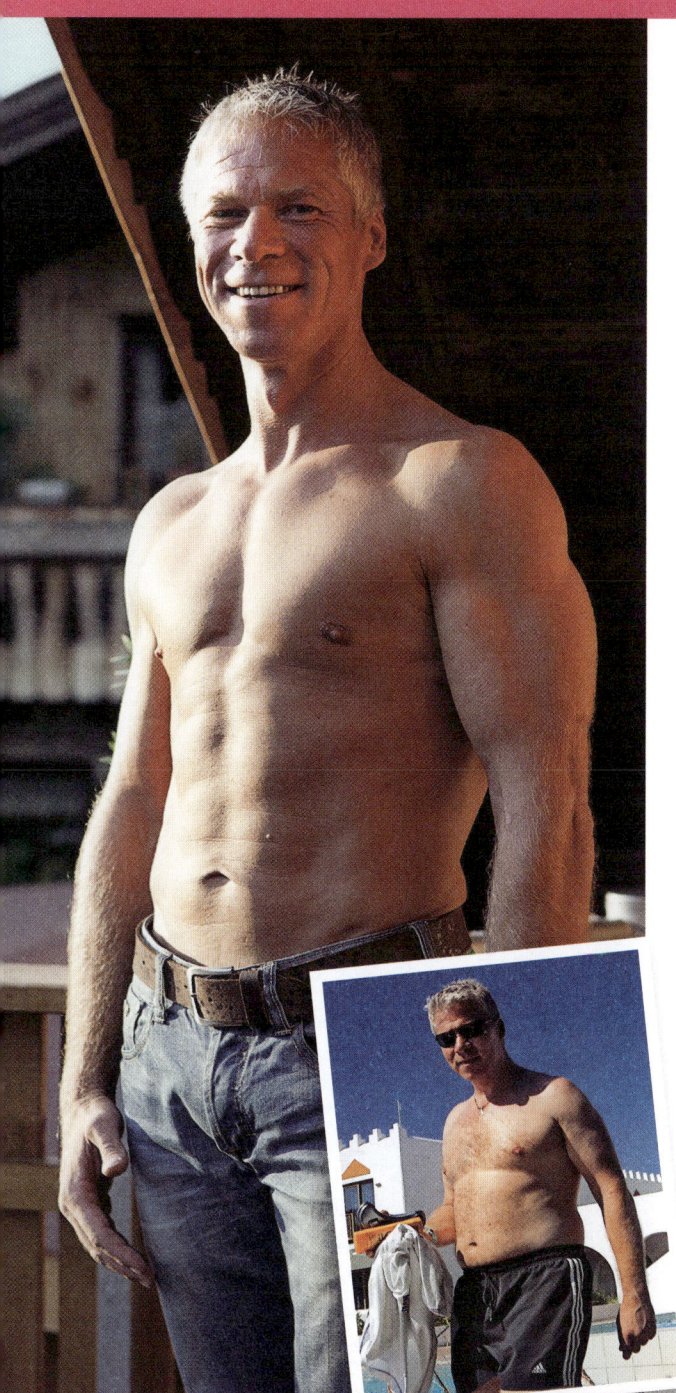

vorher

▶ 20 kg sollten runter. Zumindest war das mein erklärtes Ziel.

▶ Es war einfach der Punkt erreicht, an dem ich mich nicht mehr im Spiegel sehen wollte, weil die überschüssigen Pfunde mich nur noch gestört haben.

▶ Schon nach den ersten Tagen habe ich dann gleich die Veränderung gespürt. Ich wurde zusehends fitter – und das habe ich vor allem den Sporteinheiten zu verdanken.

▶ Manchmal konnte ich sogar das Pensum erhöhen, je nachdem, wie viel Zeit ich zum Trainieren hatte.

▶ Das Tolle war: Der schnelle Erfolg hat mich unglaublich motiviert, und zwar so sehr, dass ich schon nach 9,5 Wochen ein Sixpack hatte.

▶ Seit ich mit 10 WBC fertig bin, habe ich kein Gramm zugenommen. Im Gegenteil! Mit dem Folgeprogramm BodyChange® Next stärke und definiere ich meinen Körper.

▶ Der neue Körper ist eine richtige Erleichterung für mich. Endlich habe ich wieder Freude daran, ins Schwimmbad zu gehen und mich anzuschauen – auch wenn das nur oberflächlich ist. Denn das eigentlich Tolle ist, am Morgen aufzuwachen, fit zu sein und am Abend mit einem guten Gefühl ins Bett zu gehen und richtig entspannt zu schlafen.

▶ Ich habe mich komplett neu eingekleidet ... alles um zwei bis drei Größen kleiner. ☺

▶ Mein Lieblings-Obst-Milch-Baustein? Der Obstshake von meiner Melanie.

▶ Mein nächstes Ziel: Muskelaufbau und mein Gewicht so beibehalten.

Sexy Bauch

V-ups

Eine Übung für Fortgeschrittene stellen die V-ups dar. Hier kommt erstmals eine dynamischere Kontraktion der Bauchmuskulatur zum Tragen, die bei der Ausübung vieler Sportarten leistungsentscheidend ist. Beim Aufschlag im Tennis oder beim Torschuss im Fußball benötigt man beispielsweise eine schnell kontrahierende Bauchmuskulatur.

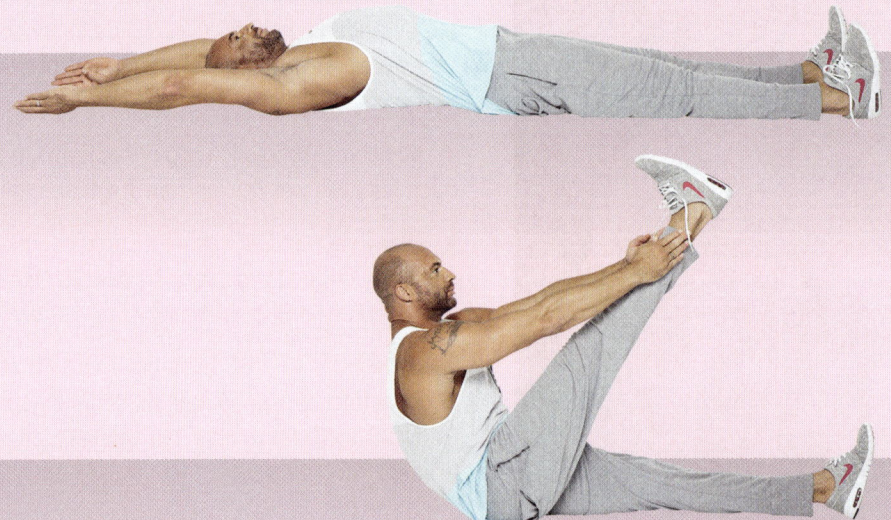

1   Leg dich auf den Rücken und strecke die Arme über dem Kopf aus. Mach dich ganz lang und atme bewusst ein und aus. Beim Ausatmen kommt nun der erste Impuls aus der Hüfte, um den Oberkörper aufzurichten. Fast zeitgleich hebst du ein Bein.

2   Führe nun das gestreckte Bein und den Oberkörper nach oben, bis die Hände das Schienbein berühren. Senke beim Einatmen Oberkörper und Bein wieder ab und wiederhole die Übung mit dem anderen Bein.

 Die Übung wird einfacher, wenn das ruhende Bein angewinkelt auf dem Boden aufgestellt ist. Hierbei empfiehlt es sich aber, mehrere Wiederholungen auf einer Seite zu machen und erst dann zu wechseln.

Sexy Bauch

Side Plank Rotation

Goldstaub für deine Bauchmuskeln! Du willst deinen seitlichen Bauchmuskeln alles abverlangen? Dann ist das die richtige Übung.

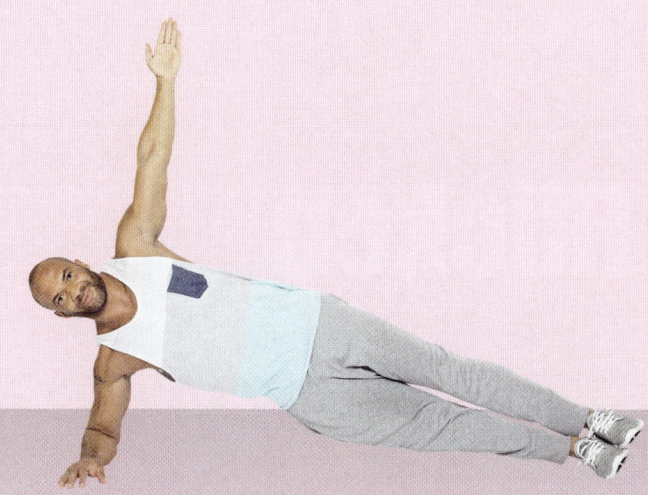

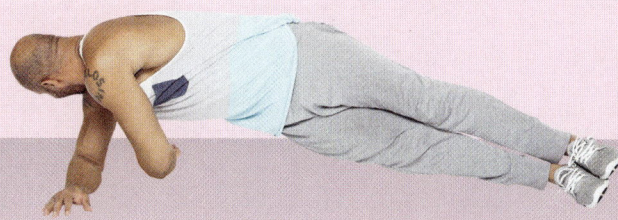

1 Nimm den Unterarmseitstütz ein und hebe dein Gesäß seitlich an, bis dein Körper gerade ist. Halte nun diese Grundspannung mit deinen Bauchmuskeln und strecke einen Arm nach oben.

2 Umarme dich nun selbst mit dem nach oben gestreckten Arm, indem du eine Rotation um die Körperlängsachse ausführst. Kehre dann langsam mit dem Arm nach oben zurück und beginne erneut mit der Umarmung.

Starker Rücken

9

Starker Rücken

V-Movement

Zu viel am Schreibtisch gesessen? Der Nacken ist verspannt und die Schultern schmerzen? So lässt sich schnell Abhilfe schaffen: Die V-Movements aktivieren und mobilisieren deinen Musculus trapezius, die Schulterblatthebemuskeln, die beiden Rautenmuskeln und viele weitere kleine Muskeln am oberen Rücken.

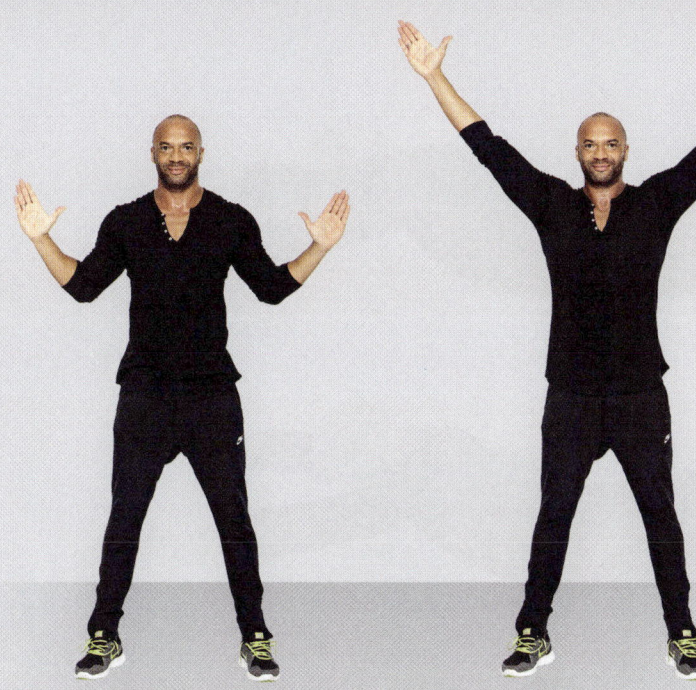

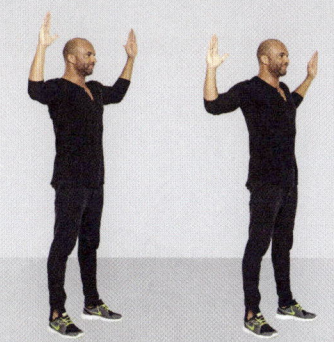

Variante 1

Halte deine Arme in U-Form, sodass der Oberarm parallel zum Boden ist. Wippe die Arme jetzt mit schnellen Bewegungen nach hinten.

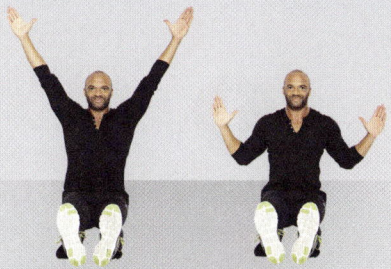

Variante 2

Alle V-Movements lassen sich auch alternativ im Sitzen durchführen, wodurch die Rückenmuskulatur noch stärker gefordert ist.

1 Stelle dich in einen bequemen Stand, Fußballen und Fersen sind gleich belastet. Spanne deine Core-Muskulatur an, während du die Ellbogen gebeugt seitlich nach unten nimmst. Die Handflächen zeigen dabei nach vorne.

2 Strecke nun deine Arme nach oben, sodass sie ein V bilden. Die Rautenmuskeln ziehen beim Senken der Arme die Schulterblätter wieder in die Startposition nach hinten zusammen.

Starker Rücken

Superman

Eine schöne All-over-Übung. Durch diese Übung werden der komplette Rücken, der Gesäßmuskel, die rückwärtige Beinmuskulatur und sogar die Arm- und Schultermuskulatur gleichzeitig trainiert.

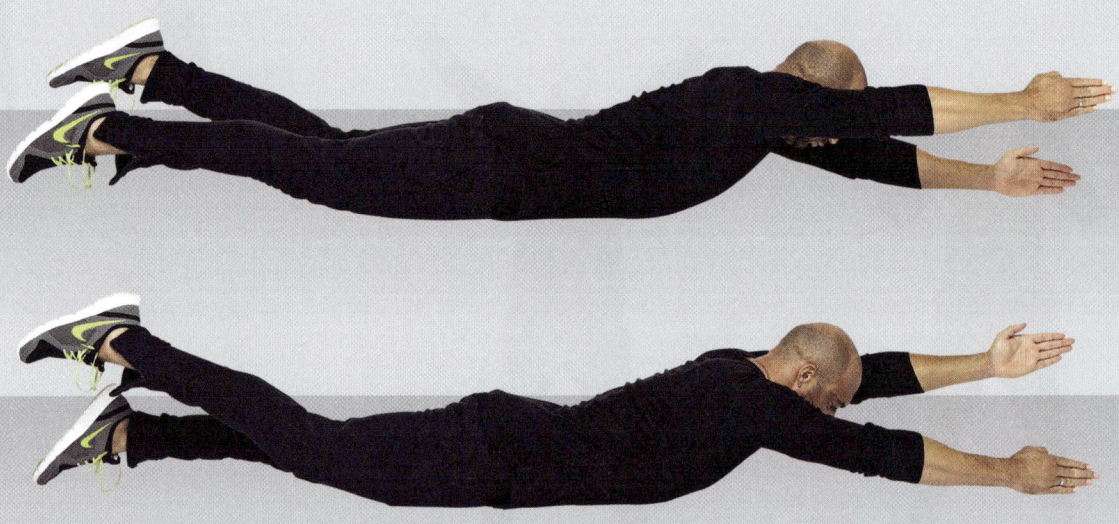

1 Begib dich in die Bauchlage, Arme und Beine sind gestreckt. Ziehe dich so lang wie möglich. Hebe nun einen Arm und gleichzeitig das Bein der anderen Körperseite vom Boden ab. So aktivierst du die komplette Muskelschlinge für die Streckung.

2 Wechsle nun die jeweilige Seite mit deinem Atemrhythmus. Rechts, links, rechts, links. Arme und Beine sind während der gesamten Übung in der Luft, sodass permanent eine hohe Basisspannung aufgebaut ist.

 Blicke stets zum Boden, um eine unnatürliche Überstreckung der Halswirbelsäule zu vermeiden. Ziehe dich in die Länge.

Starker Rücken

Swimmer 1

Mit einem starken und stabilen Rücken durch das Leben. Die Schwimmer bei den Olympischen Spielen haben den wohl schönsten Rücken. Auch wenn wir kein Wasser zur Verfügung haben, können wir den Rückenstrecker (Musculus erector spinae) sowie den kleinen und großen Rautenmuskel und die unteren Fasern des Kapuzenmuskels durch diese dem Kraulschwimmen ähnliche Bewegung stärken.

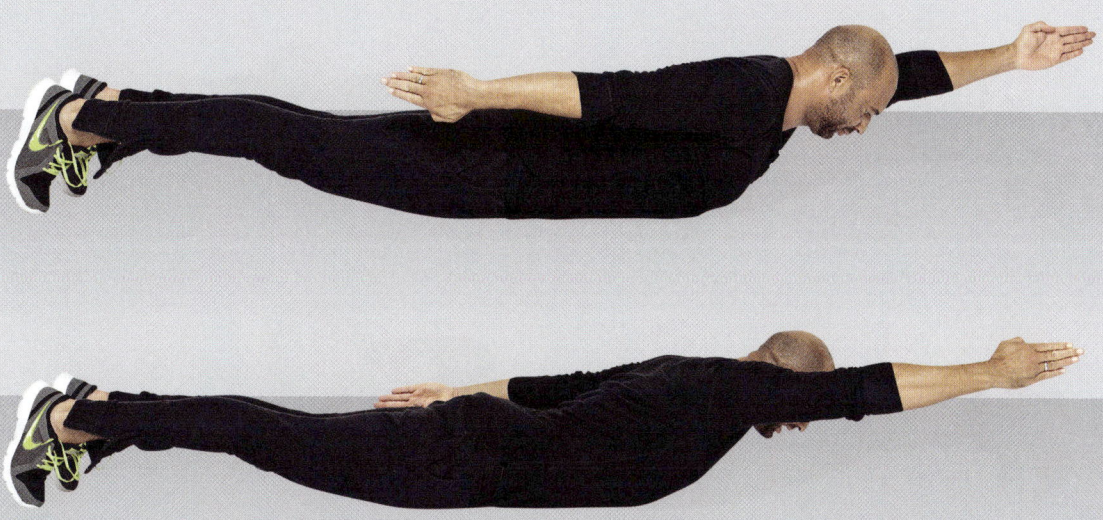

1 In der Bauchlage stellst du die Zehenspitzen am Boden auf und hebst den Oberkörper vom Boden ab. Nimm dabei einen Arm gestreckt in Vorhalte und den anderen gestreckt seitlich neben den Körper. Mach dich so lang, wie du kannst.

2 Beuge nun den Arm und führe ihn langsam aus der Vorhalte möglichst nah am Körper zurück und den anderen nach vorne. Setze die Arme dabei nicht auf dem Boden ab.

Starker Rücken

Swimmer 2

Viele meinen, dass man den breiten Rückenmuskel (Latissimus dorsi) nur mit Klimmzügen oder zumindest Lat-Ziehen am Zugturm trainieren kann. Für die meisten Sportler unter uns lassen sich aber bereits durch diese einfache Übung in Bauchlage tolle Erfolge erzielen. Zudem werden der Rückenstrecker (Erector spinae) sowie viele weitere kleine Muskeln trainiert. Der Reiz lässt sich besonders gut durch eine sehr langsame Übungsausführung erzielen.

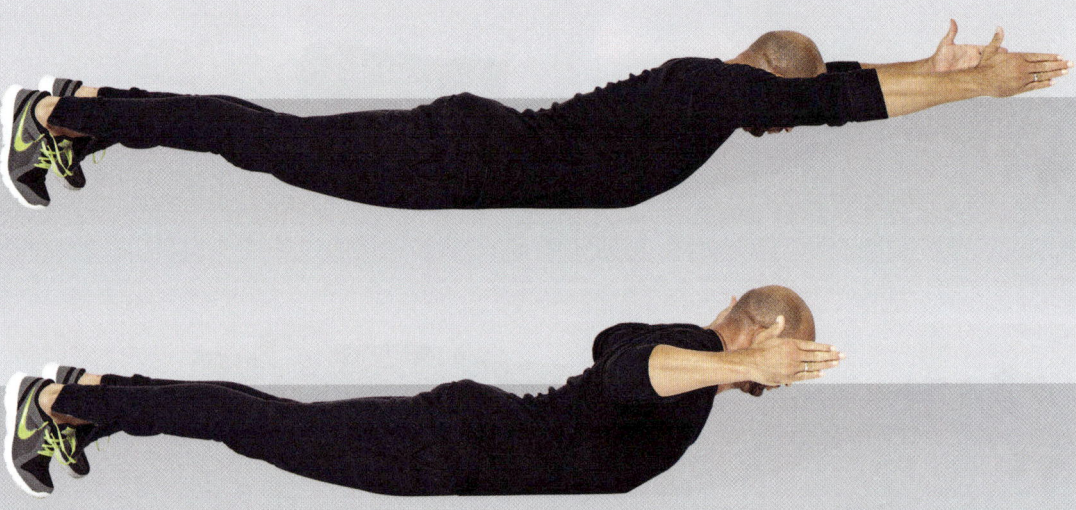

1 Begib dich in Bauchlage und setze die Fußspitzen auf. Durch die Kontraktion des Rückenstreckers hebst du die Schultern und die gestreckten Arme vom Boden ab. Dabei blickst du zum Boden. Spanne den Bauch an, indem du versuchst, den Bauchnabel vom Boden abzuheben.

2 Ziehe nun durch das Beugen der Ellbogen die Hände auf Kopfhöhe. Achte darauf, dass die Hände immer im gleichen Abstand zum Boden (auf Höhe der Ohren) vor und zurück geführt werden.

 Kein Wippen! Der Oberkörper wird leicht angehoben in der Ausgangsposition gehalten.

Starker Rücken

Bird Raises

Diese Übung lockert nicht nur die Schultern und den oberen Rücken. Bei langsamer Ausführung stärkt sie auch bereits ohne Hanteln in den Händen den Kapuzenmuskel. Wer sich stark genug fühlt, kann gerne auch Wasserflaschen oder Zusatzgewicht in die Hände nehmen.

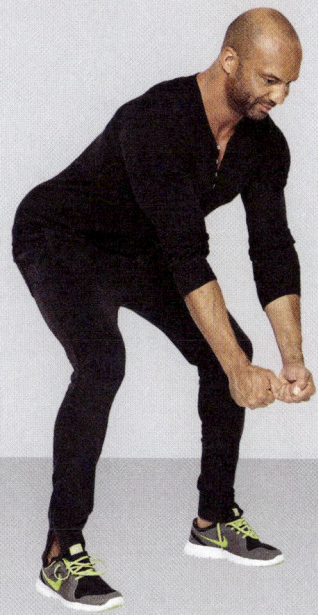

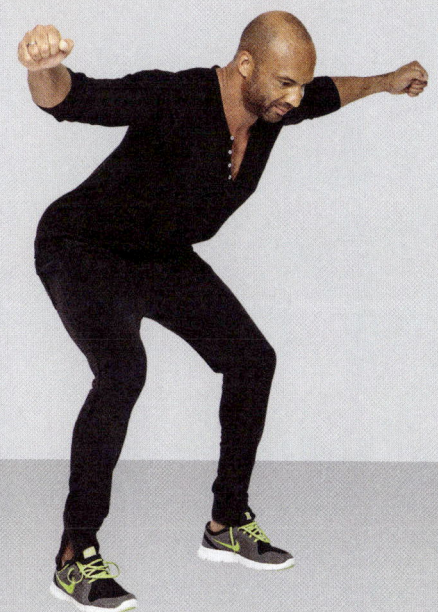

1 Fuß-, Knie- und Hüftgelenk sind gebeugt. Der Rücken zeigt eine natürliche Krümmung im unteren Bereich. Der obere Rücken wird gerade gehalten, der Kopf stellt die Verlängerung der Wirbelsäule dar. Nimm nun die gestreckten Arme in Vorhalte.

2 Spanne deine Bauchmuskeln an und hebe während des Ausatmens deine gestreckten Arme seitlich bis auf Schulterhöhe an.

 Wenn du mit Gewichten trainierst und diese auf dem Boden ablegst, dann achte auf einen geraden Rücken und beuge die Knie beim Tiefgehen.

10

Beine + Knack-Po

Beine + Knack-Po

Deadlift

Das Kreuzheben ist eine der besten Übungen, um die Oberschenkelrückseite, -vorderseite und den Po zu formen, zudem kräftigst du den Rückenstrecker, den Bauch sowie viele weitere kleine Hilfsmuskeln. Wenn du ein Gewicht wie z. B. die Kettlebell hochhebst, stärkst du zudem noch den breiten Rückenmuskel, den Kapuzenmuskel sowie die Schulter- und Armmuskulatur.

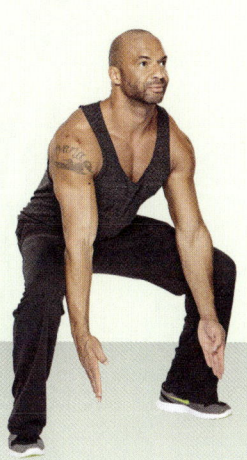

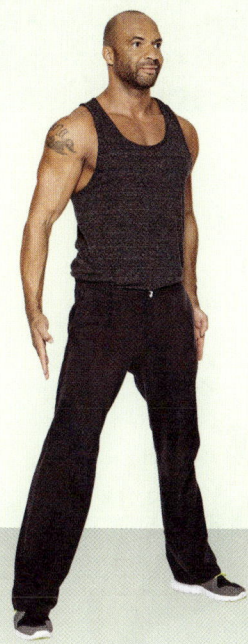

1 Die Beine stehen hüftbreit auseinander, die Zehenspitzen zeigen leicht nach außen. Schiebe beim Tiefgehen das Gesäß nach hinten, als ob du dich auf einen Stuhl setzen würdest. Drücke die Fersen in den Boden. Dein Blick ist während der kompletten Übung nach vorne oben gerichtet. Dein unterer Rücken zeigt in der tiefen Position einen konvexen natürlichen Bogen der Lendenwirbelsäule, der Bauch und der untere Rücken sind immer angespannt.

2 Beim Tiefgehen atmest du ein und spannst den Rücken und Bauch an. Beim langsamen Hochgehen atmest du aus. Richte dich auf und nimm die Schultern aktiv zurück, bevor du erneut tief gehst.

 Die Fersen bleiben am Boden. Schau nicht nach unten, da du sonst sofort die Spannung verlierst und dein Rücken rund wird.

Beine + Knack-Po

Deadlift to V-Position

Grundübungen wie das Kreuzheben oder die Kniebeuge bilden nicht nur die Basis für den Aufbau eines starken Rumpfes, sondern wirken als wahre Jungbrunnen. Durch das Trainieren aller großen Muskelgruppen werden vermehrt körpereigene Hormone wie z. B. HGH (Human Growth Hormon, auch Somatropin genannt) produziert. Dies fördert den Knochenaufbau, verbessert die Leistungsfähigkeit und verstärkt letztendlich die Fettverbrennung.

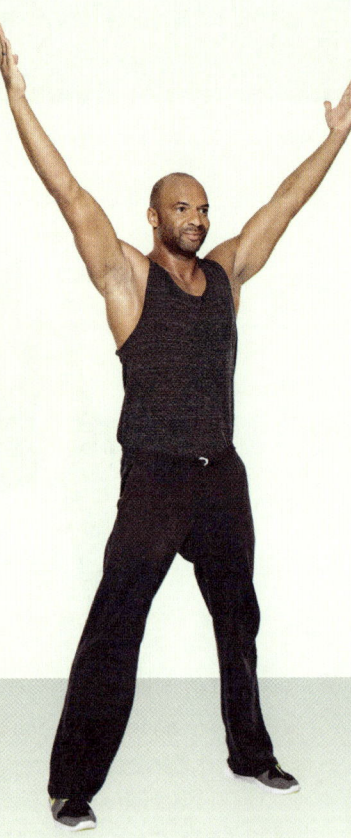

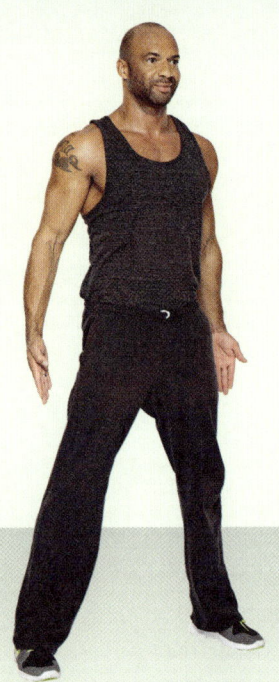

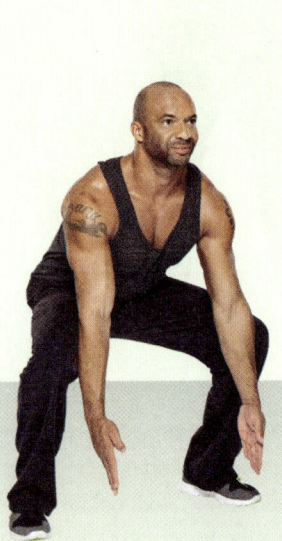

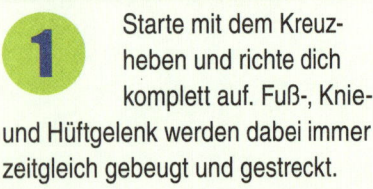

1 Starte mit dem Kreuzheben und richte dich komplett auf. Fuß-, Knie- und Hüftgelenk werden dabei immer zeitgleich gebeugt und gestreckt.

2 Dehne und stretche die Brustmuskulatur, indem du die Schulterblätter zurück zur Wirbelsäule ziehst.

3 Führe die Arme nach oben, sodass sie ein V bilden, und strecke dich, bevor du erneut nach unten gehst, um die Übung zu wiederholen.

Powerübung Squat

Knack-Po, straffe Oberschenkel, schöne Waden – und noch einiges mehr! Durch die Aktivierung der gesamten Muskelschlinge trainierst du in einer Übung alle Muskeln, die der Mensch zum Stehen, Laufen und Gehen benötigt. Du absolvierst automatisch ein hervorragendes Herz-Kreislauf-Training und stabilisierst Sehnen und Bänder. Selbst deine Knorpel werden durch die Be- und Entlastung vermehrt mit wichtigen Nährstoffen (Gelenk-schmiere) versorgt. Was viele aber nicht wissen, ist, dass die Kniebeuge auch wunder-bar den Bauch trainiert, insbesondere die Überkopfkniebeuge.

Squats:

- ✓ sind funktional und bilden Muskeln am gesamten Körper
- ✓ verbrennen viel Fett
- ✓ verbessern die Balance und kräftigen unsere Core-Muskulatur
- ✓ stärken die hintere Muskelkette (Po, Beuger, Rücken) und schützen vor Verletzungen
- ✓ steigern unsere Leistungsfähigkeit

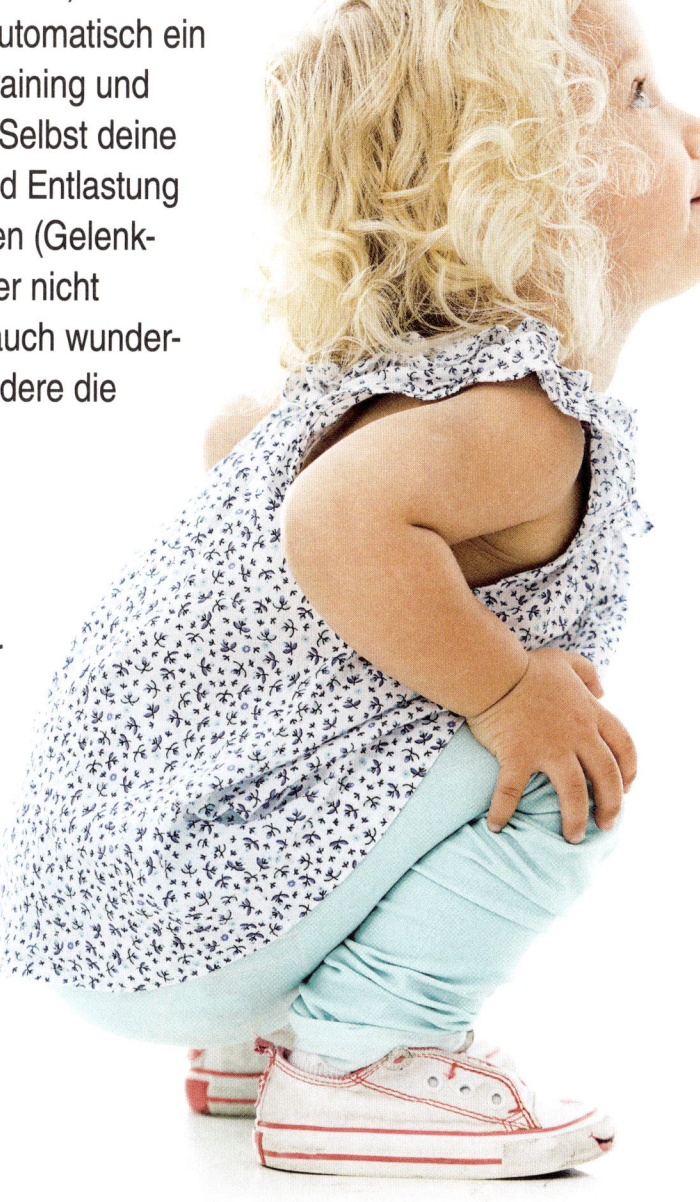

Beine + Knack-Po

Squat

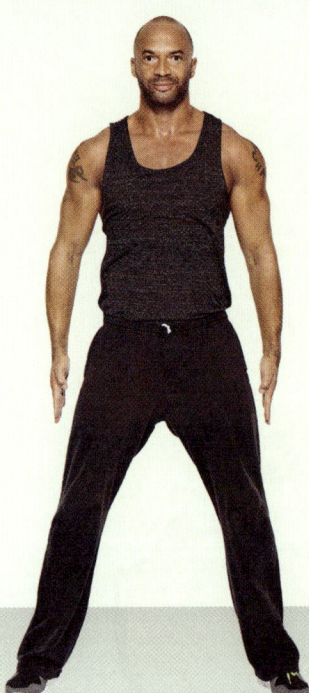

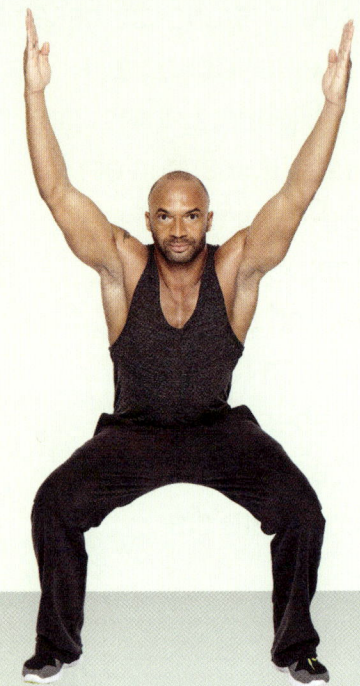

Variante

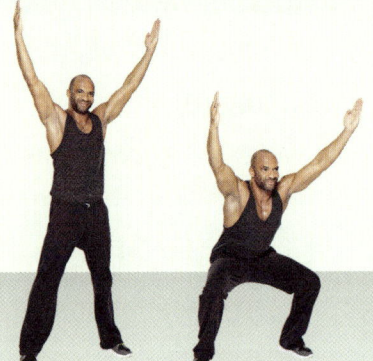

1 Die Beine stehen weiter als hüftbreit auseinander mit leicht nach außen zeigenden Fußspitzen. Fuß-, Knie- und Hüftgelenk sind ein wenig gebeugt, sodass immer eine muskuläre Grundspannung aufgebaut ist. Fußballen und Fersen sind gleich belastet.

2 Beuge nun gleichzeitig Fuß-, Knie- und Hüftgelenk und schiebe dabei das Gesäß nach hinten. Leichter fällt dir die Koordination der Bein- und Hüftmuskulatur, wenn du die Bewegung mit einem aktiven Armschwung nach vorne unterstützt, bis die Arme oben ein V bilden. Deine Knie sollen in der gebeugten Position nicht über die Zehenspitzen hinausragen.

1 Nimm dazu deine Arme in Hochhalte.

2 Absolviere nun die Kniebeugen und lasse die Arme dabei statisch in der Hochhalte.

 Die Fersen bleiben am Boden. Dein unterer Rücken zeigt immer einen konvexen natürlichen Bogen der Lendenwirbelsäule, der Bauch und der untere Rücken sind permanent angespannt.
Du kommst nicht tief genug? Keine Sorge, deine Beweglichkeit wird sich im Laufe des Trainings erheblich steigern, bemühe dich zunächst um eine saubere Bewegungsausführung.

Beine + Knack-Po

Lunges

Straffe Beine und ein Knack-Po sind ein Zeichen für Fitness und Attraktivität. Dies gilt für Frauen und Männer gleichermaßen. Mit Ausfallschritten erzielst du schnell beachtliche Resultate. Du trainierst nicht nur Gesäß- und Beinmuskulatur, sondern bildest eine »intelligente« Muskulatur aus, indem das durch die Balance erforderliche Zusammenspiel der Muskelschlinge verbessert wird.

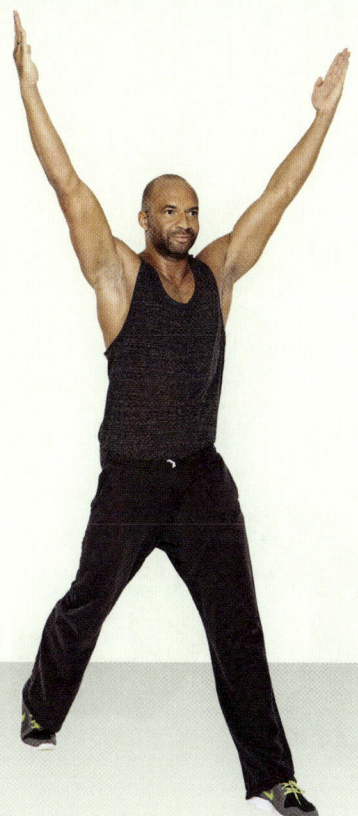

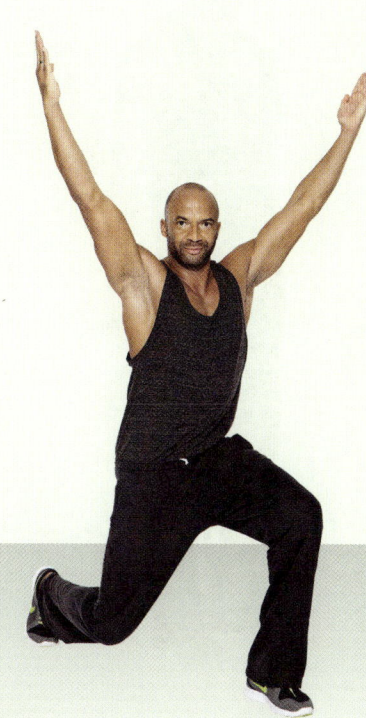

1 Stelle dich schulterbreit in eine weite Schrittstellung. Nimm die Arme in Hochhalte – Schulterblätter zurück, Brust raus –, der Bauch ist angespannt. Die Core-Muskulatur, Bauch und Rücken, stabilisiert während der Übung den Oberkörper.

2 Geh nun tief und beuge dazu die Beine. Achte darauf, dass das Knie des vorderen Beins nicht über die Fußspitze hinausragt. Eventuell musst du die Schrittstellung noch etwas vergrößern.

Beine + Knack-Po

Reverse Lunges

Der Ausfallschritt nach hinten eignet sich hervorragend, um eine explosivere Hüftstreckung zu erlangen. In vielen Sportarten ist genau dies der leistungslimitierende Faktor. Durch diese Übung erhältst du viel Körpergefühl und lernst, deinen Gesäßmuskel ebenso wie den rückseitigen Oberschenkelmuskel für die Kraftentwicklung anzusteuern und einzusetzen.

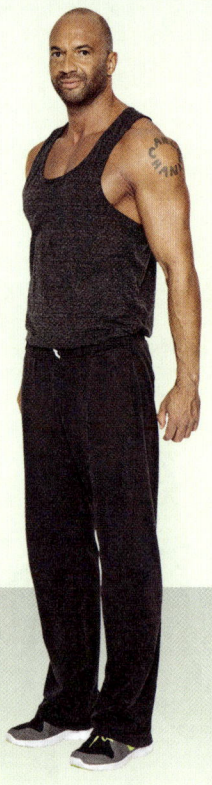

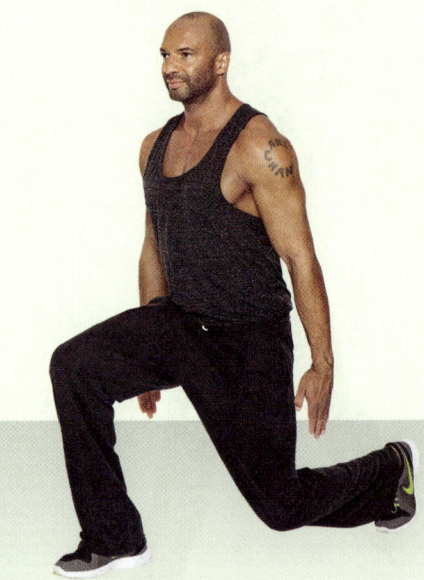

1 Suche dir einen festen Punkt im Raum vor dir, auf den du blickst. Baue Körperspannung auf und starte aus dem aufrechten Stand mit einem weiten Ausfallschritt nach hinten.

2 Die Hände bleiben seitlich zur besseren Balance. Die Schultern ziehst du zurück und der Bauch wie auch der untere Rücken sind während der kompletten Übung angespannt. Stehe nun über das vordere Bein auf und setze dazu das hintere Bein möglichst wenig als Schubhilfe ein.

Beine + Knack-Po

Detlef Lunges

Glutes for Glory. Diese Lunge-Kombi macht auch deinen Hintern berühmt. Wer diese Kombination bis zur Ermüdung der Muskulatur durchführt, wird den Muskelkater seines Lebens bekommen. ☺ Es handelt sich um eine anspruchsvolle Komplexübung, zusammengesetzt aus den beiden vorher beschriebenen Ausfallschritten.

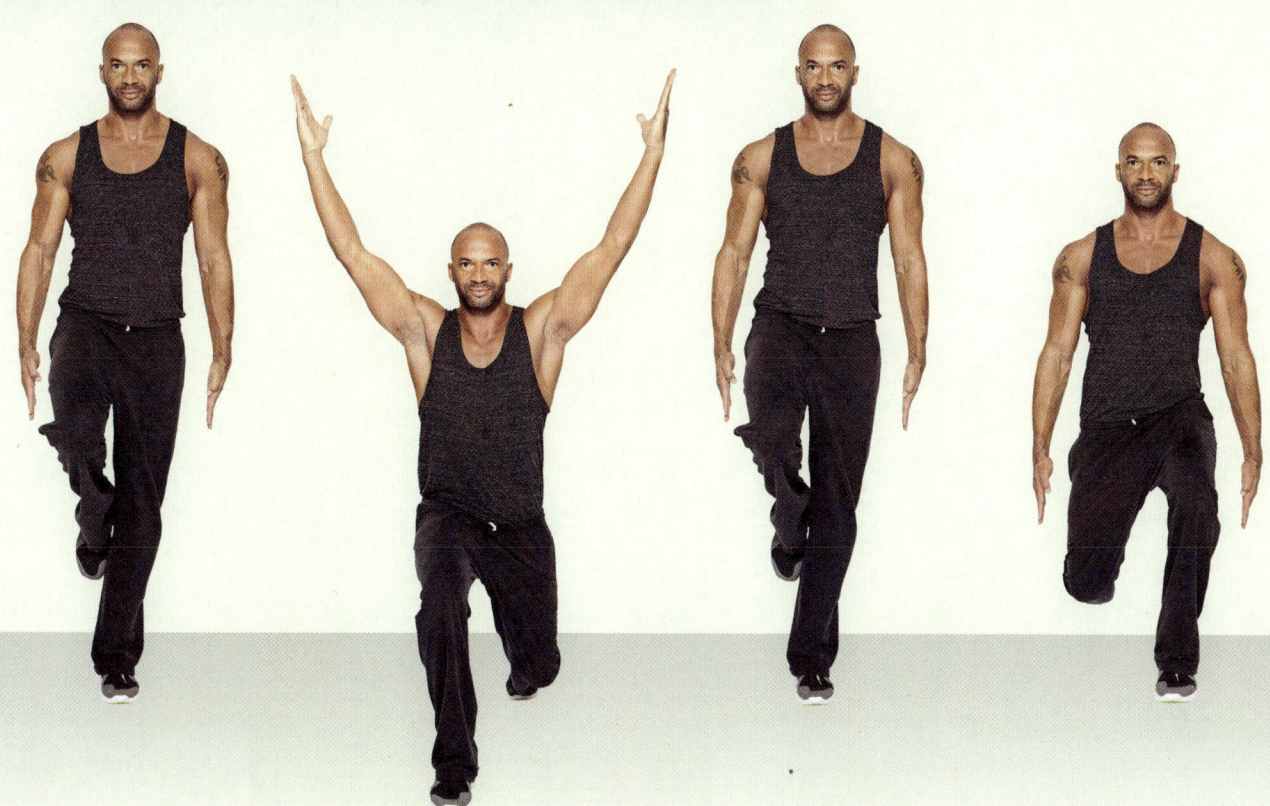

1 Fixiere einen festen Punkt im Raum und stelle dich auf dein linkes Bein. Die Arme bleiben zur besseren Balance seitlich.

2 Mache mit dem rechten Bein einen Ausfallschritt nach vorne. Zeitgleich nimmst du die Arme zum Victory-V nach oben.

3 + 4 Drücke dich über die Ferse des vorderen Beins explosiv nach oben und wechsle, ohne das Bein abzusetzen, in den Ausfallschritt nach hinten.

11

Stoffwechsel-Burner

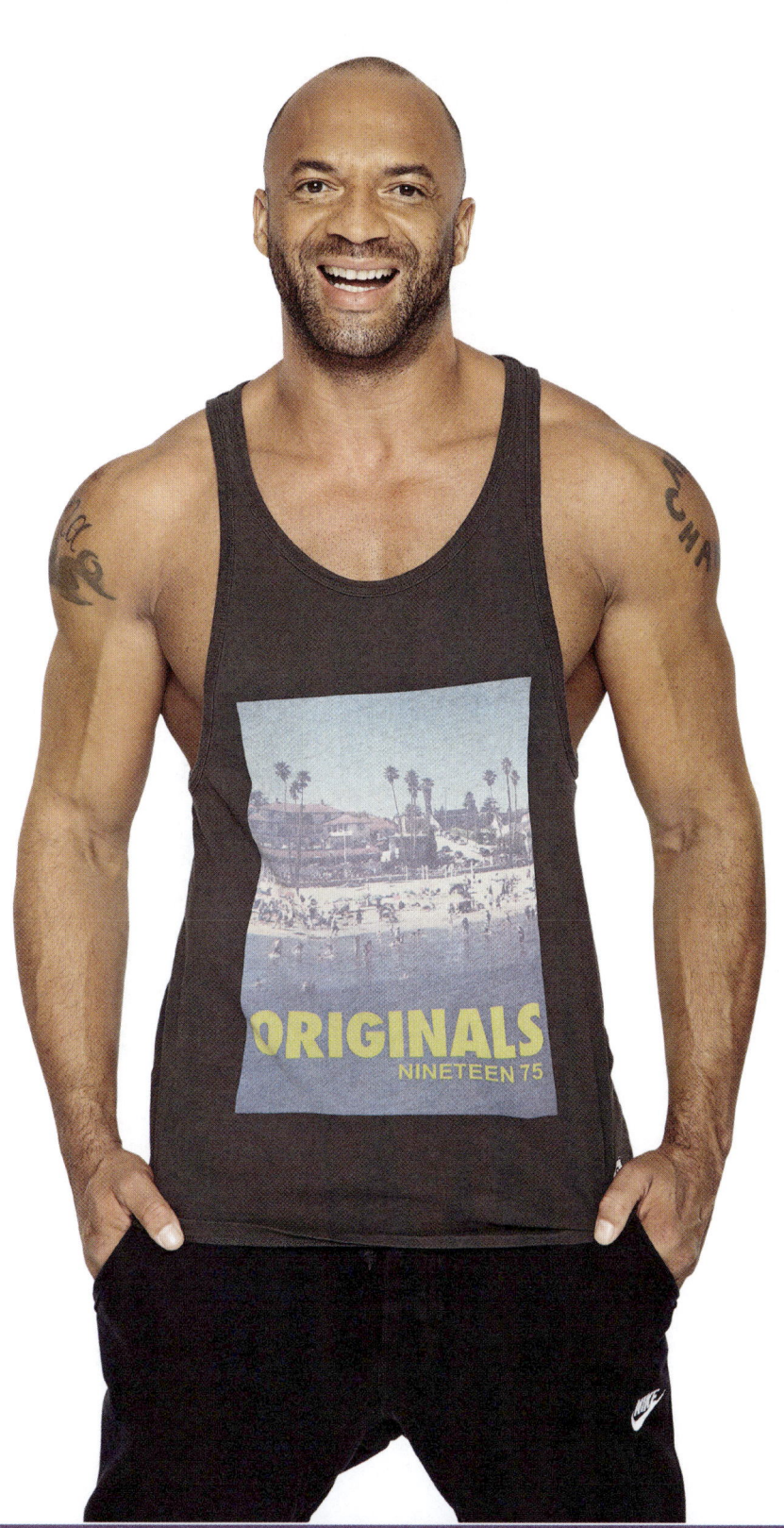

Bauchfett ade

Stoffwechsel-Burner

Jumping Jacks

Die Morgengymnastik der US Marines. Sie sind bekannt aus Boot-camps und zahlreichen trendigen Functional-Workout-Programmen. Sie bringen das Herz-Kreislauf-System in Schwung, verbessern die Koordination und lassen deine Fettdepots schmelzen.

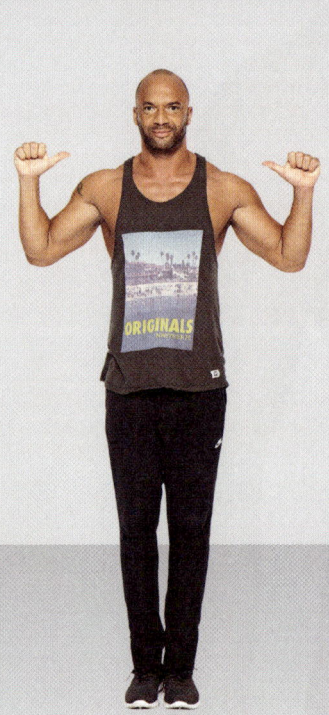

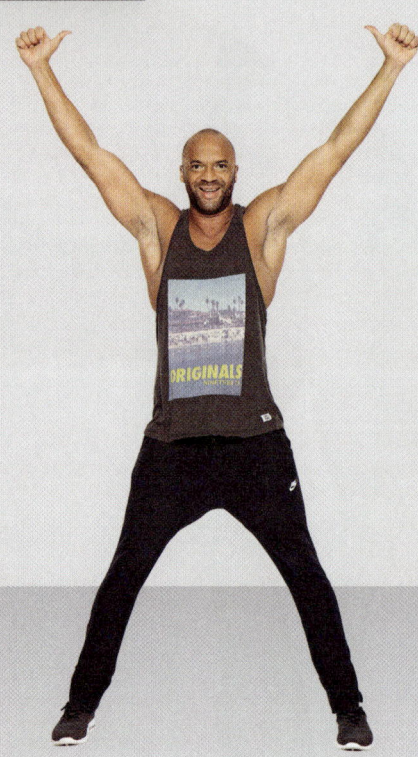

1 Starte mit geschlossener Beinstellung im Stand, drehe die Ellbogen nach außen und nimm deine Hände auf Höhe der Schultern. Fuß-, Knie- und Hüftgelenk sind vor dem Absprung leicht gebeugt.

2 Springe in die X-Position, schiebe dazu die Hände seitlich nach oben und öffne die Beine weiter als hüft-breit. Lande immer federnd auf den Fußballen und springe gleich wieder in die Ausgangs-position zurück.

 Achte auf kurze Kontaktzeiten am Boden. Gib dir selbst einen Rhythmus vor, den du während der Übung beibehältst, z. B.: tick, tack, tick, tack.

Stoffwechsel-Burner

Split Jumps

Split Jumps ist eine hochintensive kardiovaskuläre Übung, mit der die allgemeine Leistungs-fähigkeit enorm verbessert wird. Man stärkt damit seine unteren Extremitäten und den Rumpf. Vor allem aber nehmen die Koordinationsfähigkeit und die Stabilität von Hüfte, Knie und Sprunggelenk rasch zu, sodass man bald den Bewegungsumfang in Höhe und Intensität steigern kann. Dann lassen sich die Fettdepots noch effizienter verbrennen.

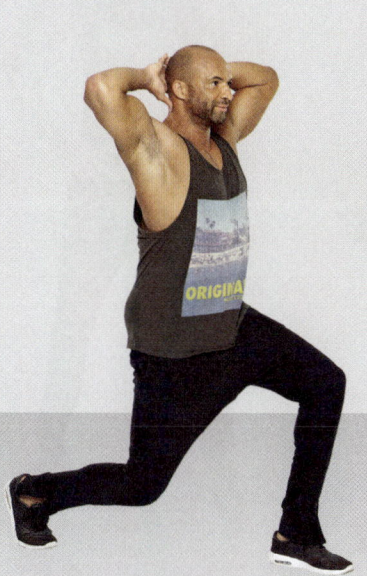
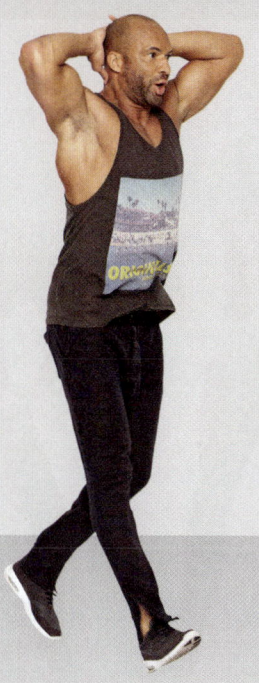
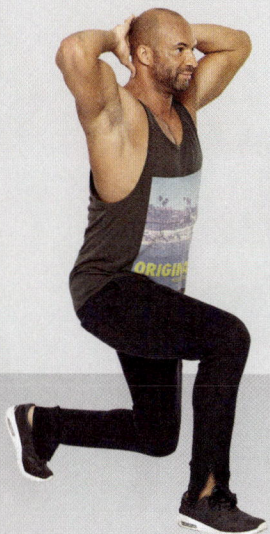

1 Stelle dich in den Ausfallschritt. Nimm nun die Hände seitlich hinter den Kopf. Sobald du einen stabilen Stand hast, bist du bereit für den Take-off.

2 Springe ab. Schwinge in der Luft das hintere Bein nach vorne und das vordere zurück, sodass du erneut in der Schrittstellung landest.

3 Fange die Energie durch die Schrittkniebeuge ab, ohne dass das hintere gebeugte Knie den Boden berührt, und springe dann gleich wieder nach oben, um den nächsten Schritt-wechsel in der Luft durchzuführen.

 Verwende die Arme nicht als Schwunghilfe, das würde die Übung zu sehr verfälschen. Alternativ kannst du die Hände auch in die Hüfte stemmen oder die Arme vor der Brust verschränken.

Stoffwechsel-Burner

Squat & Jump

Mit Squat & Jump setzt du bei deinem Krafttraining, verglichen mit klassischen Kniebeugen, zusätzlich einen hohen kardiovaskulären Trainingsreiz, der dich schnell noch fitter werden lässt. Durch diese Form des hochintensiven Trainings nimmt man schneller ab, baut mehr Kraft auf und gewinnt eine explosive Kraftentfaltung. Sportwissenschaftliche Studien haben ergeben, dass diese Art von Übungen zur Ausschüttung körpereigener Hormone führt und, vor allem bei Älteren, wie ein Jungbrunnen wirkt.

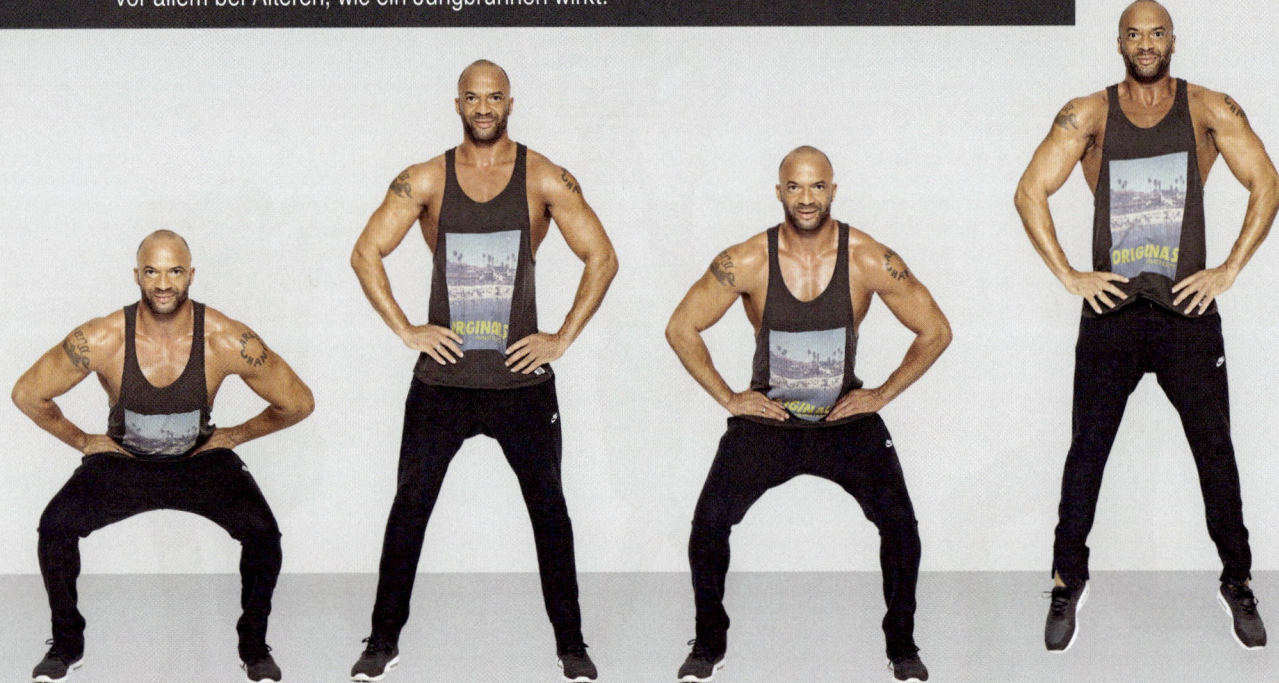

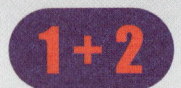 **Squat:** Führe zum Start eine Kniebeuge durch. Die Hände nimmst du dabei in die Hüfte. Lass dir ausreichend Zeit, gehe richtig tief und schiebe das Gesäß nach hinten unten. Die Fersen bleiben am Boden. Kehre nun in den Stand zurück und konzentriere dich auf den folgenden Sprung.

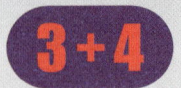 **Jump:** Bei der zweiten Beugung gehst du nur halb so tief und springst dann explosiv nach oben ab. Lande aber weich.

Stoffwechsel-Burner

Burpees

Das ist die Königsübung unter allen Full Body Movements. Hochintensive Übungen wie Burpees verbrennen im Gegensatz zu moderaten Übungen bis zu 50 Prozent mehr Körperfett. Sie beschleunigen zudem den Stoffwechsel für den ganzen Tag. Spitzensportler, Militärs und Spezialeinheiten auf der ganzen Welt nutzen seit Jahrzehnten diese High-Intensity-Übung, um schnellstmöglich in Form zu kommen.

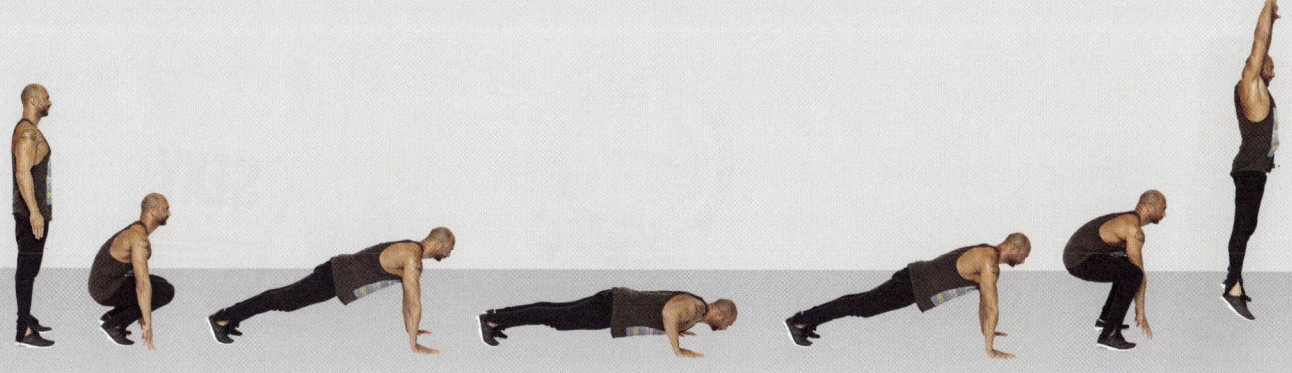

1 Starte im Stand.

2 Gehe tief in den Hockstand und setze deine Handflächen auf den Boden.

3 Spring mit deinen Beinen nach hinten in die Liegestützposition.

4 + 5 Absolviere bei kompletter Körperspannung einen Liegestütz.

6 Springe in den Hockstand zurück, setze die Fersen auf und richte den Blick nach vorne oben.

7 Mit schnellem Armzug gehst du explosiv in den Strecksprung. Lande weich.
Hast du diese sieben Bewegungen durchgeführt, dann hast du eine Wiederholung geschafft ☺

Der Online-Abnehm-shop
bodychange-shop.de

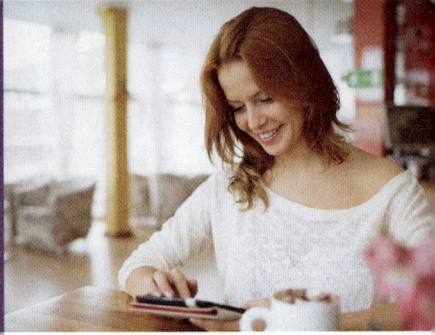

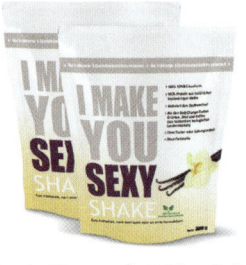

Shake
Ideal für ein schnelles und einfaches BodyChange®-Frühstück oder als Snack zwischendurch. Der neue BodyChange®-Shake kann dir beim Abnehmen helfen und Heißhunger reduzieren.

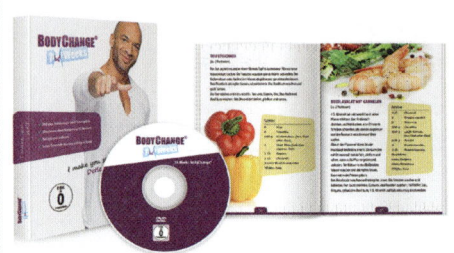

DVD Das Erfolgsprogramm 10 Weeks BodyChange® ist jetzt auch auf DVD erhältlich!

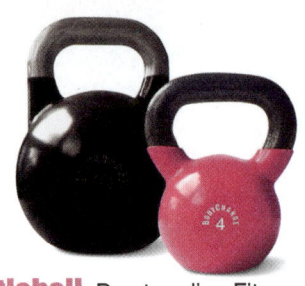

Kettlebell Das trendige Fitnessgerät für funktionelle und intensive Ganzkörperübungen, in verschiedenen Gewichtsklassen und in schicken Farben.

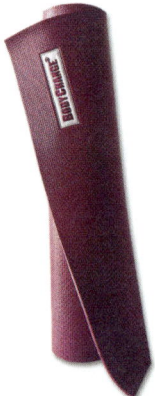

Trainigsmatte
Die exklusive Body-Change®-Trainingsmatte ist nicht nur ideal für deine BodyChange®-Workouts, sondern auch super für Yoga, Pilates und viele andere Sportarten.
Made in Germany.

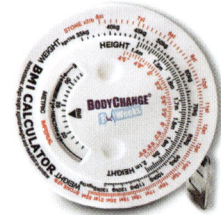

BMI Maßband
Mit dem BodyChange®-Maßband kannst du ganz einfach deinen Umfang messen und deinen BMI bestimmen.

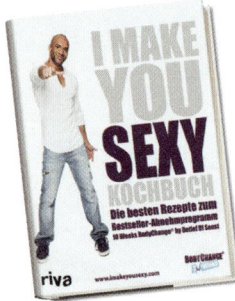

Koch dich schlank
Hol di BodyChange® in deine Küche mit dem I MAKE YO SEXY Kochbuc Rund 100 lecke und einfach zuz bereitende Rezepte machen das Abnehr zum Genuss.

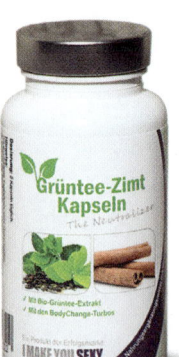

Grüntee-Zimt-Kapseln
Geballte Abnehmwirkung mit den natürlichen Body-Change®-Turbos. Die ideale Kombination von Magnesium, Zink und Vitaminen für die Regeneration deiner Muskeln.

Kichererbsen-Nudeln
Im Vergleich zu traditioneller Pasta, die sehr kohlenhydratreich ist, sind die Kichererbsennudeln von my-nudel aus Kichererbsenmehl hergestellt und damit BodyChange®-konform! Auf Geschmacksverstärker und Konservierungsstoffe wird dabei komplett verzichtet.

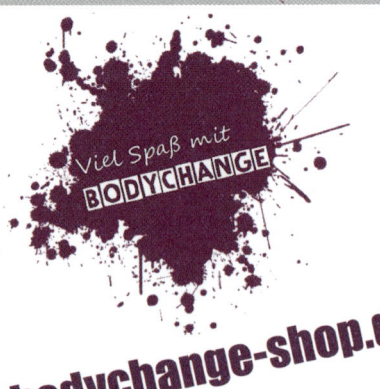

Stoffwechsel-Burner

Skipping

Jedem Sportler, egal, ob Leichtathlet oder Fußballer, ist diese Trainingsübung bekannt. Schnelle Skippingläufe mit hohem Kniehub verbessern die Fitness in Kürze. Man benötigt keinen Cross Trainer und keinen Stepper, Skippings kann man ohne Trainingsgerät im Stand in jeder Wohnung ausführen. So schnell, wie einem diese Übung den Schweiß auf die Stirn treibt, so effizient verbrennt sie auch unerwünschte Fettreserven.

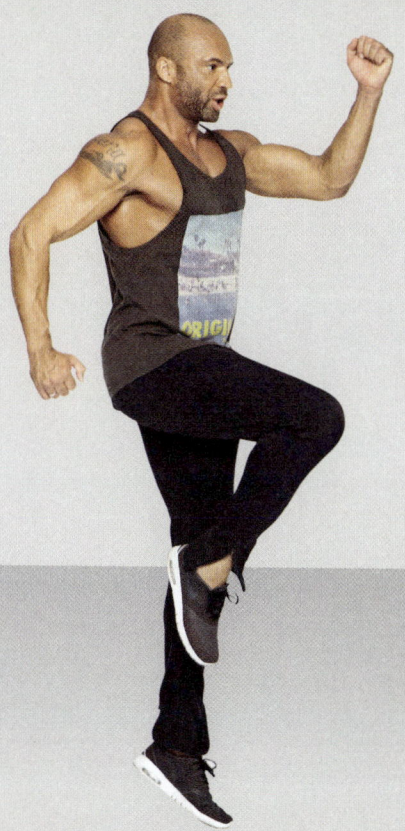

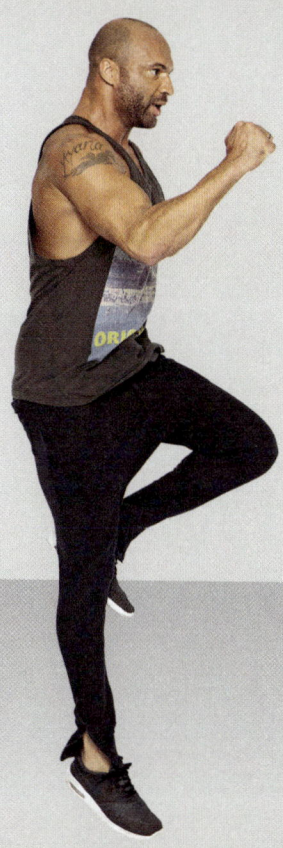

 Versuche, so geräuschlos wie möglich auf dem Boden aufzusetzen.

Setze die Fersen beim Skipping-Lauf nicht ab. Achte auf kurze Kontaktzeiten der Fußballen mit dem Boden. Der Oberkörper ist aufrecht und die Arme werden gegengleich zur Beinbewegung mitgeschwungen. Der Kniehub sollte so hoch wie möglich ausgeführt werden.

12

Kettlebell

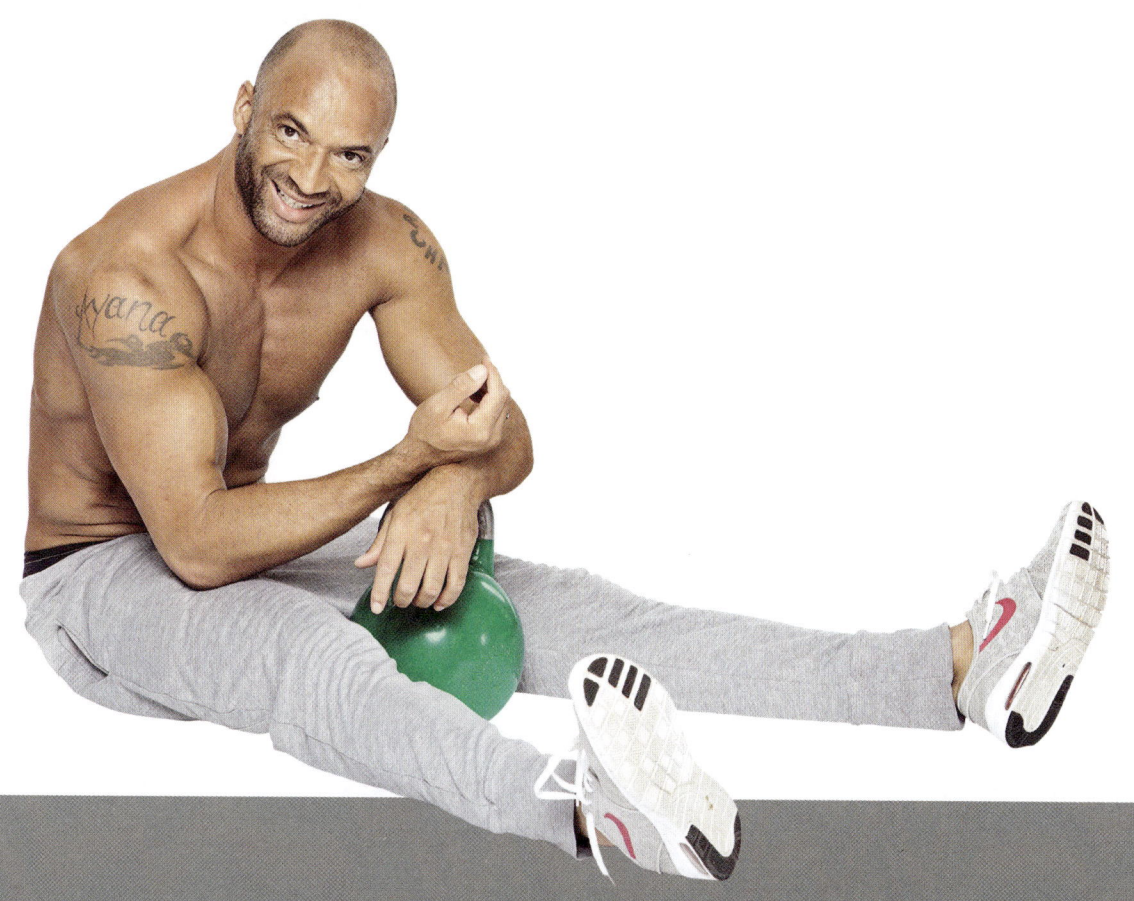

»Ich nenne
meine Kettlebell
liebevoll
Berta.«

Kettlebell

Kettlebell Swing

Der Swing ist eine der effizientesten Übungen, um Rumpf, Rücken, Po und Beinmuskulatur zu trainieren. Hinsichtlich der Ganzkörperbelastung wirkt diese Übung wie eine wahre Fettverbrennungsmaschine. Viele Hollywoodstars bringen sich damit für ihren nächsten Blockbuster in Shape.

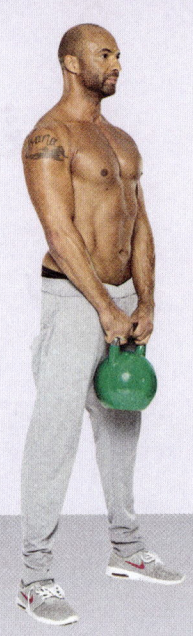 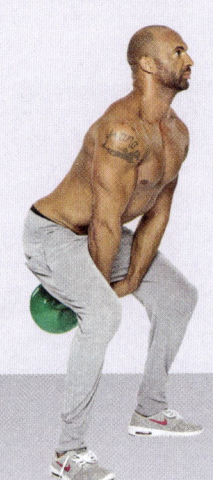 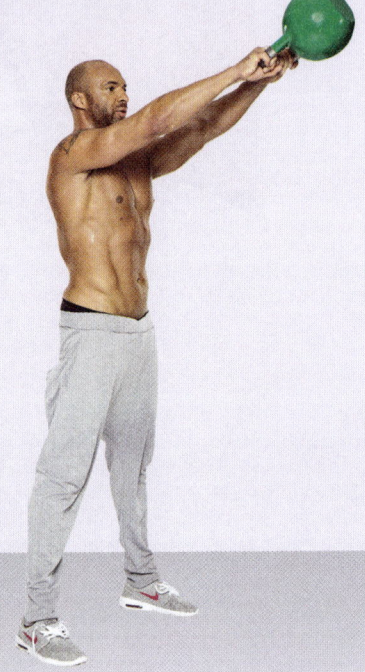

1 Die Beine stehen mehr als hüftbreit auseinander, die Zehen zeigen leicht nach außen. Die Kettlebell wird an den gestreckten Armen zwischen den Beinen gehalten. Der Bauch ist angespannt, der Oberkörper aufgerichtet und die Schultern ziehen zur Wirbelsäule nach hinten.

2 Schwinge die Kettlebell zwischen deine Beine. Fuß-, Knie- und Hüftgelenk werden gebeugt. Du stehst nun fast ausschließlich auf der Ferse. Die am langen Arm abgesenkte Kettlebell fungiert als Gegengewicht, damit du nicht nach hinten umfällst. Brust raus, die Schultern sind angespannt und der Blick ist stolz nach vorne gerichtet.

3 Durch eine explosive Hüftstreckung beschleunigst du die Kettlebell am langen Arm nach vorne oben bis auf Schulterhöhe. Der Bauch ist fest. Die Arme ziehen kaum, sie stellen nur die Verbindung der Kugel zum Körper her. Durch das gleichzeitige Beugen von Fuß-, Knie- und Hüftgelenk fängst du die Energie beim Rückkehrschwung wieder ab.

 Wir schwingen. Schnelle Hüftstreckung. Keine geführte Bewegung. Blick immer nach vorn gerichtet.

Kettlebell

One Arm Kettlebell Swing

Der einarmige Swing gleicht dem normalen Swing, trainiert aber den Rumpf und vor allem die seitliche Bauchmuskulatur noch intensiver. Erst nach dem Beherrschen des beidhändigen Swings sollte man den einarmigen Swing ausüben. Die Basistechnik ist weitgehend identisch.

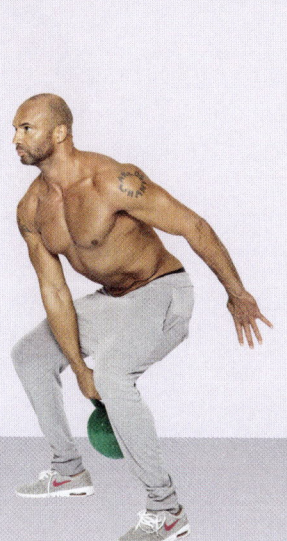

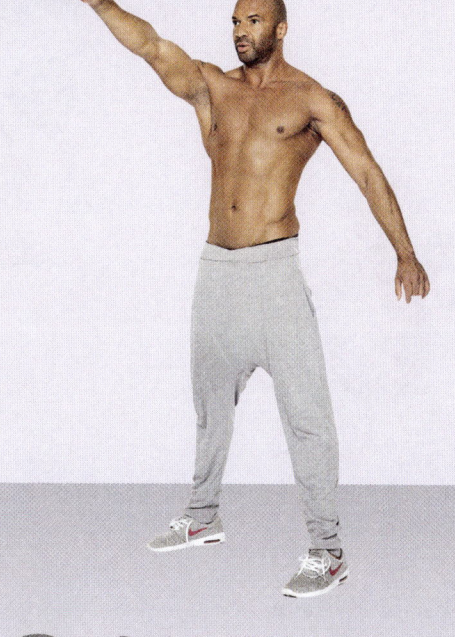

1 Nimm die Kettlebell in eine Hand. Die tiefe Position mit gebeugtem Fuß-, Knie- und Hüftgelenk ist die gleiche wie beim beidarmigen Swing, nur schwingt der freie Arm zum Ausgleich neben dem Körper. Verdrehe die Wirbelsäule so wenig wie nötig. Dies gelingt dir durch das verstärkte Ansteuern der Bauch- und Rumpfmuskulatur.

2 Durch die schnelle Hüftstreckung wird die Kettlebell beschleunigt. Schwinge die Kettlebell bis auf Augenhöhe. Fange die Energie des Rückschwungs durch das Beugen der Beine wieder ab.

Einfache Variante: Mache erst rechts ein paar Wiederholungen, dann links.
Schwere Variante: Führe den Armwechsel während der Übung genau am Umkehrpunkt von der Aufwärts- zur Abwärtsbewegung aus. Übe die schwere Variante nicht auf deinem teuren Parkett, sondern auf einem Untergrund, auf den du die Kettlebell notfalls auch fallen lassen kannst.

Kettlebell

Squat One Arm Shoulderpress

Diese Übung ist ein echtes Full Body Workout. Du trainierst den Po, die Oberschenkelvorder- und -rückseite, den unteren Rücken, die Bauchmuskeln, den Oberkörper und die Arme.

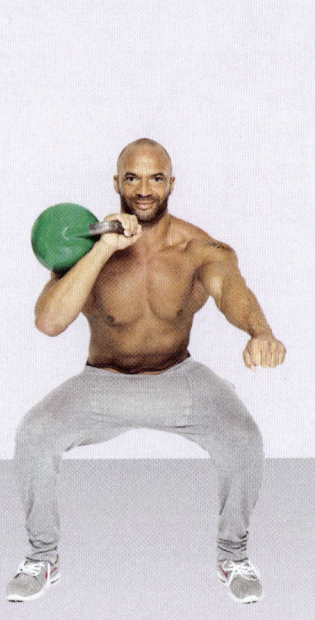
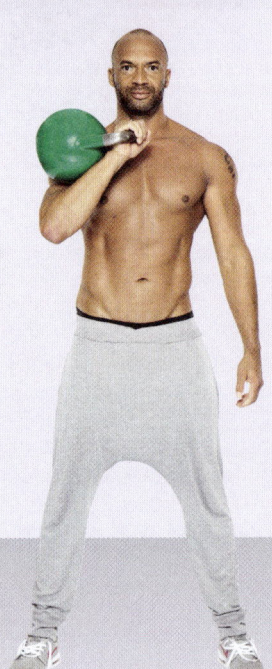
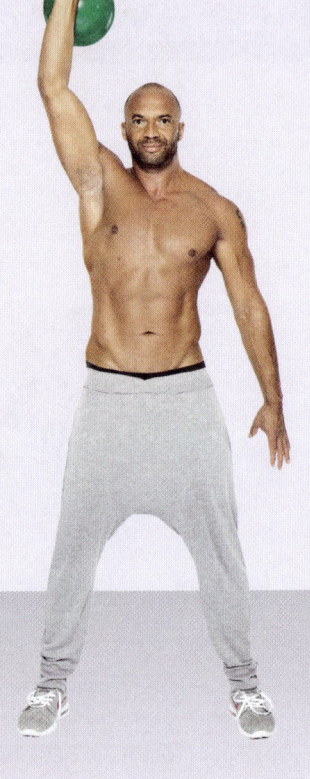

1 Nimm die Kettlebell über Brusthöhe vor die Schulter. Fixiere den Griff und lass das Gewicht der Kugel möglichst nah am Körper in der Ellbogenbeuge ruhen. Absolviere nun eine tiefe Kniebeuge, wobei du den freien Arm nach vorne führst.

2 + 3 Nach der Kniebeuge führst du das Schulterdrücken mit der Kettlebell aus. Dabei dreht sich im Laufe der Aufwärtsbewegung die Handfläche nach vorne. Versuche, das Gewicht möglichst nah am Kopf nach oben zur Hochstreckung zu bringen. Führe das Gewicht auf demselben Weg zurück und beginne erneut mit der Kniebeuge.

 Achte permanent auf einen stabilen Stand, die Ferse klebt zu jeder Zeit am Boden und dein Rumpf weicht niemals aus. Gefühlt hast du bereits Bauchmuskeln aus Stahl, die keine Verwindung mehr zulassen.

Kettlebell

Single-Leg Kettlebell Deadlift

Diese Übung ist ideal, um den unteren Rücken zu stabilisieren sowie Beinbeuger und Po zu trainieren. Einige der besten Coaches im Hochleistungssport kombinierten in den letzten Jahren Kraftübungen mit koordinativ anspruchsvollen Elementen und erzielten damit in Vancouver und Sotchi herausragende Erfolge.

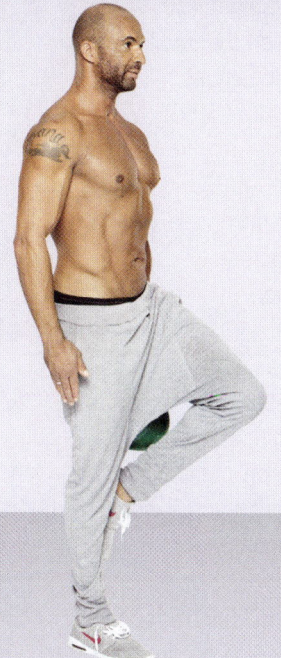
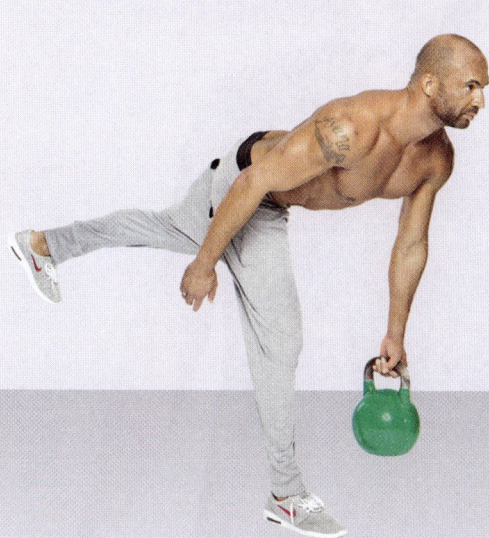

1 Nimm die Kettlebell an den langen Arm und hebe das Bein neben der Kettlebell vom Boden ab. Versuche jetzt, im Einbeinstand stabil zu stehen. Mach dich ganz groß, der Bauch ist fest. Suche dir einen Punkt im Raum, den du fixieren kannst, so wirst du das Gleichgewicht besser halten können.

2 Senke den Oberkörper parallel zum Boden ab. Die Kettlebell pendelt am ausgestreckten Arm nach vorne ins Lot. Gleichzeitig streckst du das freie Bein nach hinten. Blicke weiterhin auf deinen Punkt, um die Balance zu halten.

 Halte das Bein während der gesamten Übung in der Luft. Lass erst die eine Seite arbeiten, und wechsle dann zur anderen. Führe die Übung langsam und kontrolliert aus.

Jürgens Erfolg: −16 kg !

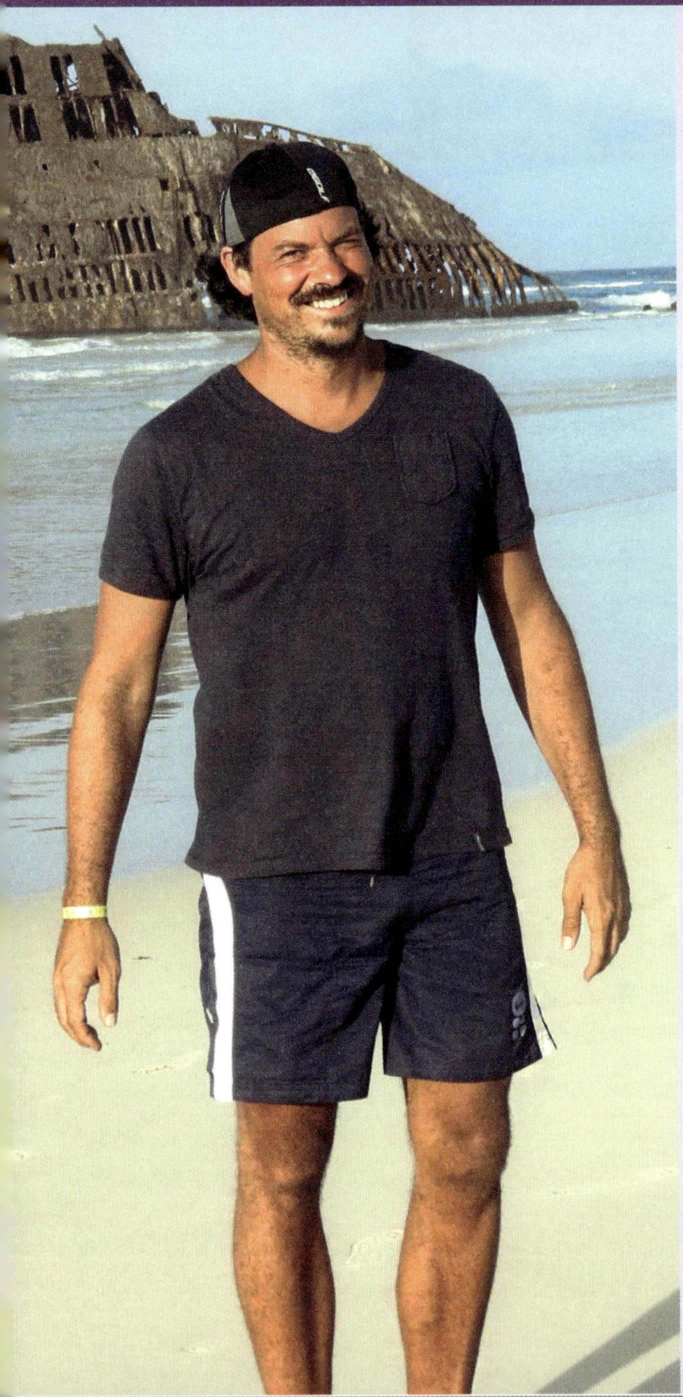

► Was mich begeistert, ist, dass ich wieder Sport machen kann und eigentlich alles essen darf und dabei mit Genuss meinen Alltag lebe.

► Seit 10 WBC fühle ich mich viel fitter und ausdauernder.

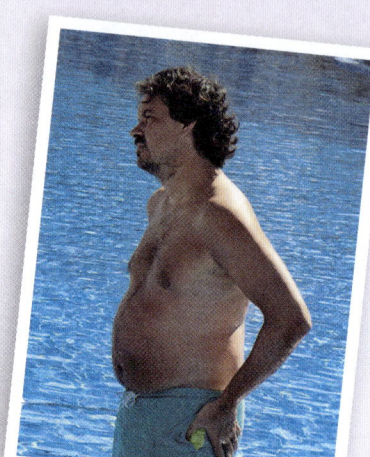

vorher

► Mir passt wieder alles und Sport ohne Schmerzen ist möglich! Ich habe begriffen, dass die Kombination aus Ausdauer und Krafttraining unabdingbar ist.

► 10 WBC hat mich gelehrt, welche Nahrungsmittel wirklich positiv auf meinen Organismus wirken. An drei Tagen in der Woche arbeite ich noch an meinem Sixpack, das ich mit Anfang 40 endlich haben möchte.

► Es vergeht kein Tag, an dem man mich nicht darauf anspricht, was meinen Körper so verändert hat.

Weitere Erfolgsstorys findest du unter www.facebook.com/10wbc

Erfolgsstory

»I Make You Sexy ist laut meiner Frau nicht falsch formuliert, sondern tatsächlich Programm. ☺«

Sport nahm in meinem Leben immer eine vorherrschende Rolle ein. In der Jugend habe ich täglich erfolgreich Tischtennis gespielt und dann habe ich das Laufen für mich entdeckt. Bis Juni 2011. Dann ging nichts mehr ... Die Diagnose: Knorpelschaden vierten Grades am Knie und das Laufen oder gar Marathon »vergessen Sie bitte«! Das Thema Genuss haben wir nach der OP natürlich nicht ignoriert und schon stieg mein Gewicht auf unmögliche 105 kg.

Das Foto am Pool hat mich total geschockt und dazu habe ich auf Facebook ständig die Vorher-/Nachher-Fotos gesehen. Ich musste etwas tun, also warum nicht 10 WBC. Das Ergebnis könnt ihr auf dem unteren Bild sehen. Was das Beste daran ist, ich laufe wieder regelmäßig, habe keine Knieschmerzen, plane für 2015 einen Halbmarathon und schlemme auch an meinen »Nicht-Load-Tagen«. Und dabei sagt man immer, beim Marathon braucht man Kohlehydrate. Das stimmt natürlich, aber bitte die richtigen und Pasta gehört für mich definitiv nicht mehr dazu. 10 WBC hat mich gelehrt, welche Nahrungsmittel wirklich positiv auf meinen Organismus wirken. An drei Tagen in der Woche arbeite ich noch an meinem Sixpack, das ich mit Anfang 40 endlich haben möchte. Und ich brauche wohl nicht zu erwähnen, dass ich mich viel fitter fühle, als mein Pass vermuten lässt bzw. noch vor 10 WBC. Ich war immer schlank, aber der Ausdauersport führte eher zu einer schlaksigen Figur. Das Krafttraining definiert nicht nur den Körper sensationell, sondern stärkt auch mein Knie. Mit meinem Rücken habe ich ebenfalls keine Probleme mehr. Ich bin so froh, die Herausforderung angenommen zu haben, und das schafft ihr auch!

Drei meiner Kollegen habe ich durch meine Begeisterung und meine optische Veränderung für 10 WBC gewonnen, auch dort gibt es nur positive Resonanz. Es vergeht kein Tag, an dem man mich nicht darauf anspricht, was meinen Körper so verändert hat. Und die ungläubigen Gesichter, wenn ich sage, dass ich liebend gerne Fleisch mit in Butter gebratenen Spiegeleiern und Gemüse esse. Nein, das ist nicht zu fett, sondern genau so aufgebaut, wie das Konzept bei mir funktioniert.

Zusammengefasst die Fakten meines Erfolgs mit 10 WBC: 16 kg in 10 Wochen, Umfang an Bauch und Hüfte um insgesamt 24,5 cm reduziert, BMI von 28,75 auf 25,04 gesunken.

Und ich mache weiter!

Kettlebell

Kettlebell Reverse Lunge to One Arm Shoulderpress

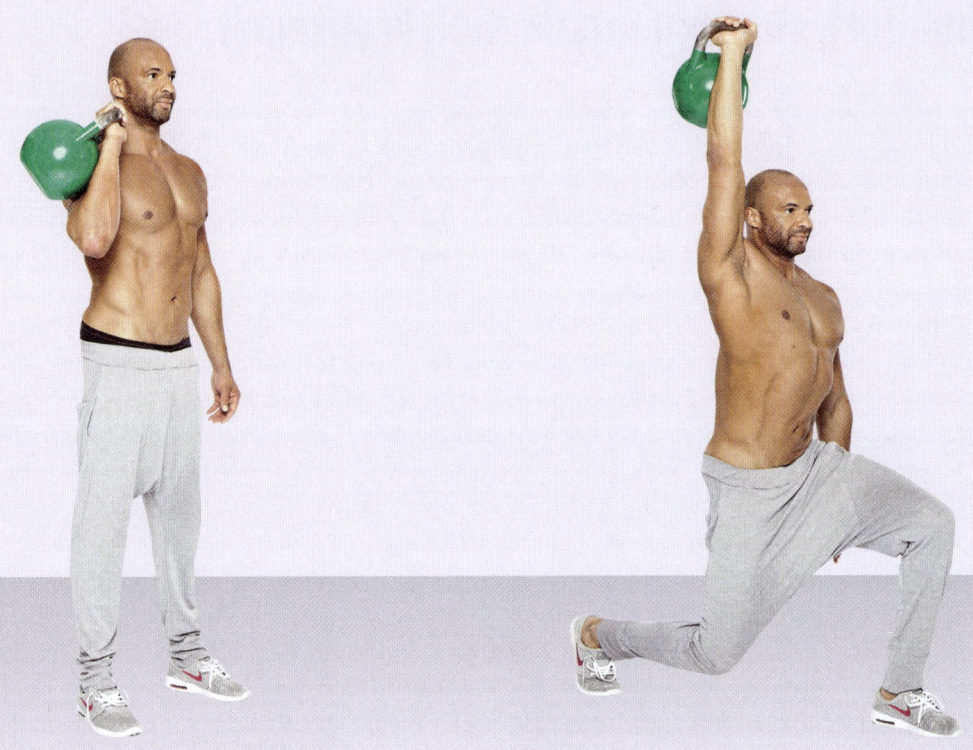

1   Nimm die Kettlebell mit angewinkeltem Arm nah zur Schulter. Atme tief ein und baue Spannung im Bauch und im ganzen Körper auf. Suche dir einen festen Punkt im Raum, den du fixierst.

2   Beginne mit einem Ausfallschritt zurück und einem gleichzeitigen explosiven Ausstoßen der Kettlebell nach oben. Entlade die aufgebaute Körperspannung, während du ausatmest. Die Handflächen drehen beim Ausstoßen nach vorne. Richte dich anschließend mit der Muskelkraft des gebeugten vorderen Beines auf und führe die Kettlebell in die Ausgangsposition zurück.

 Komplexübungen, bei denen zeitgleich die oberen wie unteren Extremitäten belastet sind, trainieren mit hoher Effizienz die Haltemuskeln der Körpermitte. Hier handelt es sich um eine echte High-End-Übung für den Bauch und die gesamte Körpermuskulatur.

Kettlebell

Kettlebell Wood Chop

Bilde Bauchmuskeln aus wie ein Canadian Lumberjack.
Verwende für diese Übung eine leichte Kettlebell.

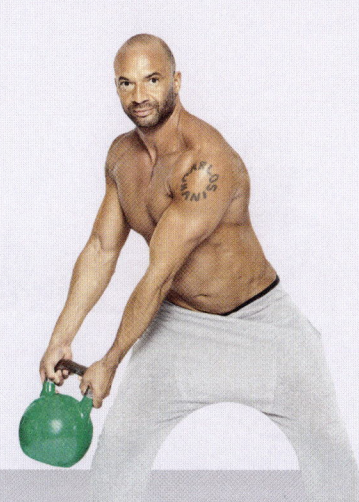

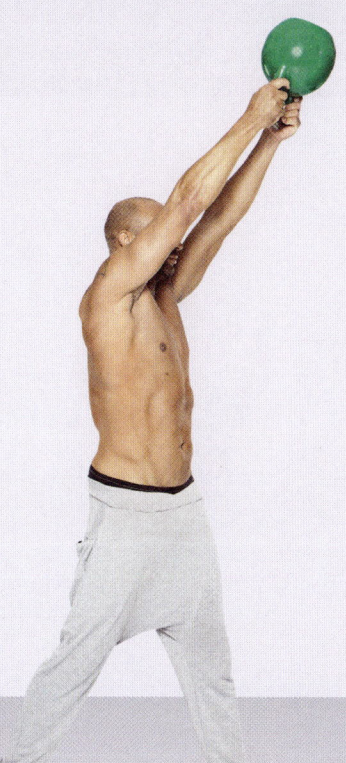

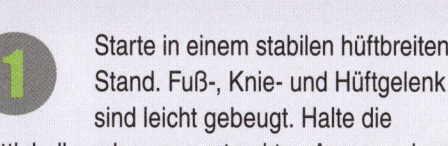

1 Starte in einem stabilen hüftbreiten Stand. Fuß-, Knie- und Hüftgelenk sind leicht gebeugt. Halte die Kettlebell an den ausgestreckten Armen neben deinem Oberschenkel.

2 Beschleunigt durch die Hüftstreckung, schwingst du die Kettlebell am langen Arm diagonal zur anderen Seite in die Hochhalte. Drehe dazu das äußere Bein in die Bewegungsrichtung. Führe dann die Kettlebell wieder in die Ausgangsposition zurück.

 Achtung. Das ist kein Swing, sondern eine geführte Bewegung. Bauch superfest anspannen.

Kettlebell

Kettlebell Lunge & Rotation

Fühle dich stark wie ein Spartaner, der zum Schlag ausholt.
Eine extrem coole Bauch- und Ganzkörperübung.

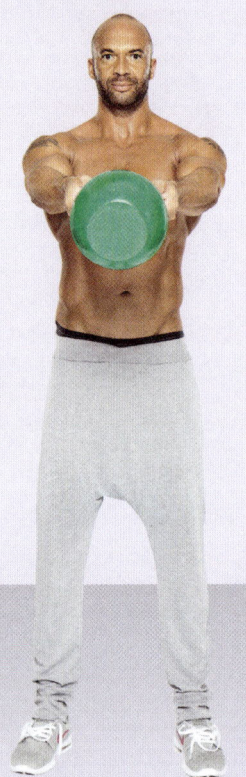

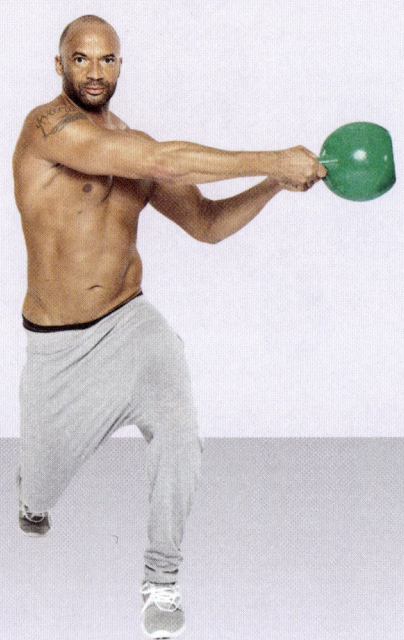

1 Nimm die Kettlebell mit gestreckten Armen in die Vorhalte und spanne dabei deine Bauchmuskeln an. Stolze Haltung, Brust raus. Sollte die Kettlebell zu schwer sein, verwende alternativ eine große Wasserflasche.

2 Während des Ausfallschrittes zurück führst du mit der Kettlebell eine Rotation zur anderen Seite durch. Der Blick bleibt geradeaus gerichtet, auch der Oberkörper dreht sich kaum. Komme mit einem Schritt nach vorn in die Ausgangsposition zurück. Führe das Ganze gegengleich zur anderen Seite aus.

Kettlebell

Kettlebell Windmill

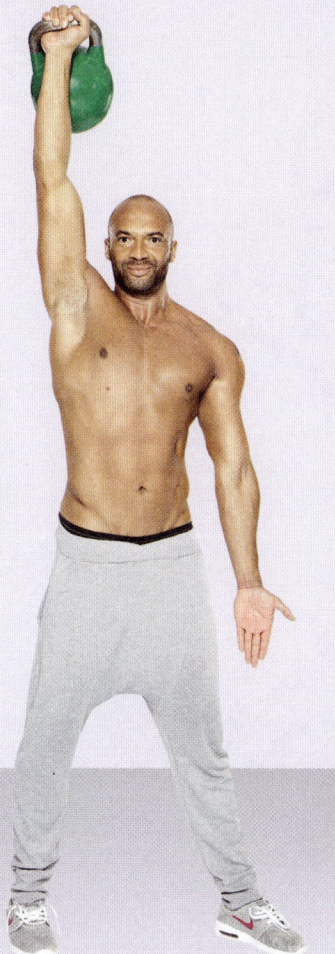

Belaste die seitlichen Bauchmuskeln wie ein echter Athlet.

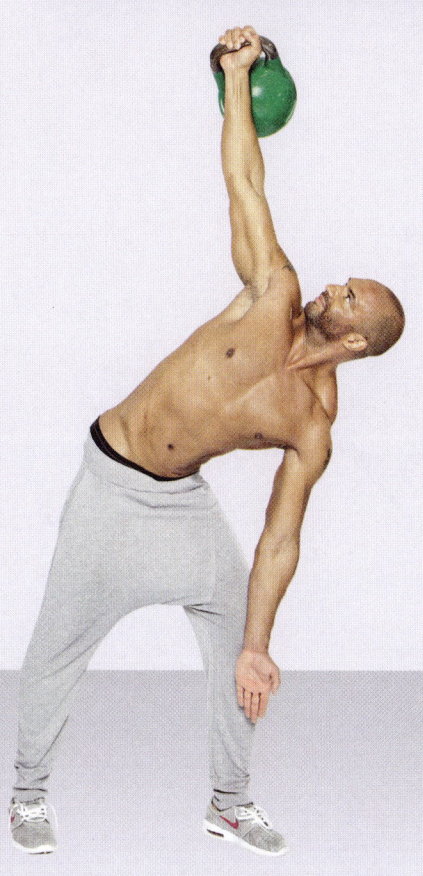

1 Nimm die Kettlebell mit der rechten Hand in Hochhalte und ziehe deinen Bauchnabel zur Wirbelsäule. Deine Fußspitzen zeigen leicht nach links.

2 Führe nun eine Rumpfbeuge seitlich durch. Dazu folgt dein Oberkörper deinem Arm in Richtung Fuß. Das linke Bein, auf dem nun das Gewicht des Körpers lastet, wird dabei leicht gebeugt. Dein Blick richtet sich während der Übung auf die Kettlebell.

 Mache diese Übung immer geführt und langsam.

Kettlebell

Kettlebell Side to Side Crunch

Goldstaub für deine Bauchmuskeln

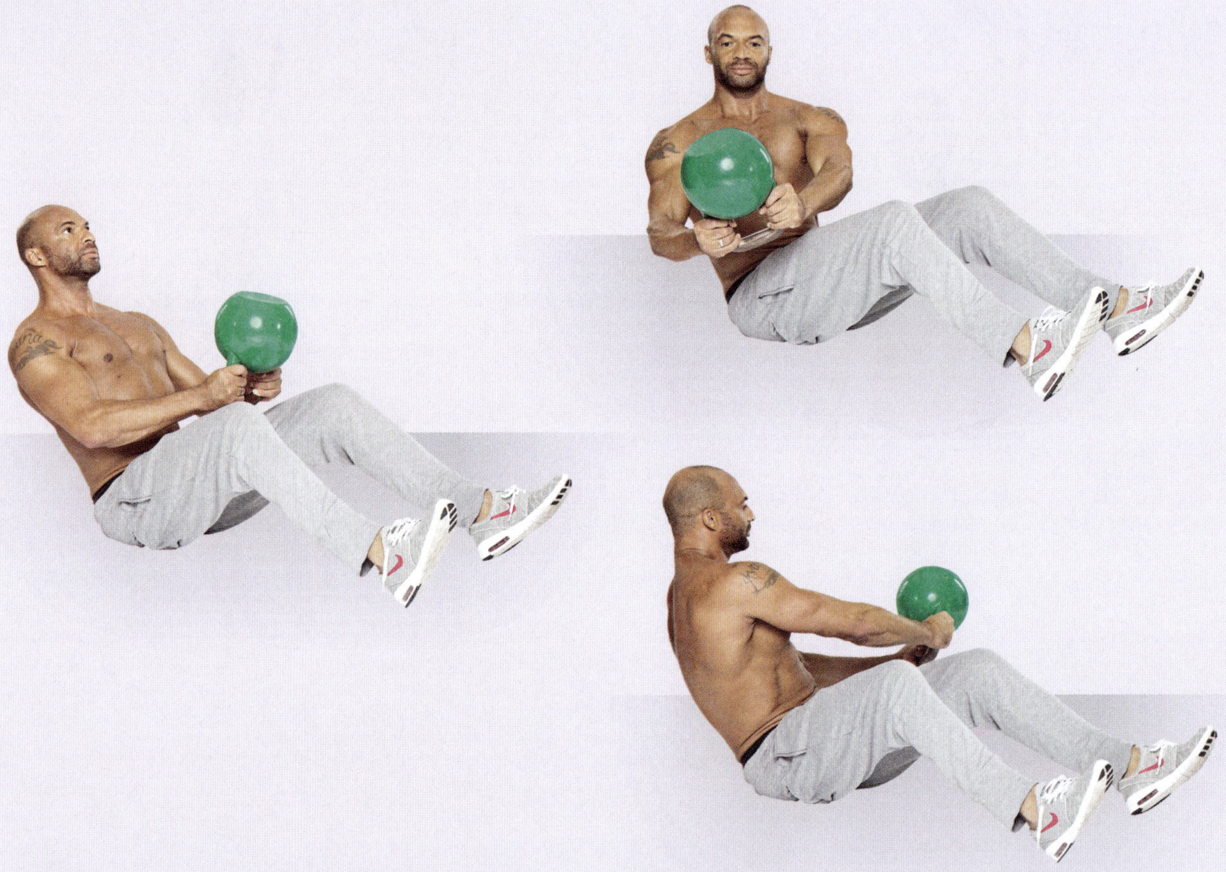

1 Setze dich mit angewinkelten Beinen auf den Boden und nimm die Kettlebell in Vorhalte. Lehne dich im Sitz mit deinem Oberkörper etwas zurück und baue dabei eine Grundspannung in der Bauchmuskulatur auf. Halte deinen Kopf in der geraden Verlängerung der Wirbelsäule.

2 + 3 Rotiere nun mit der Kettlebell zur linken und zur rechten Seite. Dein Atemrhythmus gibt dir die Geschwindigkeit vor.

Kettlebell

Kettlebell Side Plank Shoulderpress

Körperspannung und Schulter-
training für Experten

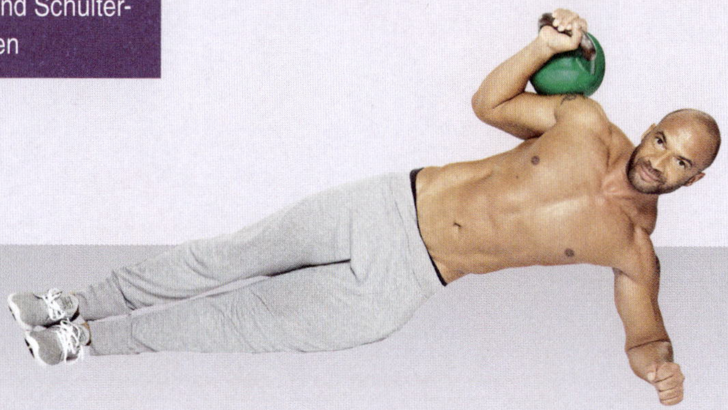

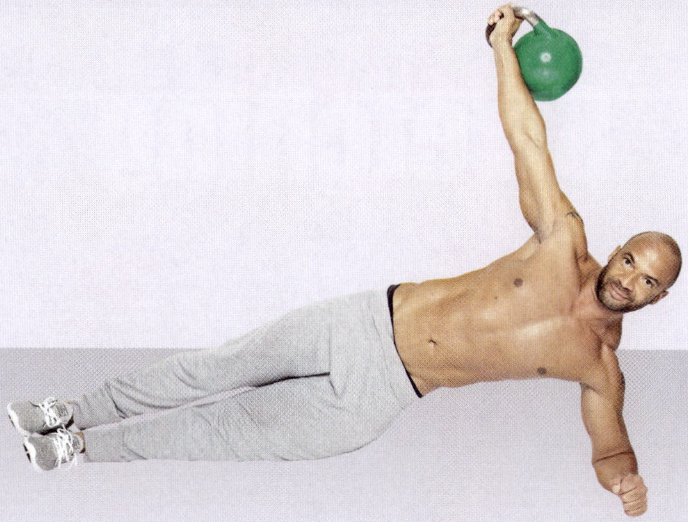

 Begib dich in den seitlichen Unterarmstütz. Die Kettlebell ruht auf
deiner Schulter.

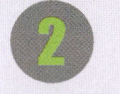 Drücke die Kettlebell nach oben. Der
Körper bewegt sich nicht, sondern
hält die aufgebaute Körperspannung
während der gesamten Übung. Die Hüfte knickt
nicht ein, die Körperlinie bleibt von Kopf bis Fuß
gerade.

 Für die Profis unter euch: Spreize zeitgleich mit der Armstreckung dein aufliegendes Bein
nach oben.

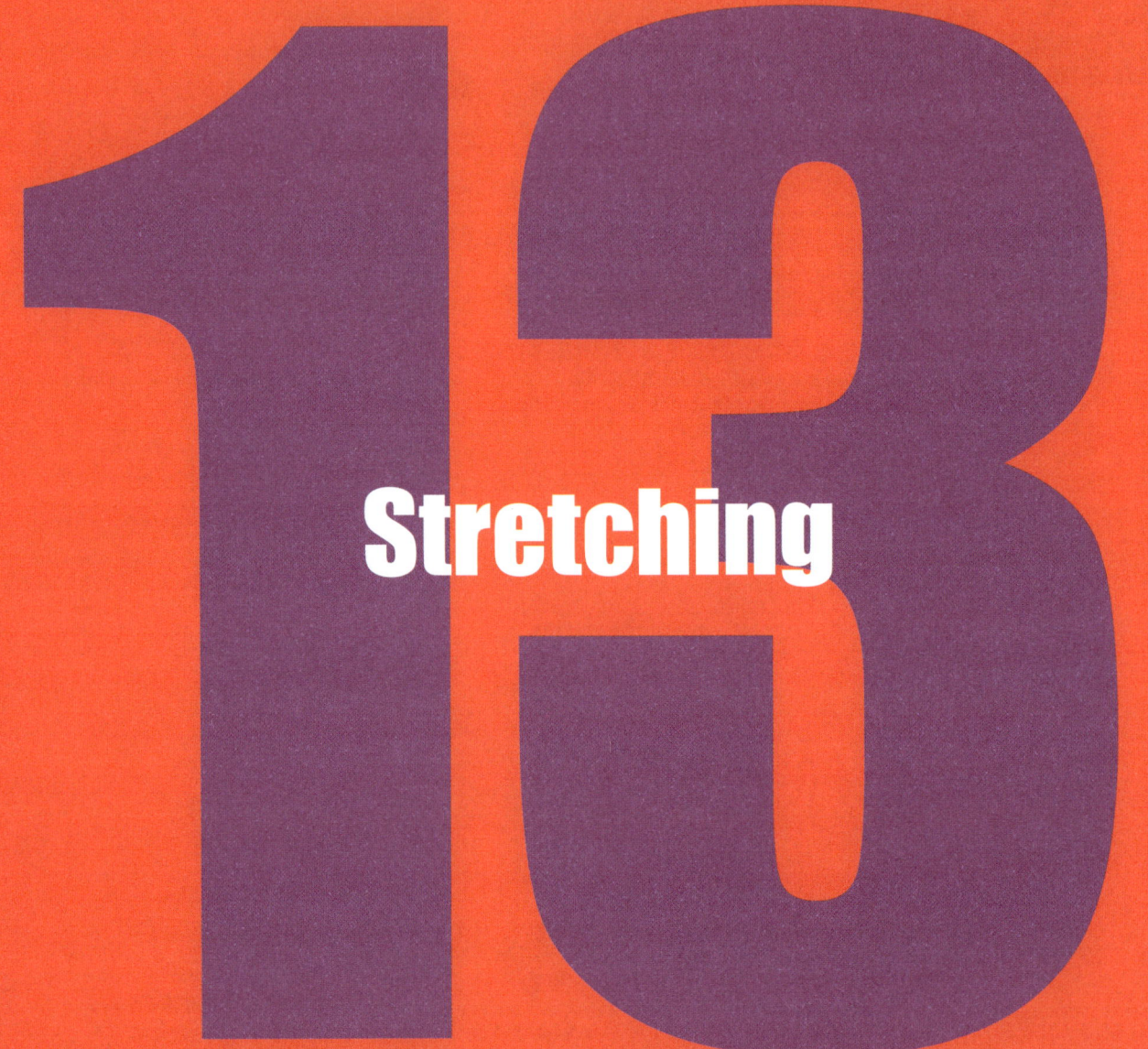

13

Stretching

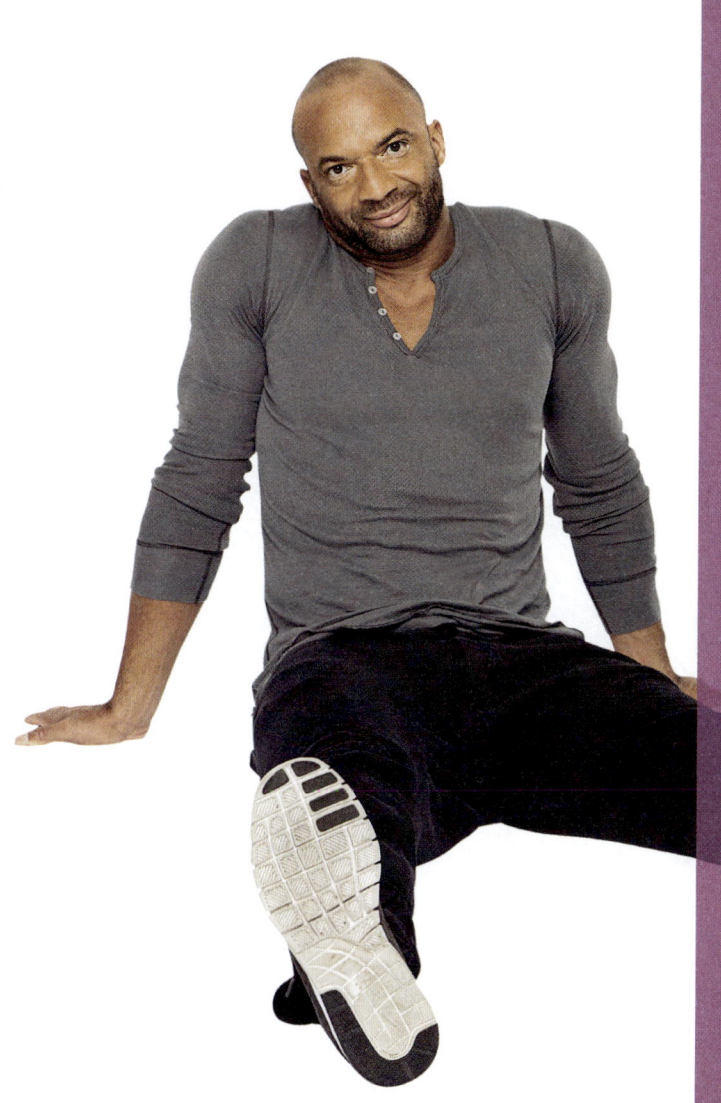

»Puhhh, geschafft. Wer hart trainiert, darf auch entspannen. Beim Stretching bin ich stolz auf das, was ich geleistet habe.«

Stretching. Dein Miniurlaub

Stretching macht attraktiv

Regelmäßiges Dehnen löst die Verspannungen des Alltags und so wird die Zeit des Stretchens zum Miniurlaub im eigenen Wohnzimmer. Auf den folgenden Seiten sind die wichtigsten Dehnübungen für die einzelnen Körperpartien dargestellt. Dehne jede Körperpartie 1 Minute lang statisch.

- ✓ Stretching verbessert das eigene Körpergefühl und steigert das allgemeine Wohlbefinden.
- ✓ Zusätzlich wird die Versorgung der Muskulatur mit Blut und den notwendigen Nährstoffen nach dem Sport optimiert.
- ✓ Verkürzte Muskeln werden gedehnt, Dysbalancen ausgeglichen und dadurch die Haltung verbessert.
- ✓ Wann? Du kannst gleich nach dem Training dehnen, idealerweise strecht man aber mit etwas Abstand zur muskulären Belastung. Eventuell vor dem Schlafengehen. So ist man entspannter und kann gut einschlafen.

Mythos »Männer dehnen nicht«

Besonders für alle Männer, die Muskulatur aufbauen wollen, ist das Dehnen enorm wichtig, denn so werden die Muskeln optimal mit Nährstoffen versorgt und können wachsen. Gedehnte Muskulatur führt zur schnellen Regeneration und schützt langfristig vor Verletzung und somit unnötigen Trainingspausen.

Stretching
Nacken

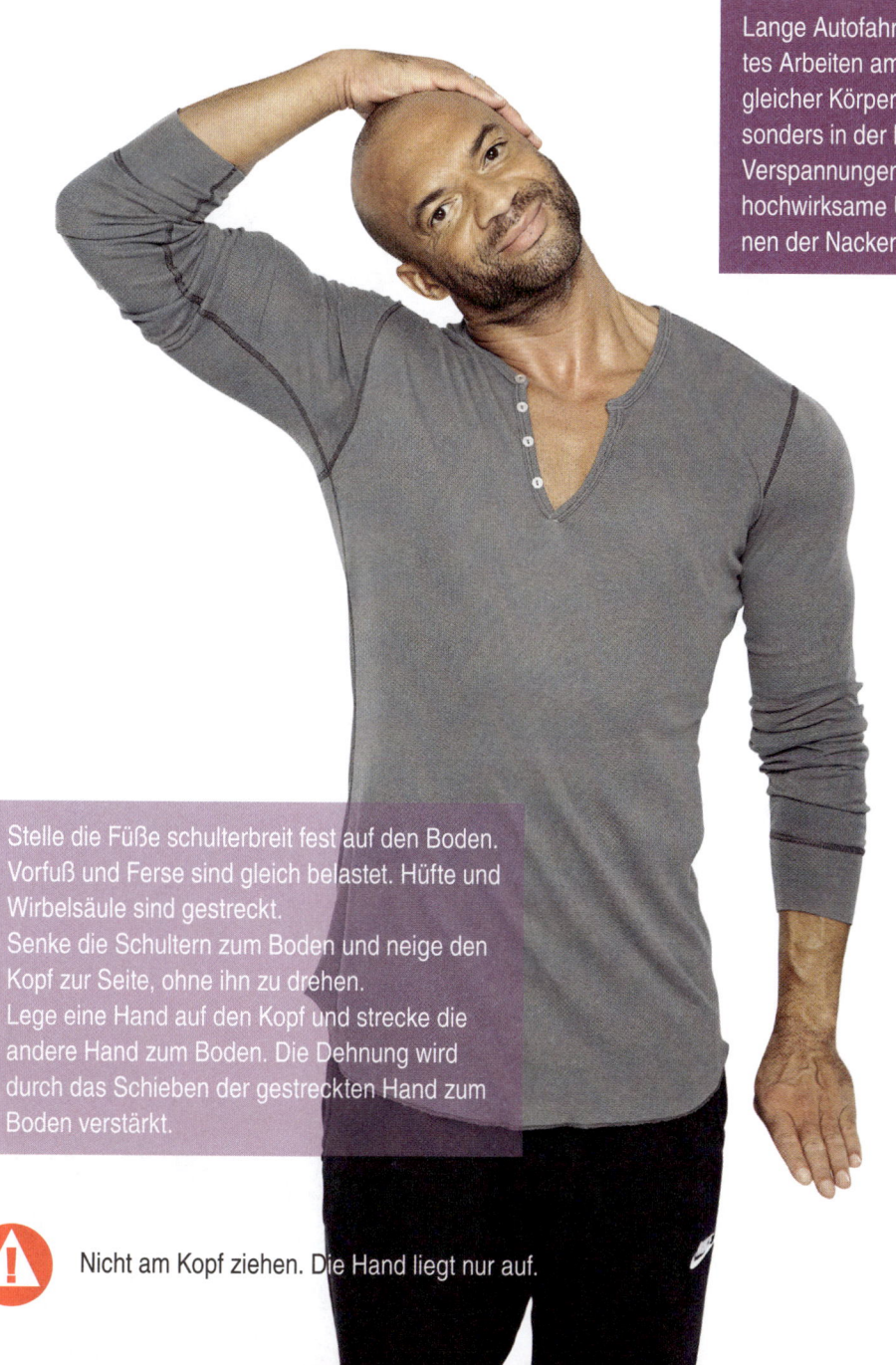

Lange Autofahrten oder konzentriertes Arbeiten am Bildschirm in immer gleicher Körperhaltung führen besonders in der Nackenmuskulatur zu Verspannungen. Eine einfache, aber hochwirksame Übung stellt das Dehnen der Nackenmuskulatur dar.

✓ Stelle die Füße schulterbreit fest auf den Boden. Vorfuß und Ferse sind gleich belastet. Hüfte und Wirbelsäule sind gestreckt.
✓ Senke die Schultern zum Boden und neige den Kopf zur Seite, ohne ihn zu drehen.
✓ Lege eine Hand auf den Kopf und strecke die andere Hand zum Boden. Die Dehnung wird durch das Schieben der gestreckten Hand zum Boden verstärkt.

⚠ Nicht am Kopf ziehen. Die Hand liegt nur auf.

Stretching
Schulter 1

Viele Verspannungen im oberen Rücken haben ihre Ursache in der Verspannung des Rautenmuskels, des sogenannten Musculus rhomboideus major. Dieser Muskel hat seinen Ursprung am ersten bis vierten Brustwirbel und setzt am Schulterblatt an. Bei dieser Stretchingübung wird zusätzlich der Deltamuskel der Schulter gedehnt.

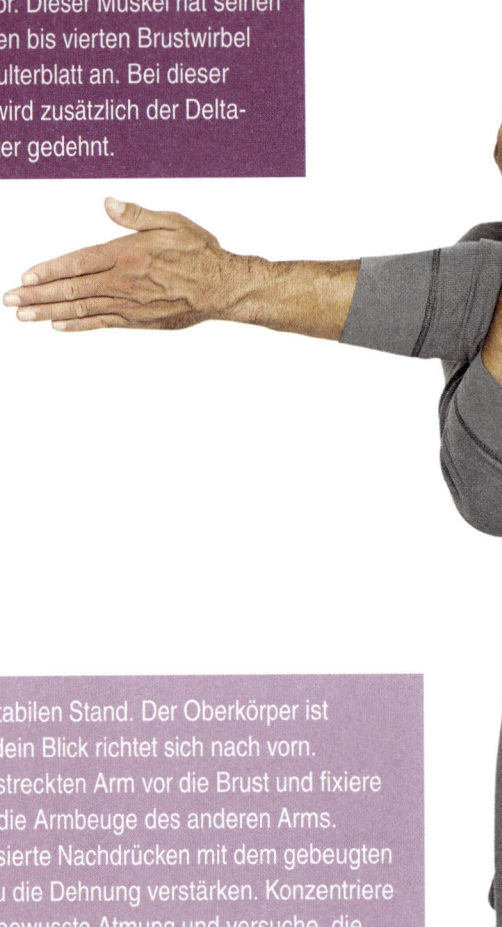

✓ Finde einen stabilen Stand. Der Oberkörper ist aufrecht und dein Blick richtet sich nach vorn.
✓ Nimm den gestreckten Arm vor die Brust und fixiere diesen durch die Armbeuge des anderen Arms.
✓ Durch das dosierte Nachdrücken mit dem gebeugten Arm kannst du die Dehnung verstärken. Konzentriere dich auf eine bewusste Atmung und versuche, die Dehnung am hinteren Schulterblatt zu spüren.

 Lass den Nacken locker und die Schultern unten.

Stretching
Schulter 2

Bei vielen Männern und Frauen ist die Beweglichkeit der Schultern im Laufe der Jahre etwas eingeschränkt. Besonders deutlich wird es, wenn man im Sommer rückenschwimmen will und dabei feststellt, dass man den Arm nicht mehr gestreckt neben den Kopf führen kann.

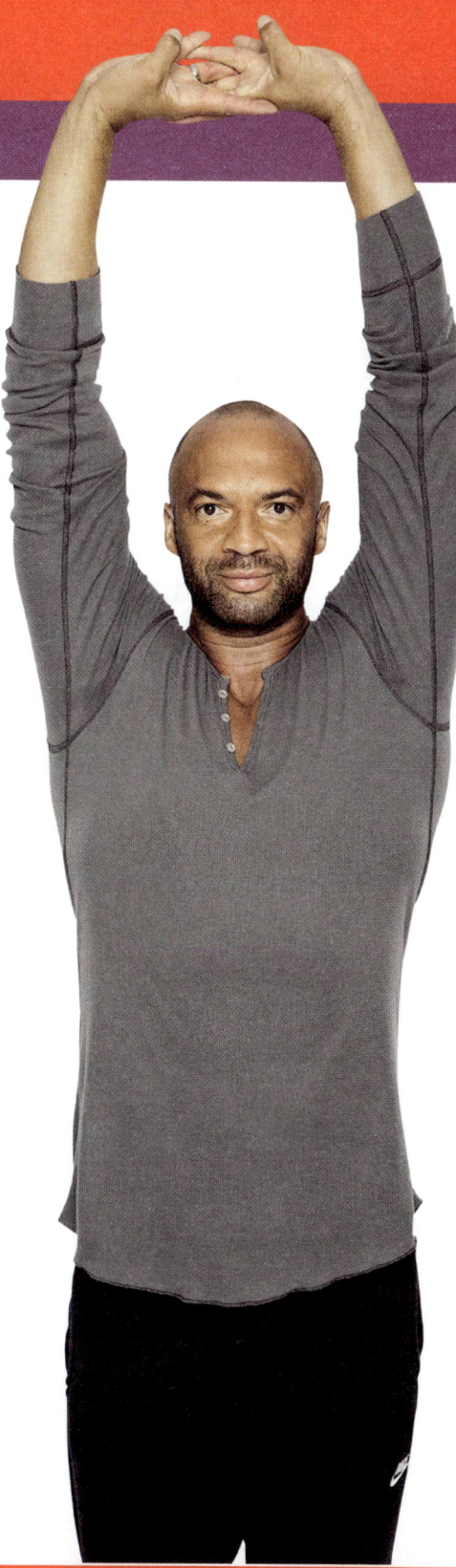

✓ Stelle dich auf die Fußballen und verschränke die Hände über dem Kopf, sodass die Handflächen zur Decke zeigen.
✓ Strecke die Arme und schiebe die Hände über die Schultern noch ein Stück weiter nach oben.
✓ Du willst noch größer werden? Dann mach dich richtig lang, setze den ganzen Körper ein und schiebe, von der Wade ausgehend, über Hüfte und Schulter die Handflächen abwechselnd rechts und links zur Decke.

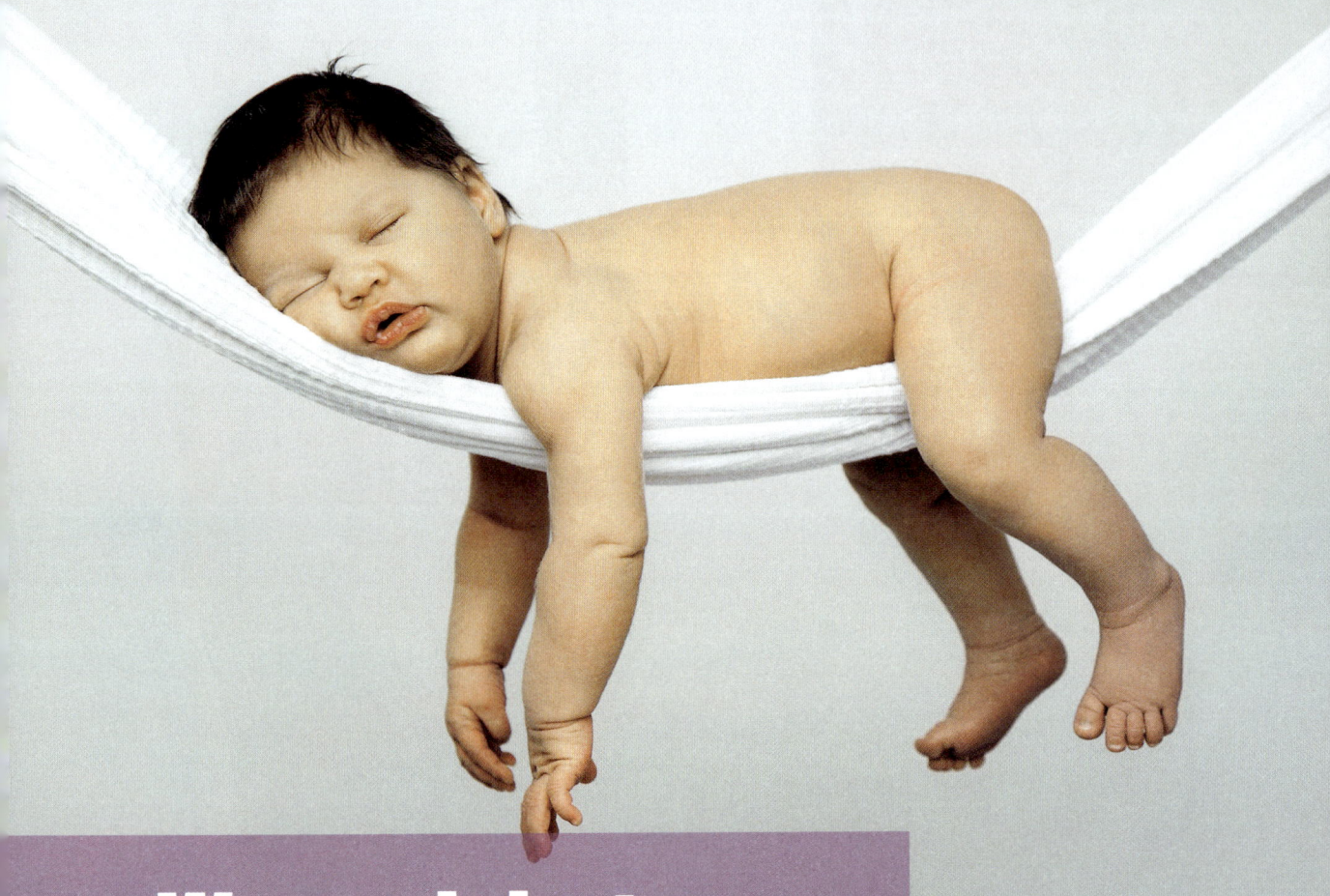

Wer trainiert,
darf sich auch mal hängen lassen.

Stretching
Seitlicher Bauch

Wer kennt das nicht: Manchmal fühlt man sich ungelenk und steif. Mobilisierung des Rumpfes gibt uns Agilität und macht Lust auf mehr.

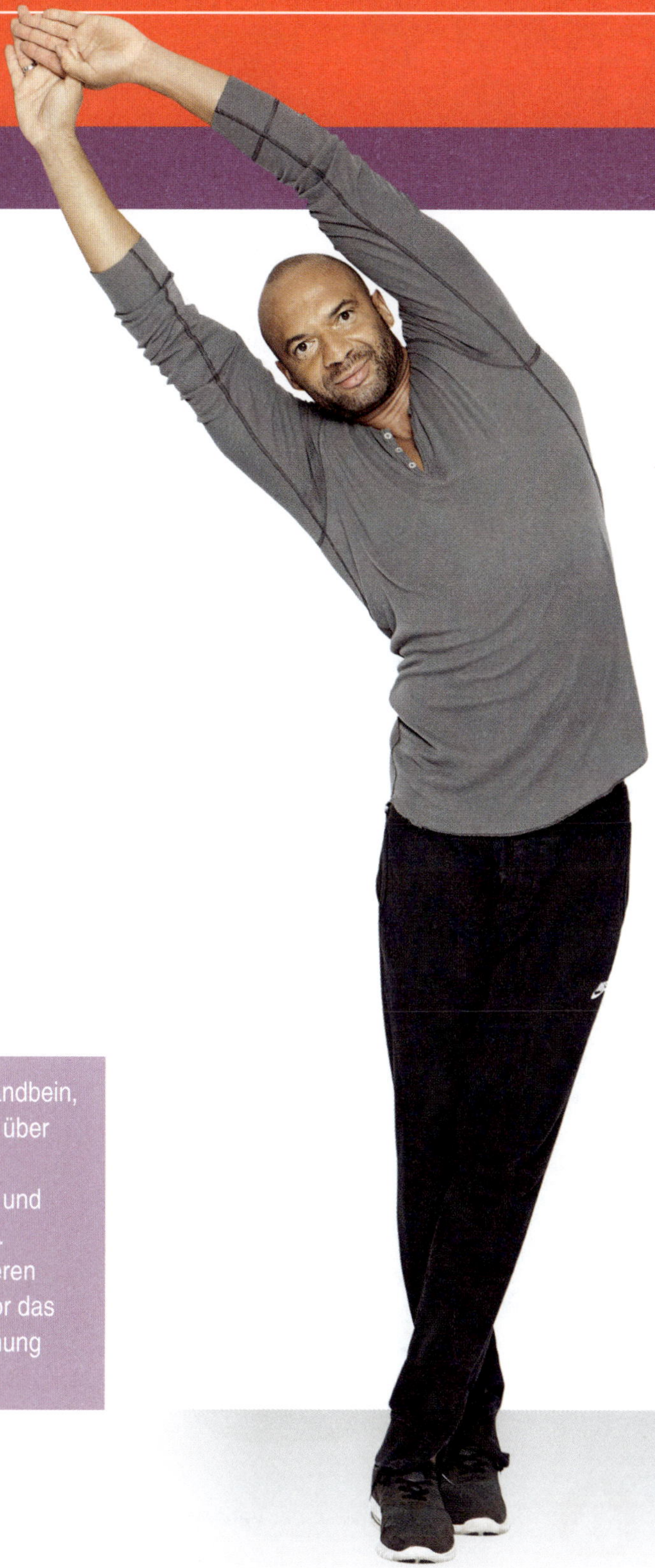

✓ Setze das linke Bein vor dein rechtes Standbein, strecke beide Arme und führe die Hände über dem Kopf zusammen.
✓ Strecke dich zuerst ganz weit nach oben und beuge den Oberkörper dann nach rechts.
✓ Führe nun die ganze Übung auf der anderen Seite durch, indem du das rechte Bein vor das linke Standbein setzt und die Rumpfdehnung nach links ausführst.

Stretching
Latissimus dorsi

Um unseren Rücken bequem zu dehnen, nimmst du am besten eine Wand oder eine Tür zur Hilfe.

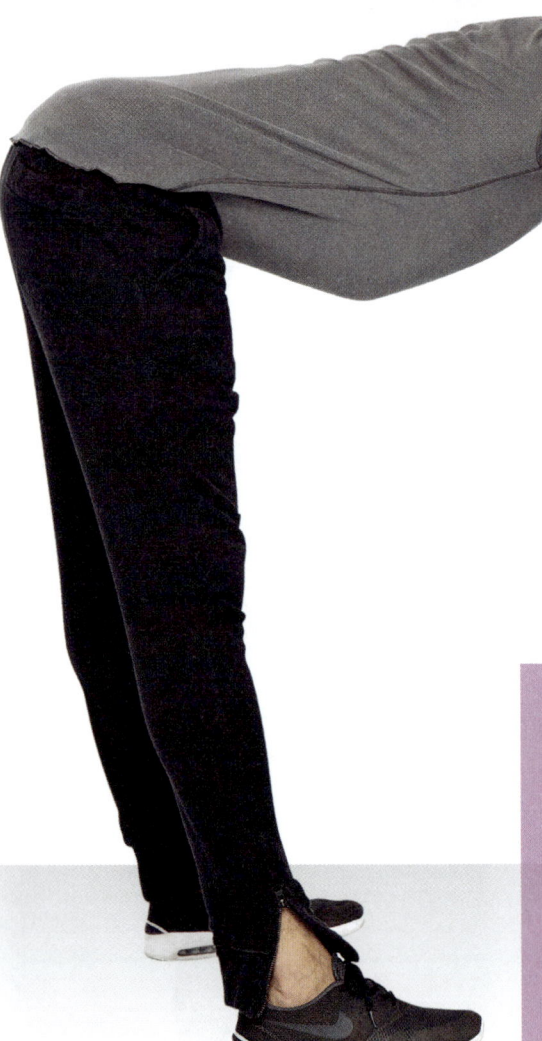

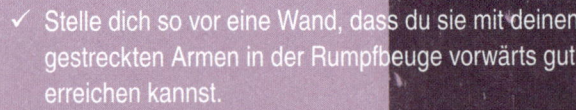

✓ Stelle dich so vor eine Wand, dass du sie mit deinen gestreckten Armen in der Rumpfbeuge vorwärts gut erreichen kannst.

✓ Drücke deine Fersen fest in den Boden und lasse deinen Oberkörper absinken, sodass du eine angenehme Dehnung am Rücken erfährst. Die Hände fixieren dich währenddessen.

✓ Konzentriere dich auf eine langsame und gleichmäßige Atmung und lasse gefühlt deinen Oberkörper zwischen den Schultern mal so richtig abhängen.

 Dein Kopf ist immer in der Verlängerung deiner Wirbelsäule.

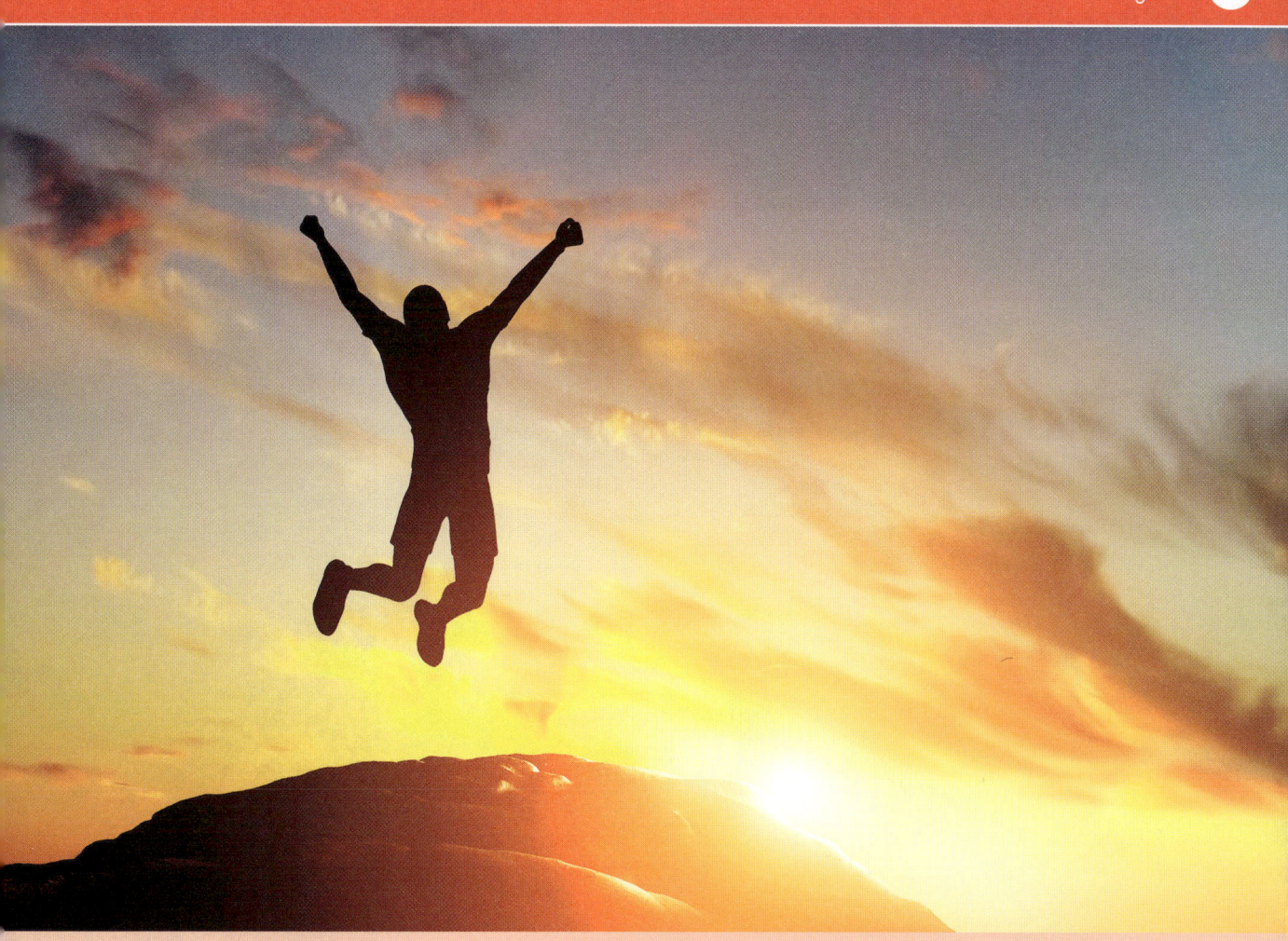

Be a winner.

Kopf hoch. Schultern zurück.

Brust raus.

Stretching

Brust

Wer im Alltag eine stolze Körpersprache haben will, sollte die Schultern nach hinten unten und von den Ohren wegziehen. Von Zeit zu Zeit die Brust aufzudehnen wirkt Wunder.

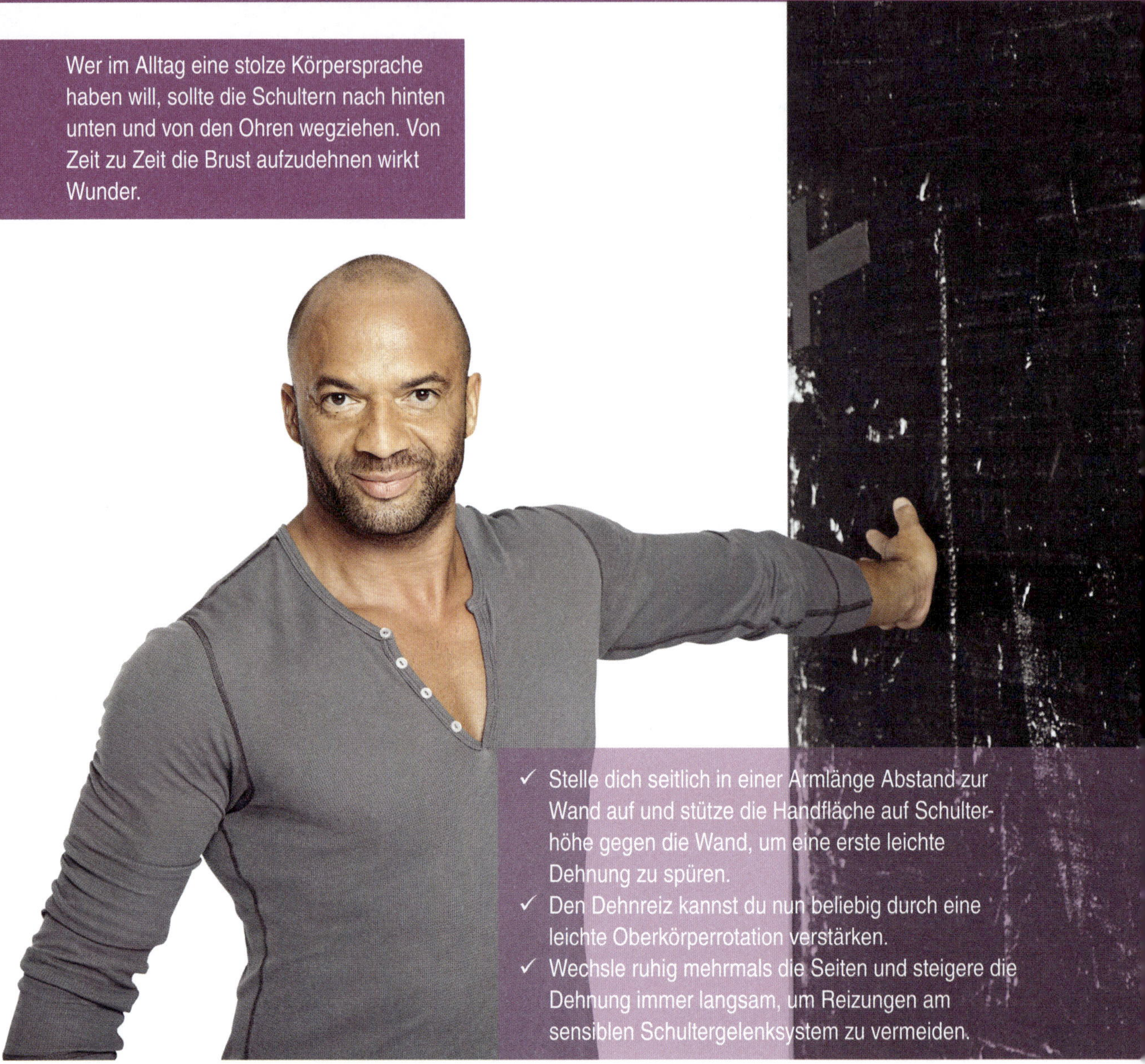

✓ Stelle dich seitlich in einer Armlänge Abstand zur Wand auf und stütze die Handfläche auf Schulterhöhe gegen die Wand, um eine erste leichte Dehnung zu spüren.
✓ Den Dehnreiz kannst du nun beliebig durch eine leichte Oberkörperrotation verstärken.
✓ Wechsle ruhig mehrmals die Seiten und steigere die Dehnung immer langsam, um Reizungen am sensiblen Schultergelenksystem zu vermeiden.

 Lege die Hand nicht wesentlich über Schulterhöhe an die Wand. Dies ist nur Sportlern wie Tennisspielern, Speerwerfern oder Volleyballspielern zu empfehlen, die sportartspezifische Verkürzungen der Muskulatur behandeln wollen.

Stretching
Hüftbeuger

Die Muskelgruppen für das Hüftbeugen benutzen wir täglich beim Gehen, Treppensteigen und natürlich beim Sport. Durch das viele Sitzen im Alltag neigt der Hüftbeuger zum Verkürzen, daher ist es wichtig, ihn regelmäßig zu dehnen.

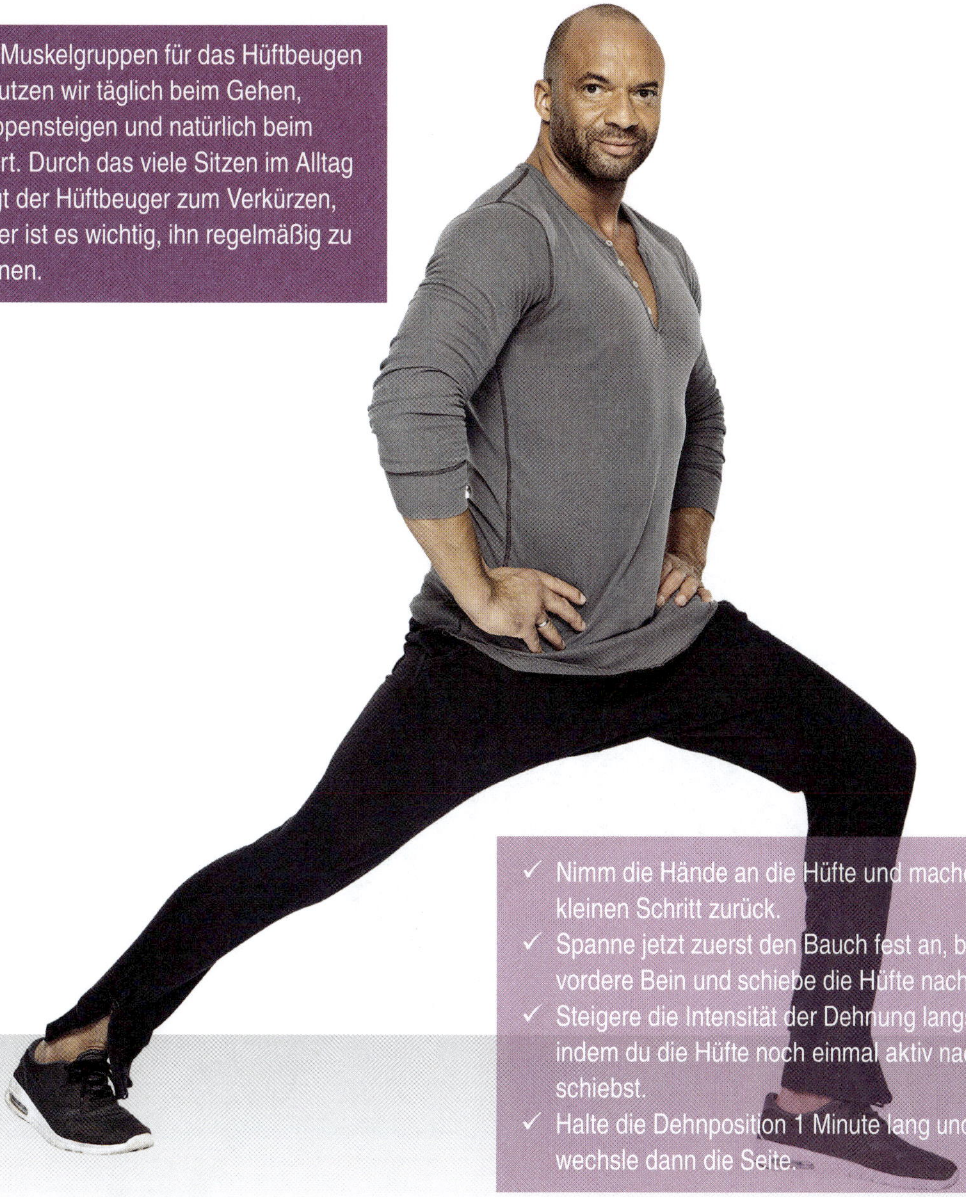

✓ Nimm die Hände an die Hüfte und mache einen kleinen Schritt zurück.
✓ Spanne jetzt zuerst den Bauch fest an, beuge das vordere Bein und schiebe die Hüfte nach vorn.
✓ Steigere die Intensität der Dehnung langsam, indem du die Hüfte noch einmal aktiv nach vorne schiebst.
✓ Halte die Dehnposition 1 Minute lang und wechsle dann die Seite.

Achte darauf, dass die Hüfte nicht ausweicht. Das Becken kippt nicht nach rechts oder links. Beide Hände bleiben auf einer Höhe.

Stretching
Oberschenkelinnenseite

Straffe Oberschenkel und eine gute Beweglichkeit machen sexy. Zudem bewegen wir uns anmutiger.

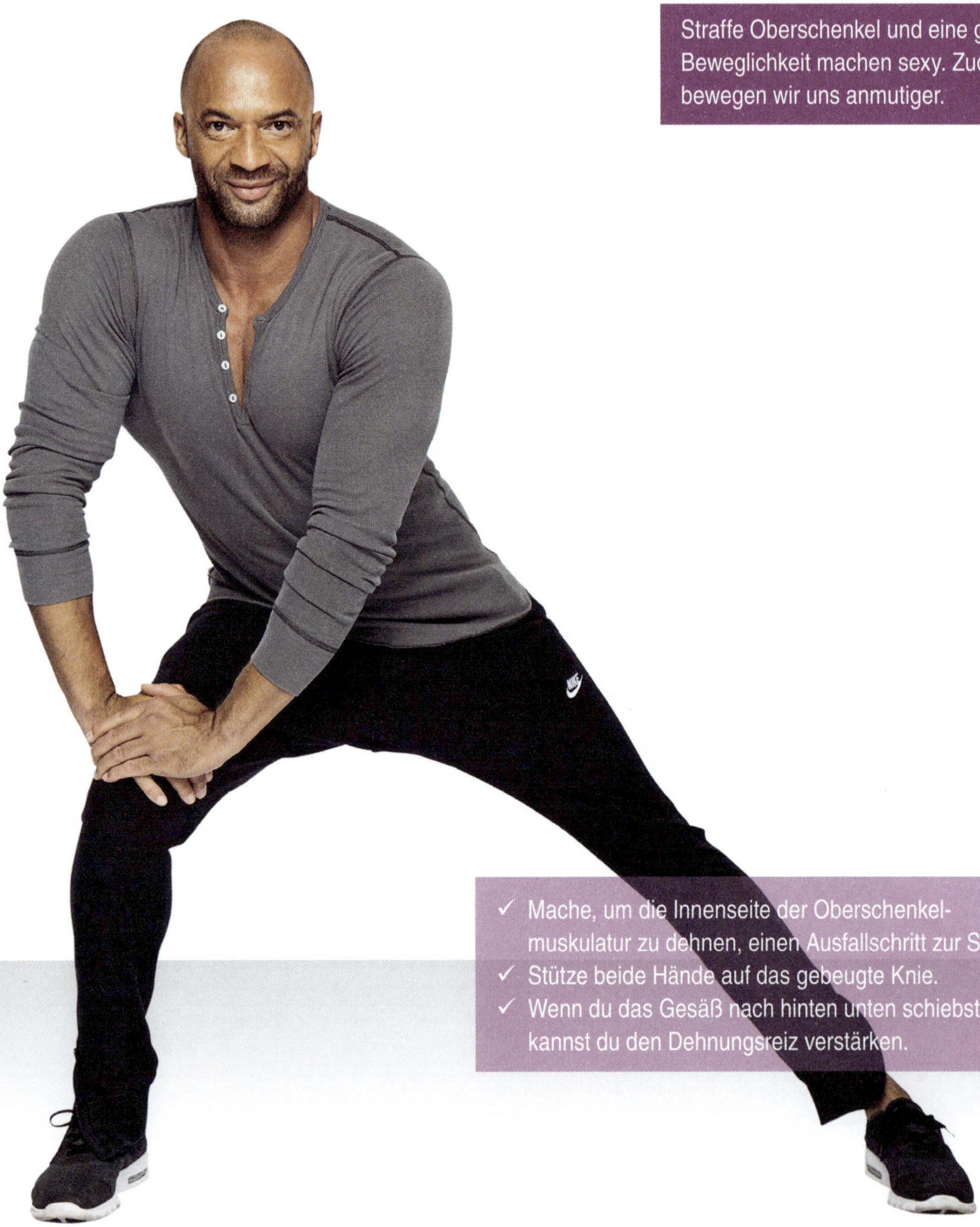

- ✓ Mache, um die Innenseite der Oberschenkelmuskulatur zu dehnen, einen Ausfallschritt zur Seite.
- ✓ Stütze beide Hände auf das gebeugte Knie.
- ✓ Wenn du das Gesäß nach hinten unten schiebst, kannst du den Dehnungsreiz verstärken.

Stretching
Wade

Tipp für Frauen: Durch das Tragen von Schuhen mit Absätzen neigt die Muskulatur des Unterschenkels auf Dauer dazu zu verkürzen.

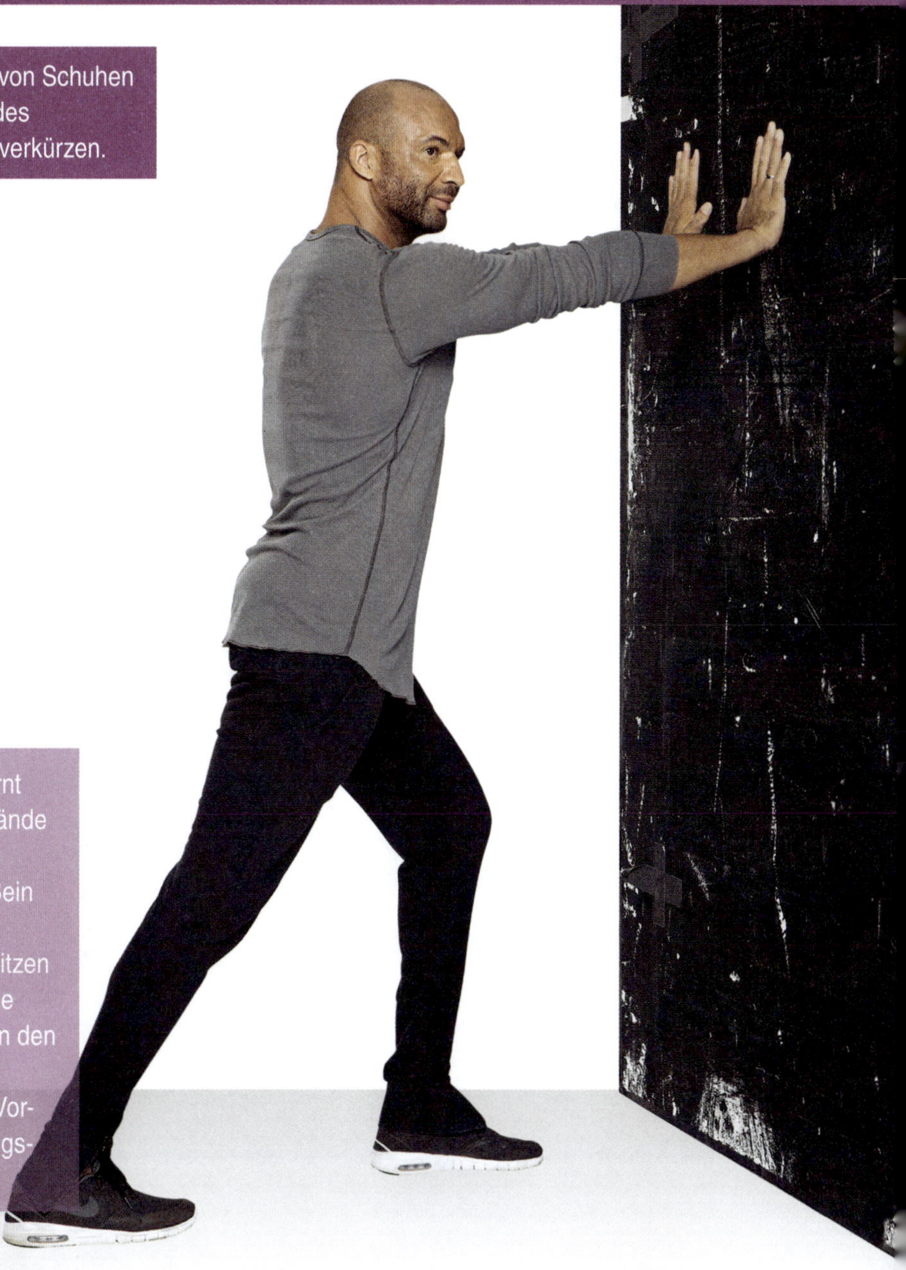

✓ Stelle dich eine Armlänge entfernt vor eine Wand und stütze die Hände dagegen. Strecke ein Bein nach hinten und beuge das vordere Bein etwas.
✓ Achte darauf, dass beide Fußspitzen nach vorn zeigen, und drücke die Ferse des hinteren Beines fest in den Boden.
✓ Auch hier kannst du durch das Vorschieben der Hüfte den Dehnungsreiz erhöhen.

 Gehe so oft wie möglich barfuß oder in Socken durch die Wohnung. Das hilft, langfristig Verkürzungen der Wade und der Achillessehne vorzubeugen.

Stretching
Oberschenkelvorderseite

Die Oberschenkelvorderseite besteht aus unzähligen Muskelfasern und benötigt regelmäßiges Dehnen, um ihre volle Funktionsfähigkeit zu gewährleisten.

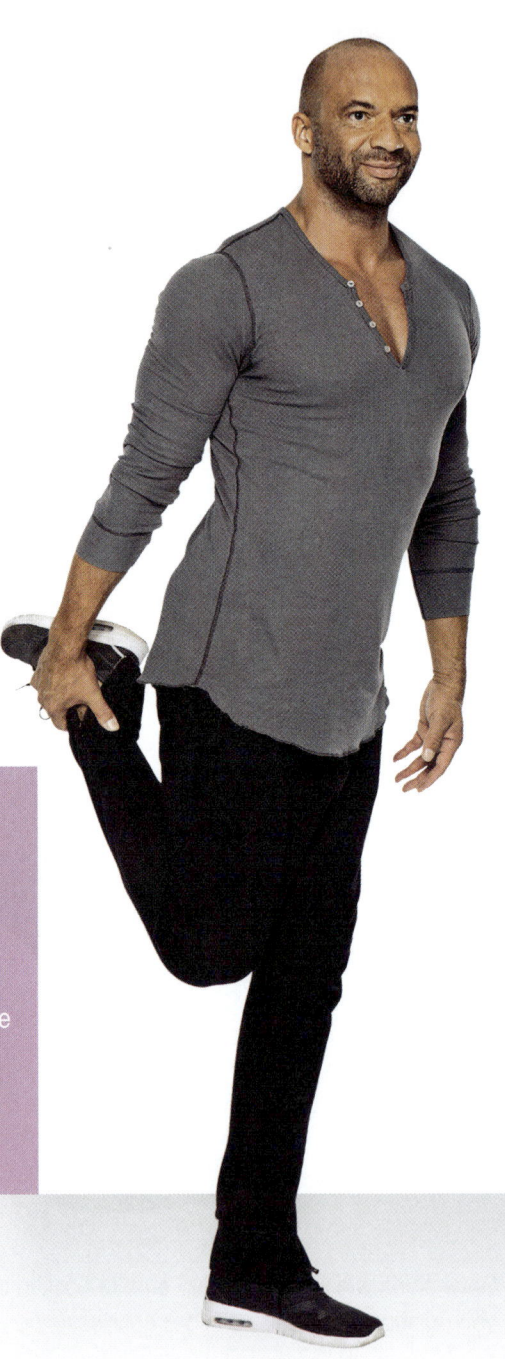

- ✓ Finde einen sicheren Einbeinstand, vielleicht stützt du dich auf einem Stuhl oder an der Wand ab.
- ✓ Winkle nun das zu dehnende Bein an und halte dieses mit der Hand am Fußgelenk fest.
- ✓ Spanne jetzt den Bauch an, mach dich groß und schiebe dann die Hüfte nach vorne. Achte darauf, dass beide Beckenkämme auf gleicher Höhe und die Knie zusammen sind. Ziehe nun mit deiner Hand die Ferse zum Gesäß.

Stretching
Gluteus maximus

Der Gesäßmuskel ist nicht nur der flächenmäßig größte Muskel, er ermöglicht uns auch den aufrechten Gang. Er streckt und stabilisiert den Oberschenkel und unterstützt bei der Außen- und Innenrotation. Ein wohlgeformter, fester Po-Muskel sagt viel über den Fitnessgrad eines Menschen aus, weshalb ein knackiger Po evolutionsbedingt als sexy wahrgenommen wird.

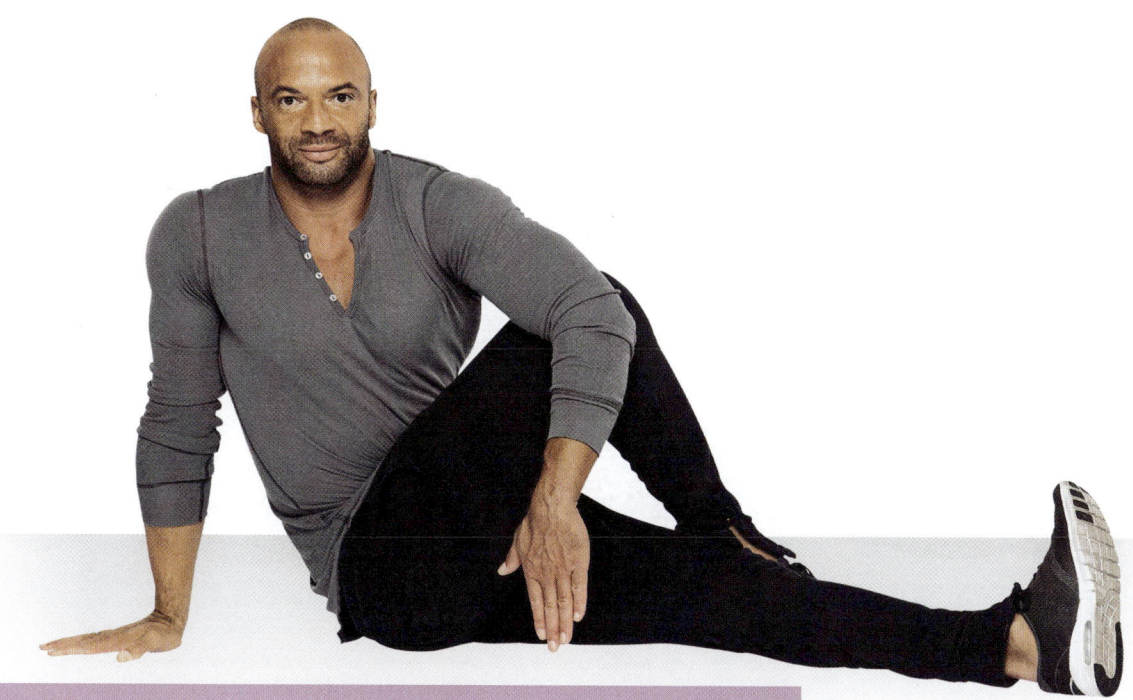

✓ Setze dich auf den Boden, strecke ein Bein aus und stelle das andere angewinkelt darüber.

✓ Stütze dich mit dem Arm auf der Dehnungsseite bequem ab und verwende den anderen Arm, um das Knie zum Körper zu drücken.

✓ So baust du die Dehnung auf und kannst diese durch die Oberkörper-rotation zusätzlich verstärken.

 Vermeide einen runden Rücken. Ziehe dich lieber bewusst nach oben.

Stretching

Kleiner Gesäßmuskel – Musculus piriformis

Viele Menschen, insbesondere Sportler, erzielen oft eine sehr angenehme Wirkung, wenn sie den Musculus piriformis dehnen. Dieser Muskel gehört zur tief liegenden Hüftmuskulatur und ist für die Drehbewegung des Beins verantwortlich.

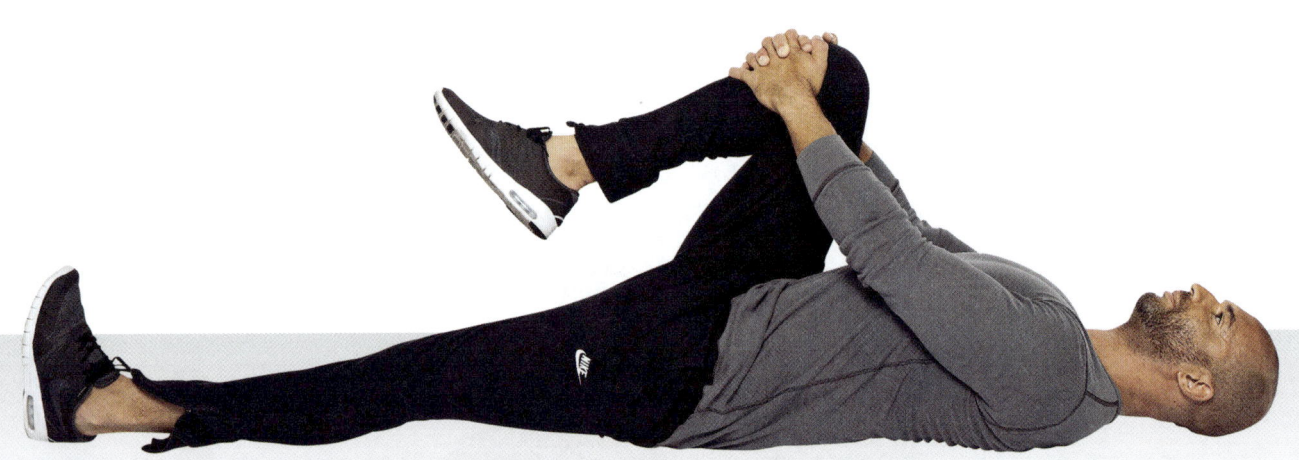

- ✓ Begib dich in Rückenlage und strecke ein Bein mit der Ferse voraus von dir weg. Beuge das andere Bein zu dir und umschließe das Knie mit beiden Händen.
- ✓ Versuche, so lang wie möglich zu werden. Schiebe die Ferse von dir weg und den Kopf in die entgegengesetzte Richtung.
- ✓ Ziehe das gebeugte Bein in Richtung gegenüberliegender Schulter. Das andere Bein bleibt gestreckt am Boden.

 Leg den Kopf ab und versuche, dich zu entspannen.

Stretching
Oberschenkelrückseite

Das ist eine sehr bequeme Art, die Oberschenkelrückseite zu dehnen.

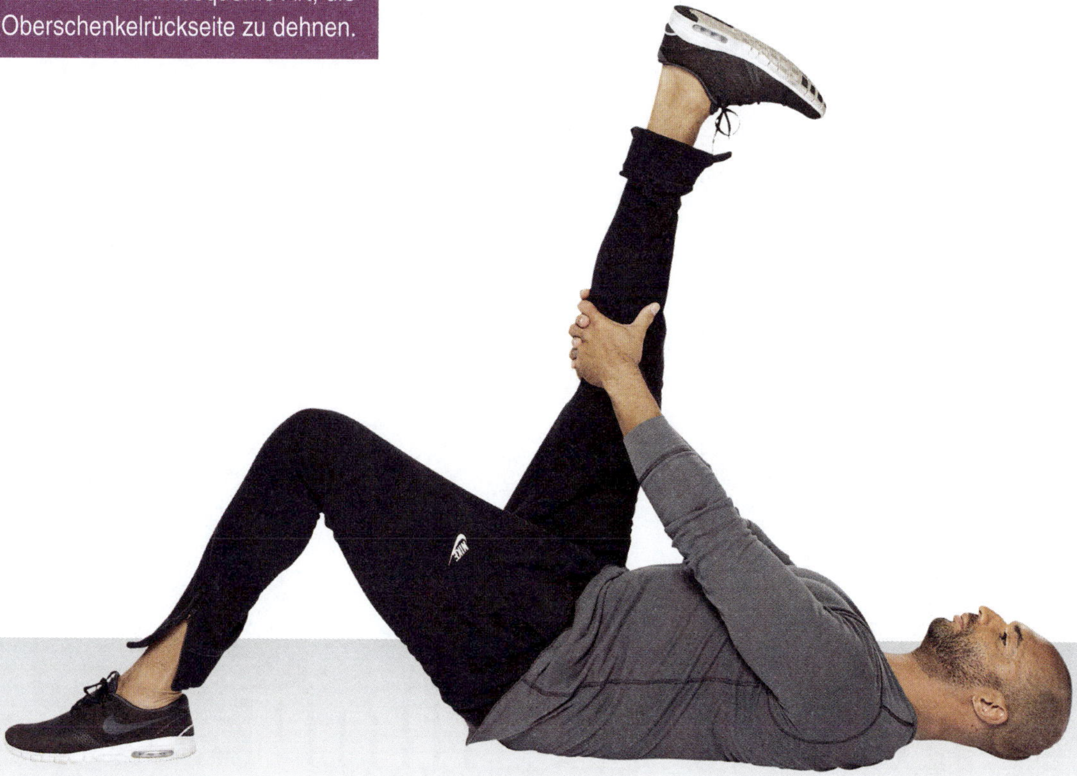

✓ Begib dich in Rückenlage und winkle ein Bein an. Hebe das andere Bein gestreckt in die Luft, bis du es mit den Händen fassen kannst.

✓ Ziehe nun mit den Händen das Bein zu deinem Körper, bis du einen angenehmen Zug an der Oberschenkelrückseite und am Po spürst.

 Tipp: Wenn man den Fuß anzieht, wird zusätzlich die Wade gedehnt.

14

Raus in die Natur

BodyChange®-Lauftraining

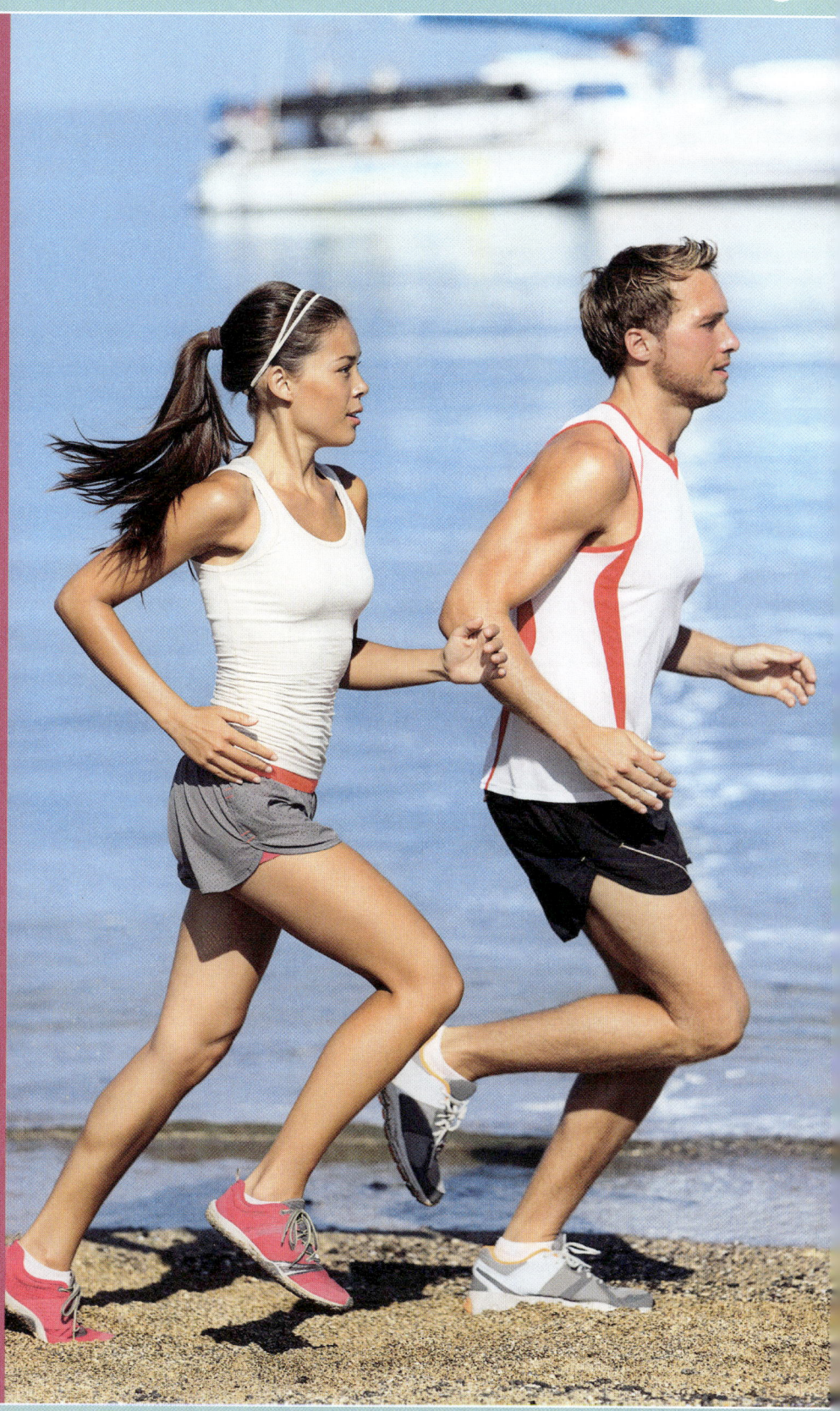

Frische Luft macht gute Laune
und ist Power für die Seele

Laufen
Die ursprünglichste Bewegungsform des Menschen

Laufen gilt als ursprünglichste Bewegungsform des Menschen. Dabei werden alle Muskeln des Körpers aktiviert und gekräftigt. Das heißt: Laufen ist ein perfektes Workout, das dich in kurzer Zeit extrem fit macht.

Stundenlanges Joggen? Mit BodyChange® natürlich nicht! Versprochen. Denn kurzes, aber hocheffektives Intervall-Lauftraining hat die maximale Wirkung für deine Fitness. Der Aufwand dafür ist minimal, denn es dauert nicht länger als 20 Minuten. Intervalltraining beschreibt das Wechselspiel zwischen intensiven Trainingsbelastungen, weniger intensiven Abschnitten oder sogar kompletten Pausen.

Durch das Intervalltraining wird die VO2max verbessert. Dieser Parameter zeigt an, wie fit wir sind.

Eine verbesserte VO2max sorgt für mehr Energie im Alltag, mehr Ausdauer z. B. beim Wandern und zu guter Letzt zu einer schnellen Erholungsfähigkeit. Kurzum, du fühlst dich großartig und energiegeladen.

Laufen stärkt nicht nur deine Fitness, sondern bringt auch gute Laune. Denn frische Luft und Bewegung stimulieren das sogenannte Gute-Laune-Hormon Serotonin. Serotonin ist verantwortlich für unsere innere Ausgeglichenheit, lässt uns zufrieden lächeln und sorgt für eine Extraportion Optimismus. Der Gegenspieler Cortisol, ein sogenanntes Stresshormon, wird gleichzeitig durch das Lauftraining abgebaut, sodass wir den Alltagstrubel hinter uns lassen können.

Technik-Tipps

✓ **Atmung:** Konzentriere dich nicht zu sehr auf deine Atmung. Die Lunge holt sich automatisch die Luft, die sie braucht.
✓ **Kopf:** Halte den Kopf aufrecht, sodass deine Halswirbelsäule entspannt bleibt.
✓ **Arme:** Schwinge deine Arme locker mit.

✓ **Oberkörper:** Der Oberkörper bleibt aufrecht.
✓ **Oberschenkel:** Die Oberschenkel ziehen weit nach vorn.
✓ **Bergläufe:** Setze kurze Schritte und neige den Oberkörper etwas nach vorn. Achte auf einen explosiven Fußabdruck und nimm die Arme kräftig mit.

Tipps,
um den inneren Schweinehund auszutricksen

Musik

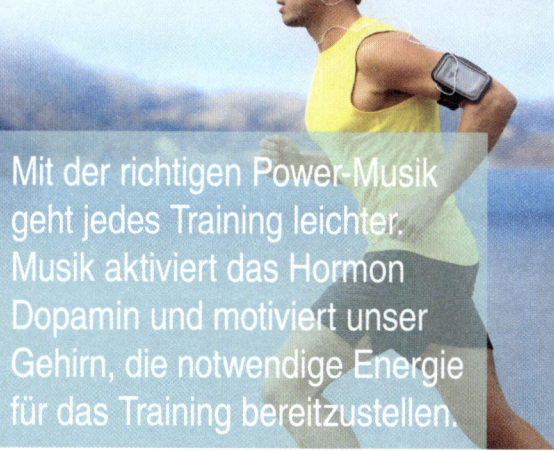

Mit der richtigen Power-Musik geht jedes Training leichter. Musik aktiviert das Hormon Dopamin und motiviert unser Gehirn, die notwendige Energie für das Training bereitzustellen.

Koffein

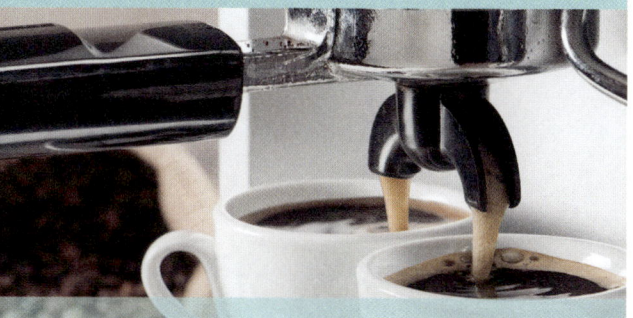

Noch bis 2004 stand Koffein auf der Doping-Liste für alle Profisportler, und das nicht ohne Grund. Ein Espresso macht wach, steigert die Leistungsbereitschaft und motiviert zum Training.

Turnschuh parat

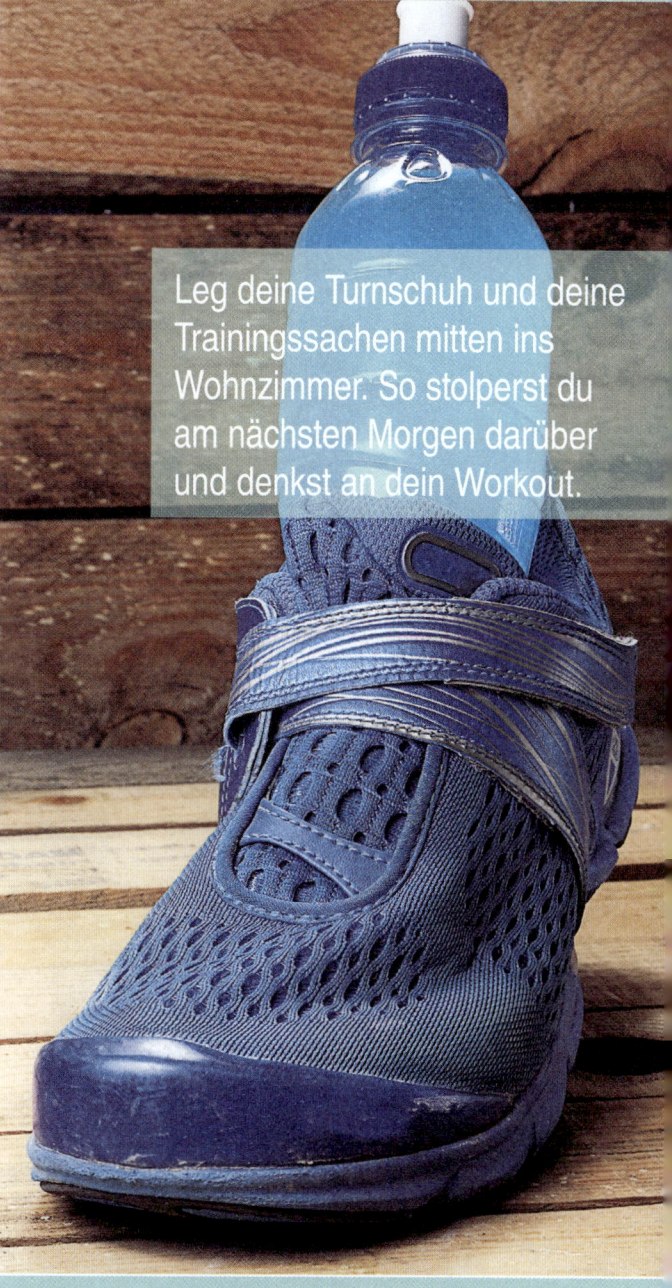

Leg deine Turnschuh und deine Trainingssachen mitten ins Wohnzimmer. So stolperst du am nächsten Morgen darüber und denkst an dein Workout.

Klassisches Intervall-Lauftraining

Renne 1 Minute, so schnell du kannst, und spaziere oder laufe anschließend 1 Minute lang sehr langsam. Wiederhole diese 2 Minuten 10-mal für ein 25-minütiges Fettverbrennungs-Workout.

1 **3 min locker einjoggen**

2 **10 Sets
(1 min schnell – 1 min langsam)**

3 **2 min locker auslaufen**

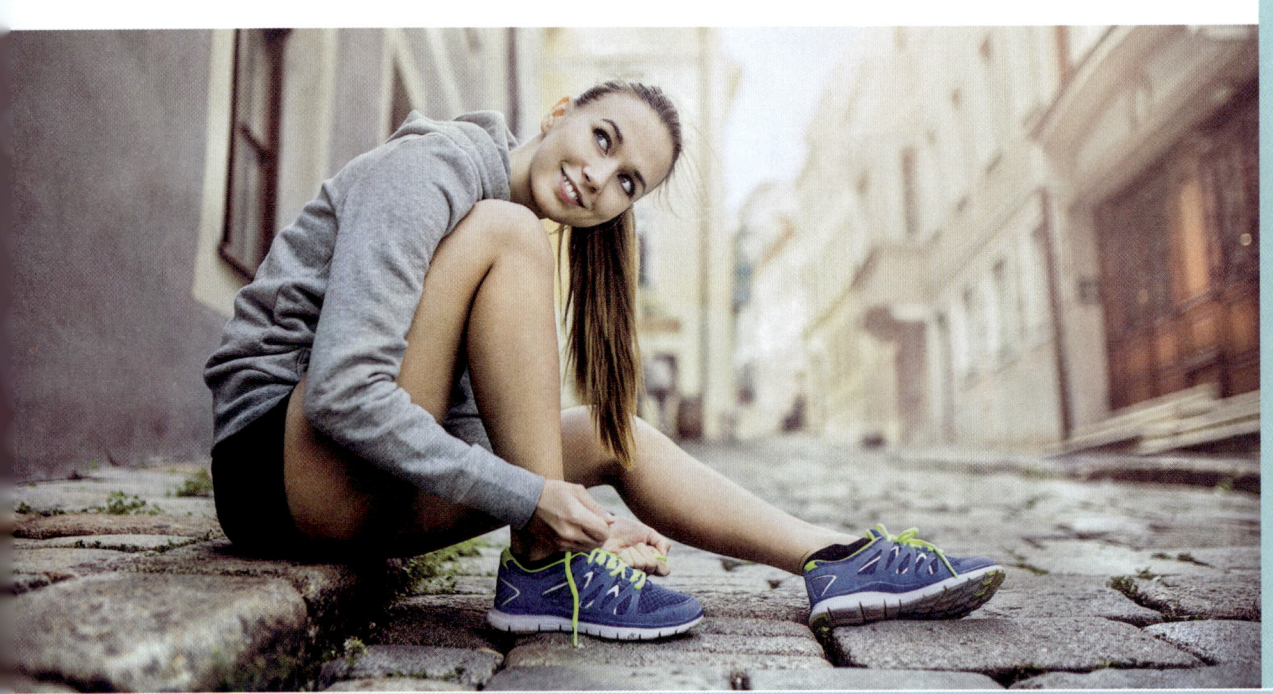

Freestyle-Lauftraining

Das Freestyle-Lauftraining steckt voller Überraschungen. Schnelles Laufen, Sprints und Kraftübungen werden mit lockerem Jogging kombiniert. Das ist der optimale Mix für die Verbesserung deiner konditionellen Leistungsfähigkeit. Ein perfektes Training, um den Stoffwechsel und somit die Fettverbrennung anzukurbeln und das Herz-Kreislauf-System zu aktivieren.

1 3 min locker einjoggen

2 1 min schnell laufen + 1 min langsam laufen

3 20 Liegestütze + 20 Kniebeugen

4 1 min schnell laufen + 1 min langsam laufen

5 10 Burpees

6 gleich danach 6-mal 30 sek Sprint/30 sek Pause

✓ Such dir einen geeigneten Platz für die Kraftübungen und konzentriere dich auf eine saubere Technik.
✓ Passe die Geschwindigkeiten an dein individuelles Leistungsniveau an.

Tabata-Bergläufe

In nur 4 Minuten Training das Fett zum Schmelzen bringen? Nicht möglich? Doch, mit der Tabata-Trainingsmethode. Der japanische Wissenschaftler Dr. Izumi Tabata suchte nach einer Trainings-methode, um die japanischen Eisschnellläufer zu höheren Leistungen zu beflügeln. Durch seine Tabatas entwickelten sie nicht nur eine bessere aerobe Ausdauer, sondern auch eine bessere anae-robe Ausdauer. Und das sind genau die zwei Dinge, die Eisschnellläufer zum Gewinnen brauchen.

Was heißt das für deine Fitness?
Tabata steigert die Fähigkeit des Körpers, noch mehr Körperfett zu verbrennen. Im Gegensatz zur herkömmlichen Meinung, dass Fettverbrennung erst bei Belastungszeiten über 30 Minuten beginnt, zeigten Studien, dass durch das Tabata-Training bereits früher und effektiver Körperfett verbrannt wird. Für alle, die also langes Joggen oder das Trainieren auf dem Crosstrainer nicht mögen: Tabata zählt als Cardio-Training und verbrennt in kürzester Zeit optimal Körperfett.

1 **5 min ganz locker einjoggen**

2 **Such dir eine Bergstrecke zum Laufen.**

3 **Stell dir einen Timer auf 8 Sets 20 sek/10 sek.**
Das heißt, du hast 8 Wiederholungen mit 20 sek Belastung (Sprint bergauf) und 10 sek Pause.

4 **Action!** Sprinte 20 sek bergauf. In den 10 sek Pause kannst du einfach bergab spazieren oder du bleibst kurz stehen und atmest. Sprinte wieder los, sobald der Timer piepst. Das Ganze machst du 8-mal.

5 **5 min ganz locker ausjoggen oder spazieren**

6 **Sei stolz auf dich!**

15

Trainingspläne

Trainingspläne

Für Einsteiger

I MAKE YOU SEXY – 10-Wochen-Plan
Vom Leichten zum Schweren

Seite 156–168

Für Eilige

»Von 0 auf 100«
14-Tage-Power-Plan

Seite 169–191

Für alle

Sixpack-Plan 200
Goldstaub für deine Bauchmuskeln

Seite 192–197

Für Fortge-schrittene

Männer-Special
Muskelaufbau

Seite 198–205

Für Fortge-schrittene

Frauen-Special
Get Sexy Shaping

Seite 206–213

Trainingspläne

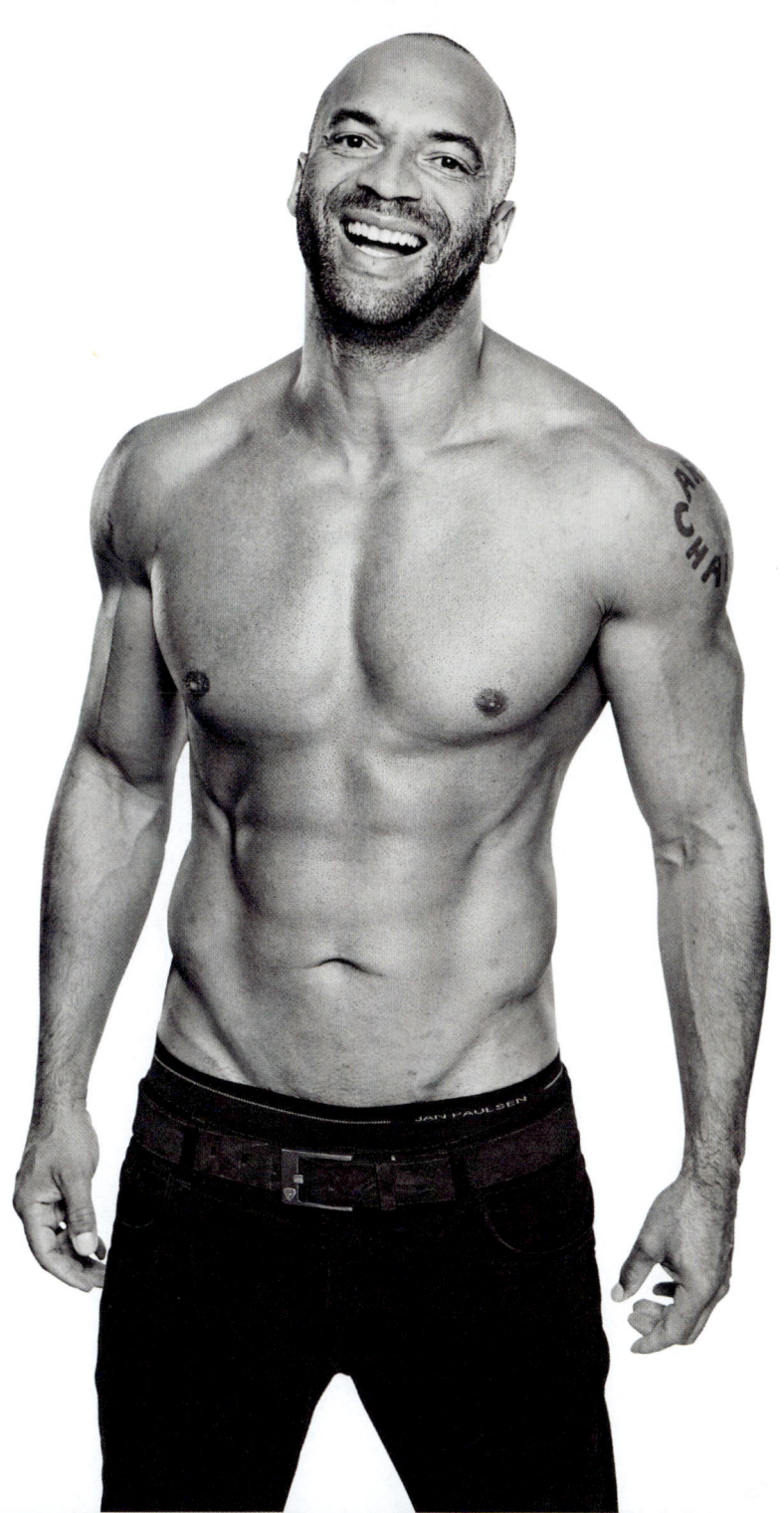

Trainingspläne

I MAKE YOU SEXY
10-Wochen-Plan
Vom Leichten zum Schweren

Das ist der vielfach bewährte Masterplan für alle, die einfach gut aussehen möchten und schon lange nichts mehr für ihre Fitness getan
haben. Im BodyChange®-Online-Programm trainiert Detlef D! Soost
entsprechend diesem Plan via Video mit den BodyChangern® zu Hause.

- ✓ Methodischer Aufbau »Vom Leichten zum Schweren«
- ✓ Erlernen der Basisübungen von BodyChange®
- ✓ Jede Woche gibt es 2 kurze, effektive Workouts
- ✓ Jedes Workout hat 3 Übungen mit anfangs 2, später 3 Runden/Sets
- ✓ Eine Pause von 2 min zwischen den Sets

✓ Erfolgs-Checkliste

✓ Mach es wie viele erfolgreiche Menschen und führe eine Erfolgs-Checkliste.

✓ Fotografiere und wiege dich, bevor du mit deinem Trainingsplan startest.

✓ Setze sonntags für jede durchgeführte Aktion ein Belohnungshäkchen.

	Workout 1	Workout 2	Proteinreiche Ernährung	Mindestens 3 Liter Wasser
Woche 1				
Woche 2				
Woche 3				
Woche 4				
Woche 6				
Woche 7				
Woche 8				
Woche 9				
Woche 10				

Trainingspläne

I MAKE YOU SEXY – 10-Wochen-Plan Vom Leichten zum Schweren

Woche 1 + 2

Voller Fokus auf die Ernährungsumstellung

Warum konzentrieren wir uns in den ersten zwei Wochen ausschließlich auf die Ernährung? Weil die Ernährung der Schlüssel zu einem sexy Body ist. Wie du bereits weißt, sind zu 70 Prozent die Ernährung und nur zu 30 Prozent die Bewegung dafür verantwortlich. Die meisten denken irrtümlicherweise, dass man sich einfach etwas mehr bewegen muss, dass also das Fitnesstraining ausschlaggebend für den Abnehmerfolg ist. »Man muss unheimlich viele Bauchmuskelübungen wie Crunches machen, um eine schlanke Taille zu bekommen.« Aber das ist nur die halbe Wahrheit. Denn jeder – auch du – hat bereits Bauchmuskeln. Sie sind nur unter dem Fett versteckt. Was ist dann also die Lösung? Die Ernährungsumstellung mit BodyChange® ist die wichtigste Komponente, denn damit schmilzt das Fett. Da der Körper etwas Zeit braucht, um sich an die frische und leckere Ernährung zu gewöhnen, wird in den ersten zwei Wochen des 10 Weeks BodyChange®-Programms auf Workouts verzichtet. Deine gewohnten Besuche im Fitnessstudio, deinen Yogakurs oder die Joggingeinheit kannst du natürlich beibehalten. Ab Woche drei können wir schließlich loslegen und mit dem Fitnessprogramm starten. Dann steht deinem Traumbody nichts mehr im Weg. Also, gib deinem Körper die nötige Zeit: erst die Ernährungsumstellung, dann das Fitnesstraining. Der Erfolg nach 10 Wochen wird der Dank dafür sein.

Trainingspläne

I MAKE YOU SEXY – 10-Wochen-Plan Vom Leichten zum Schweren

Woche 3

| 1. Workout | 2 Sets | 2. Workout |

1. Workout

24 Mountain Climbers im Wechsel

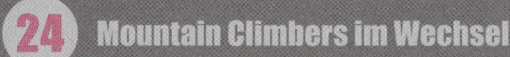
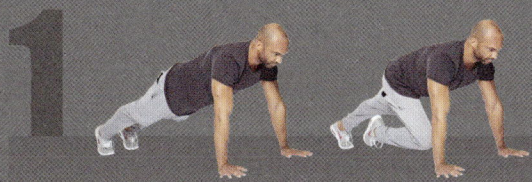

16 Deadlifts

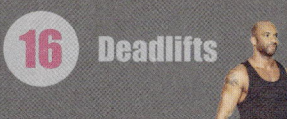
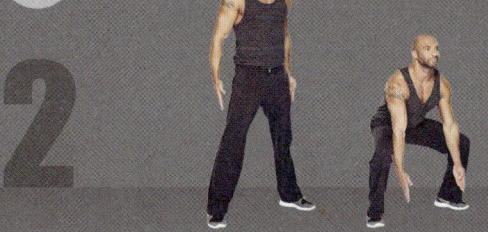

24 V-Movements

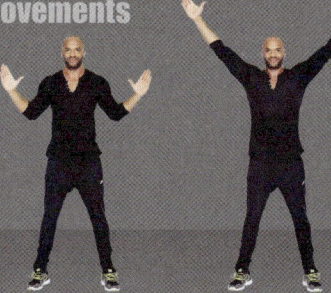

2. Workout

16 Squats

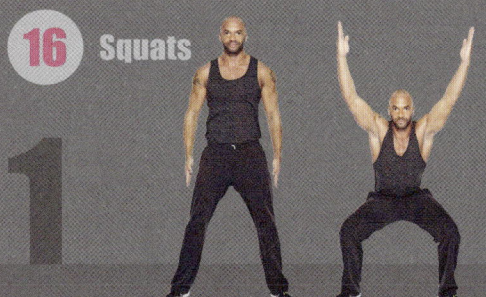

8 Up and Down Planks

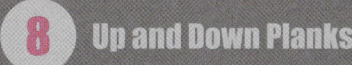
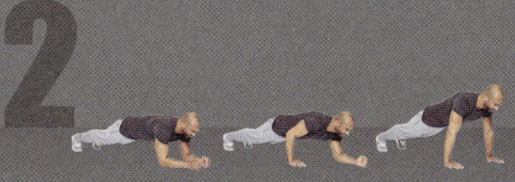

24 V-Movements back

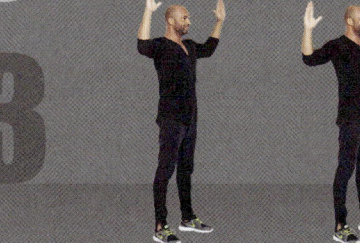

Trainingspläne

I MAKE YOU SEXY – 10-Wochen-Plan Vom Leichten zum Schweren

Woche 4

1. Workout   2 Sets   2. Workout

12 Lunges
each side

1

10 Push-ups

1

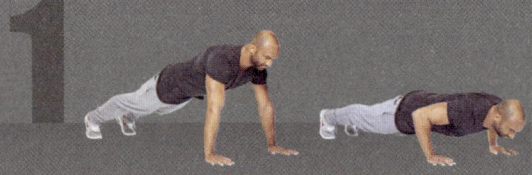

12 Mountain Climbers

2

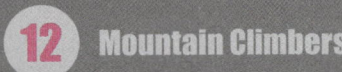
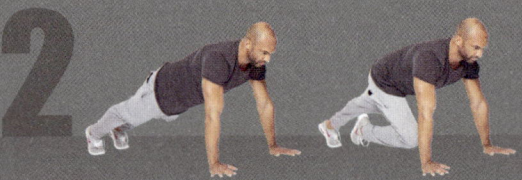

16 Squats

2

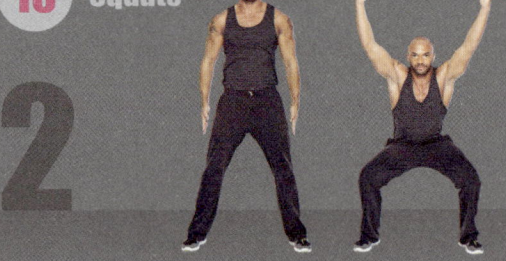

12 Superman
sek

3

16 Bicycle Crunches

3

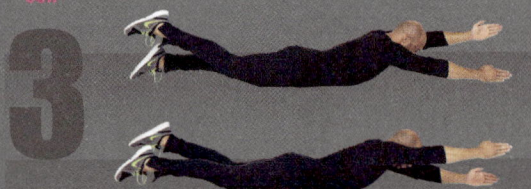
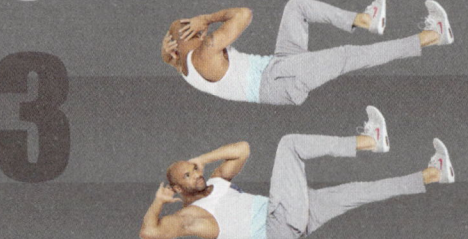

Trainingspläne

I MAKE YOU SEXY – 10-Wochen-Plan Vom Leichten zum Schweren

Woche 5

1. Workout | 3 Sets | 2. Workout

16 Squats High Arms | **16** Deadlifts to V-Position

1 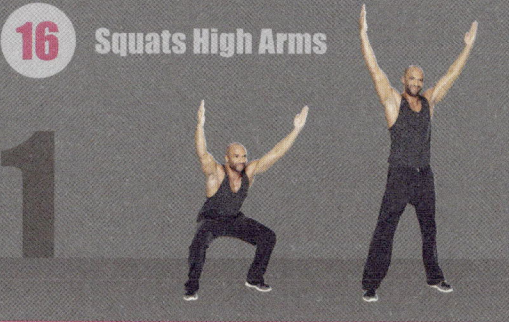 | **1**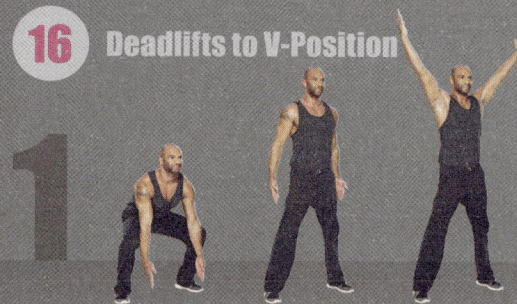

24 V-Movements | **16** Swimmer 2

2 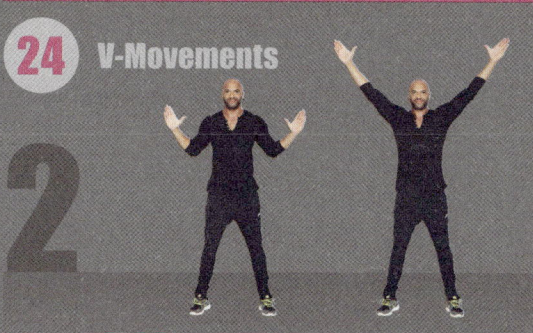 | **2**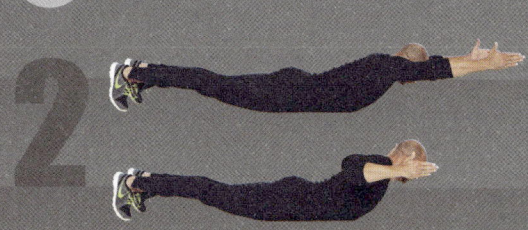

10 Push-ups | **16** Push-up Mountain Climbers

3 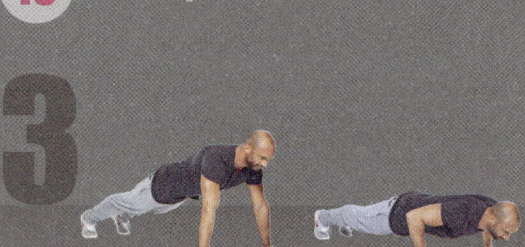 | **3**

Sinas Erfolg:

−12,5 kg !

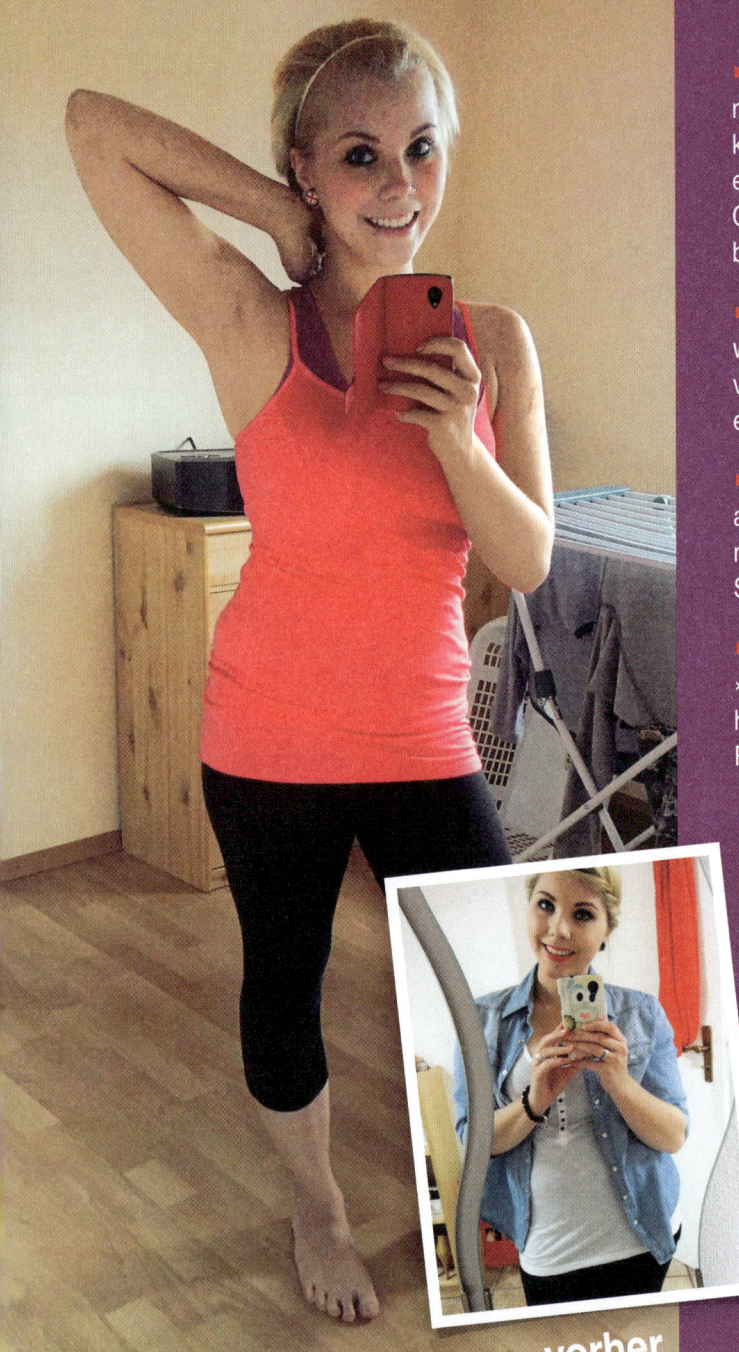

vorher

▶ Mich begeistert an BodyChange®, dass man nie Hunger hat und man viele leckere Dinge essen kann, die so gesund sind. Außerdem, dass man einen super Zusammenhalt mit allen Leuten in der Community hat und die anderen Teilnehmer einem bei Fragen immer helfen können.

▶ Ich fühle mich fitter und hübscher. Jedes Mal, wenn ich in den Spiegel schaue, merke ich, wie viel sich schon getan hat und was für Erfolge ich erzielt habe.

▶ Meine Kleidergröße hat sich von 40 (Hosen) auf 36/38 und von 38/40 (Oberteile) auf 36 minimiert. Da macht das Shoppen gleich doppelt Spaß. ☺

▶ Supersüßes Kompliment von meiner Chefin: »Ich erkenne Sie bald nicht mehr wieder, Sie haben sich so toll verändert und ich habe großen Respekt vor Ihnen.«

▶ Ohne Sport kann ich nicht mehr leben.

▶ Meine Lieblingsübungen sind die Kettlebell Swings und generell Training für die Core-Muskulatur.

▶ Beim Training höre ich oft gar keine Musik, habe dann den Kopf völlig frei. Aber wenn Musik läuft, dann »Break Free« von Ariane Grande, der macht super Laune. ☺

▶ Ich möchte ein Sixpack und niemals wieder Hüftspeck haben. Habe noch einiges vor, aber ich werde mein Ziel erreichen, den Schweinehund habe ich besiegt!!!

Wieso haben wir Arme und Beine?

Damit wir sie bewegen.

Trainingspläne

I MAKE YOU SEXY – 10-Wochen-Plan Vom Leichten zum Schweren

Woche 6

1. Workout   `3 Sets`   ## 2. Workout

16 Squats High Arms	**16** Reverse Lunges im Wechsel

1 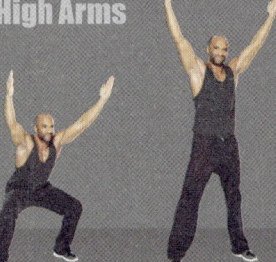   **1**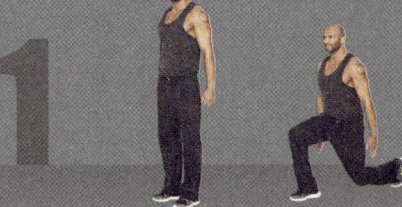

16 Swimmer 1	**16** Push-up to Side Planks im Wechsel

2 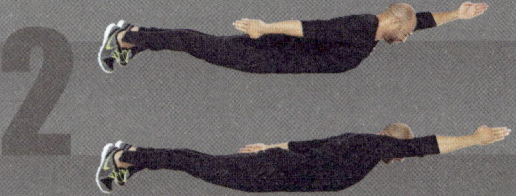   **2**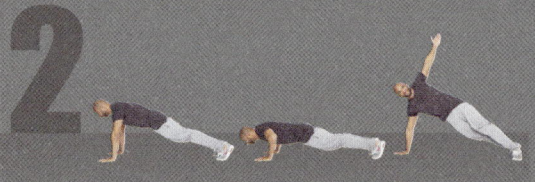

16 Jumping Jacks	**16** Bicycle Crunches langsam

3 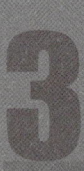 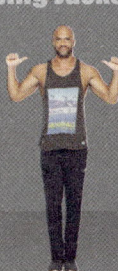 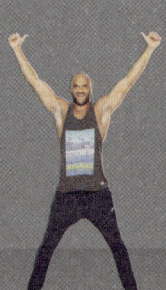   **3**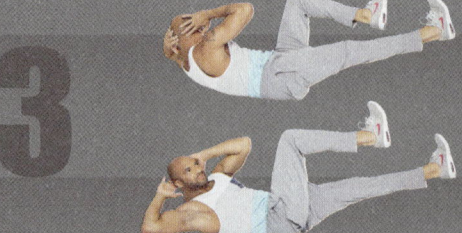

Trainingspläne

I MAKE YOU SEXY – 10-Wochen-Plan Vom Leichten zum Schweren

Woche 7

1. Workout   **3 Sets**   ## 2. Workout

10 Squats & Jumps

16 Squat Jumps

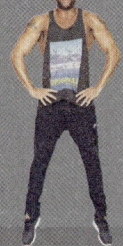

8 Ellbow Planks with Arm-Leg Lift
each side

20 Superman
sek

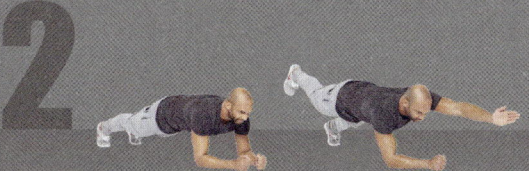

20 Cross Crunches

16 Push-up Mountain Climbers

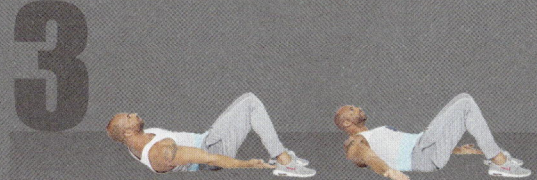

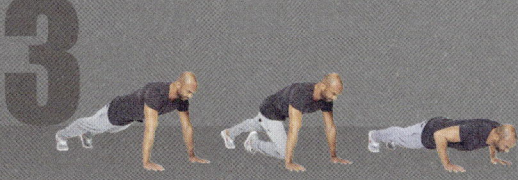

Trainingspläne

I MAKE YOU SEXY – 10-Wochen-Plan Vom Leichten zum Schweren

Woche 8

1. Workout   3 Sets   2. Workout

1

20 Deadlifts

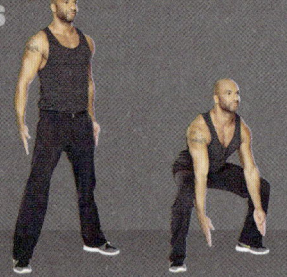

20 Squats High Arms

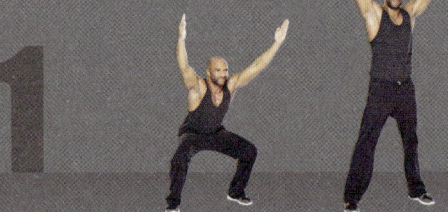

2

10 Burpees

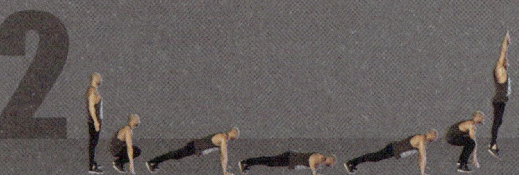

16 Push-up to Side Planks im Wechsel

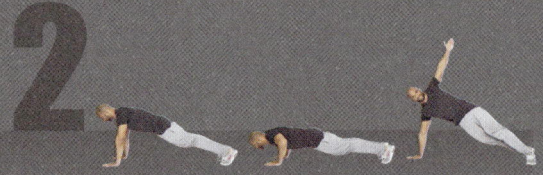

3

20 Cross Crunches

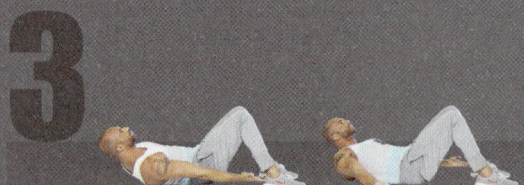

16 V-Movements im Sitzen

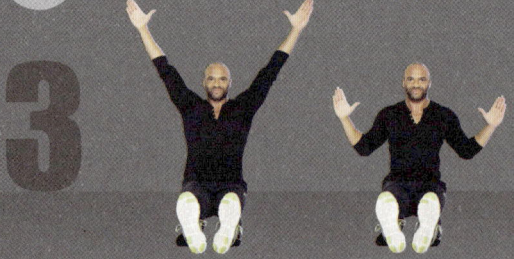

Trainingspläne

I MAKE YOU SEXY – 10-Wochen-Plan Vom Leichten zum Schweren

Woche 9

1. Workout   **3 Sets**   2. Workout

20 Reverse Lunges im Wechsel

1

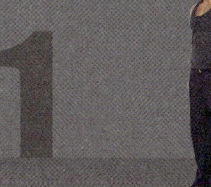

20 Squats & Jumps

1

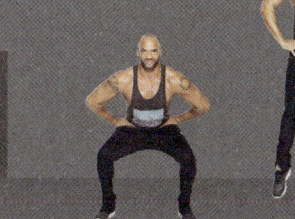

16 Push-ups

2

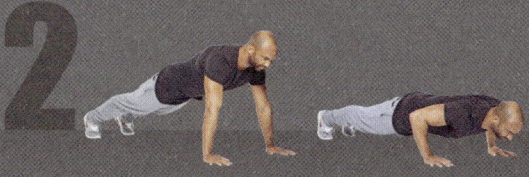

16 Push-up Mountain Climbers

2

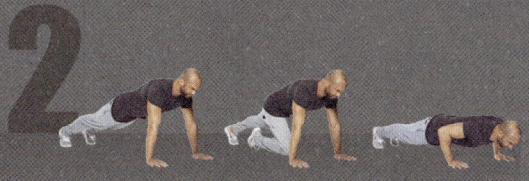

20 V-ups im Wechsel

3

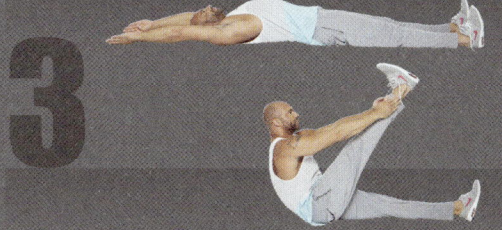

20 Bird Raises

3

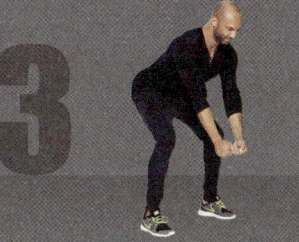

Trainingspläne

I MAKE YOU SEXY – 10-Wochen-Plan Vom Leichten zum Schweren

Woche 10

| 1. Workout | 3 Sets | 2. Workout |

1. Workout

20 Detlef Lunges
each side

1

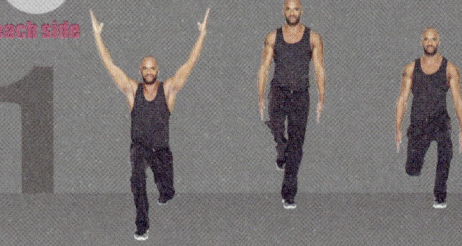

10 Skippings

2

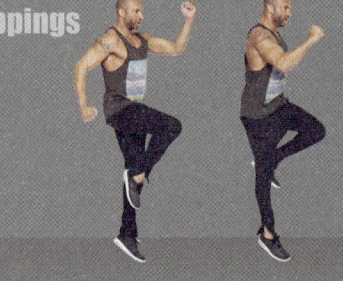

20 Swimmer 2

3

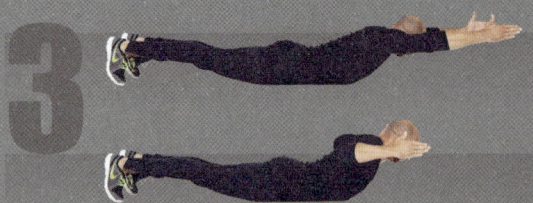

2. Workout

20 Burpees

1

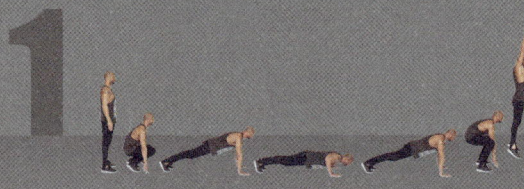

16 Cross Crunches

2

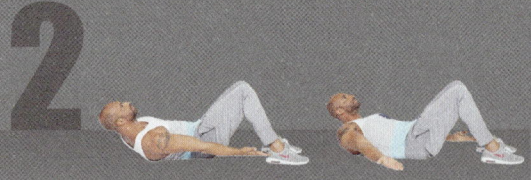

16 Split Jumps

3

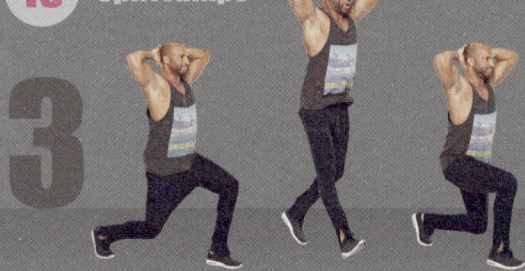

Trainingspläne

»Von 0 auf 100«
14-Tage-
Powerplan

Der 14-Tage-Plan ist für alle, die es eilig haben, noch fitter zu werden. Vielleicht steht ja ein wichtiges Ereignis wie eine Hochzeit vor der Tür. Dann kannst du mit der richtigen Ernährung und dem 14-Tage-Training deinen Körper in Topform bringen.

✓ Tägliche Workouts
✓ 1 Tag Pause
✓ Länge der Workouts: 4 bis 24 min
✓ Am Tag 14 gibt es das Challenge-Workout »Die magische 100«

✓ Erfolgs-Checkliste

✓ Mach es wie viele erfolgreiche Menschen und führe eine Erfolgs-Checkliste.

✓ Fotografiere und wiege dich, bevor du mit deinem Trainingsplan startest.

✓ Setze sonntags für jede durchgeführte Aktion ein Belohnungshäkchen.

	Workout 1	Proteinreiche Ernährung	Mindestens 3 Liter Wasser
Tag 1			
Tag 2			
Tag 3			
Tag 4			
Tag 6			
Tag 7	LoadDay, juhu!		
Tag 8			
Tag 9			
Tag 10			
Tag 11			
Tag 12			
Tag 13			
Tag 14			

Trainingspläne

»Von 0 auf 100« – 14-Tage-Power-Plan

Tag 1

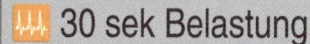 30 sek Belastung 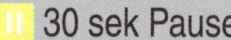 30 sek Pause 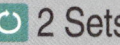 2 Sets 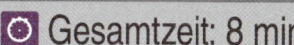 Gesamtzeit: 8 min

Up and Down Plank

Deadlift to V-Position

1

2

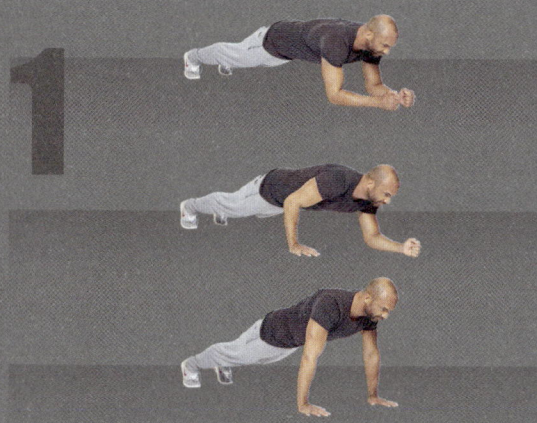

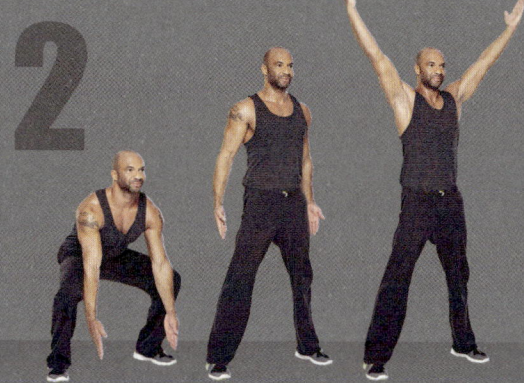

Swimmer 1

Kettlebell Swing

3

4

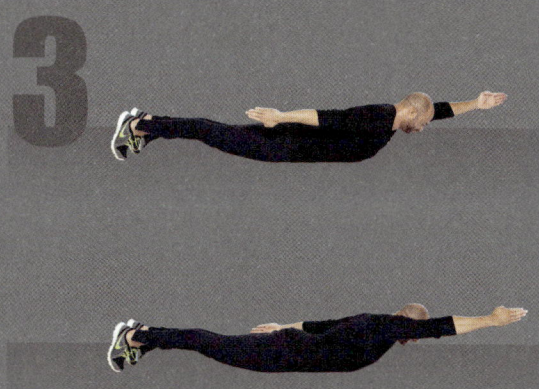

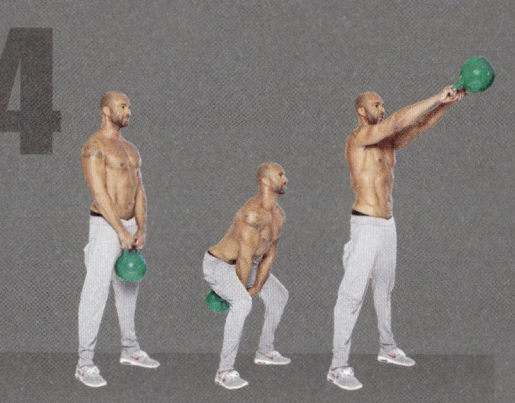

Trainingspläne

»Von 0 auf 100« – 14-Tage-Power-Plan

Tag 2

| 🏃 30 sek Belastung | ⏸ 30 sek Pause | 🔄 2 Sets | ⏱ Gesamtzeit: 12 min |

Mountain Climber

1

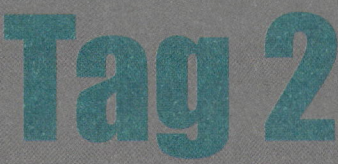

Lunges rechts
Lunges links

2

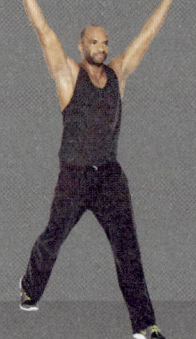

Crunch

3

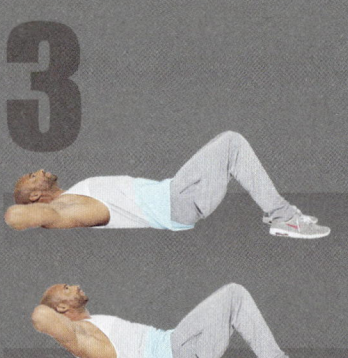

Kettlebell Swing

4

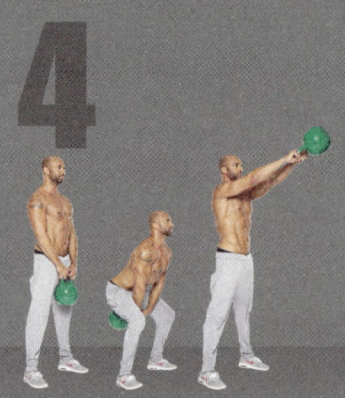

V-Movement

5

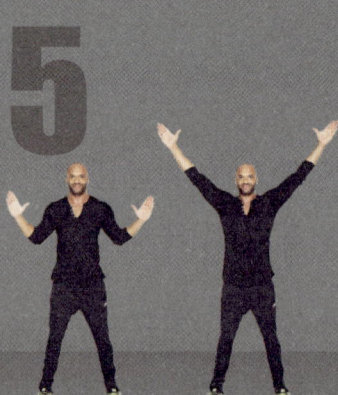

Nicos Erfolg:

–18 kg !

»Mein größtes Ziel: einmal in meinem Leben ein Sixpack haben.«

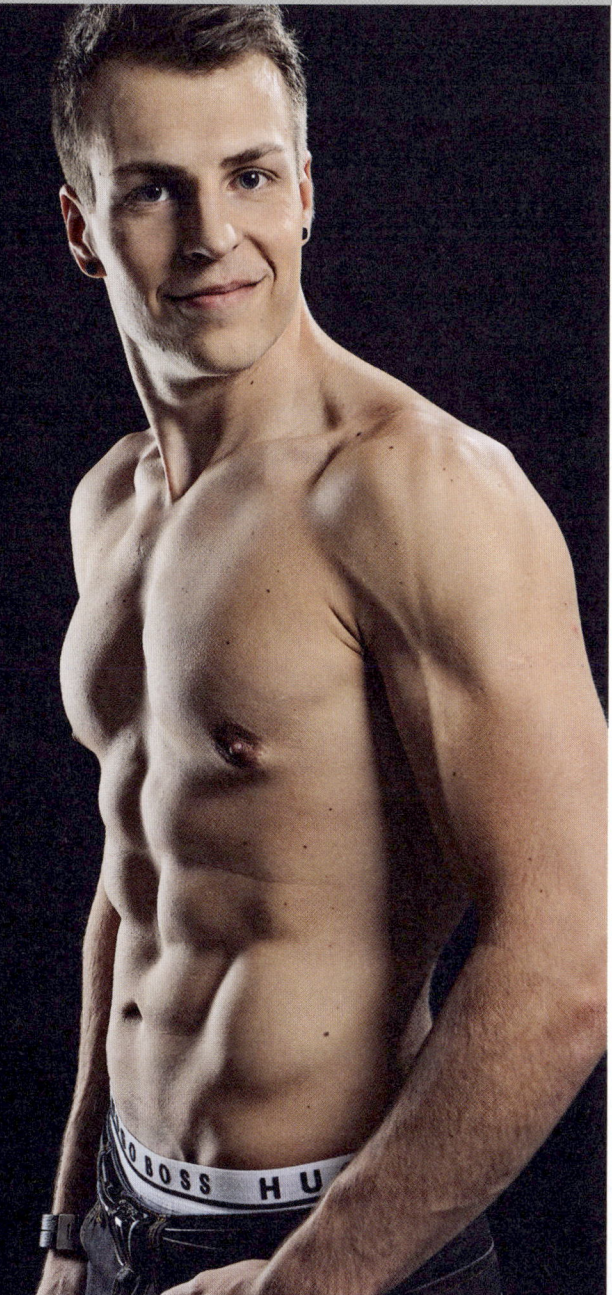

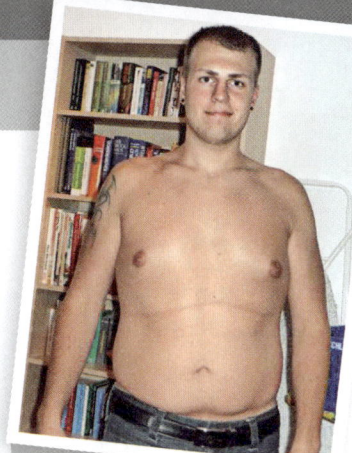

vorher

▶ Seitdem ich mich gesund ernähre und regelmäßig Sport treibe (3 Jahre), war ich nicht einmal krank. Ich fühle mich fitter, aktiver und ausgeschlafener.

▶ Ich trage seit 2 Jahren durchgängig M, bei manchen Klamotten auch L. Vorher ging nur XL bzw. XXL. Es macht einfach wieder Spaß, shoppen zu gehen und die Klamotten zu kaufen, die einem gefallen.

▶ Man geht mit einem ganz neuen Selbstbewusstsein durchs Leben und wird auch von anderen Menschen positiver wahrgenommen.

▶ Wie anhand meines ersten Fotos vor 10 WBC zu sehen, war ich recht pummelig ☺ und mein Ziel war es, einmal in meinem Leben ein Sixpack zu bekommen, egal, wie lange es dauern würde.

▶ Mein Lieblingsshake ist 1 Papaya, 1 Birne, 500 ml Kefir und eine Prise Zimt. Wenn ich mir den Shake zubereite, trinkt meine Freundin auch immer ein Glas mit, weil ihr der so toll schmeckt.

▶ Man darf nie sein Ziel aus den Augen verlieren, und sobald man ein Ziel erreicht hat, sollte man sich neue Ziele setzen. Sonst lässt man schnell nach und fällt in alte Gewohnheiten zurück.

▶ Mein nächstes Ziel ist, wieder meine alte Topform zu erlangen, da meine Freundin schwanger ist und ich leider ab dem 7. Monat mit schwanger geworden bin. ☺ Aber das ist kein großes Problem, denn ich weiß, wie ich durch 10 WBC und Detlef wieder in Topform komme. Diese möchte ich dann definitiv bis Ende Juli halten, da wir am 25.7.2015 heiraten. ☺

Trainingspläne

»Von 0 auf 100« – 14-Tage-Power-Plan

Tag 3

🔶 30 sek Belastung	⏸ 20 sek Pause	↻ 2 Sets	⏱ Gesamtzeit: 8 min

Squat

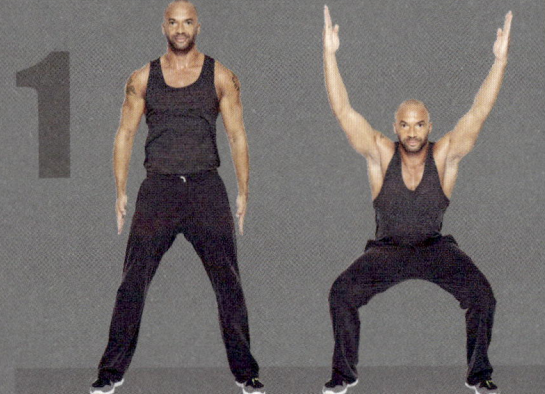

Superman

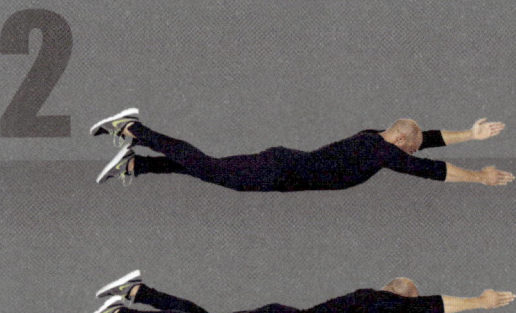

Push-up Mountain Climber

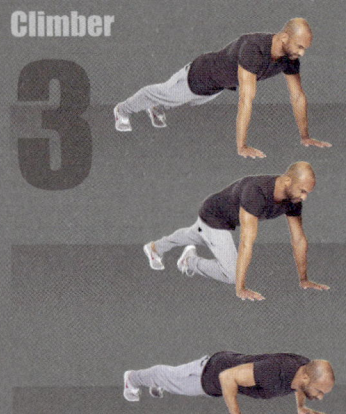

Bicycle Crunch

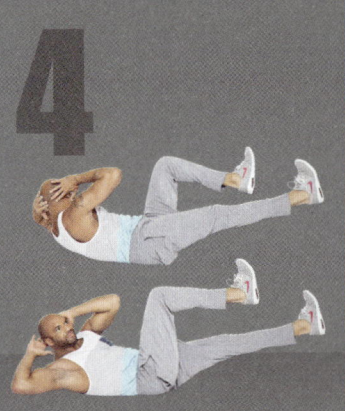

Jumping Jacks

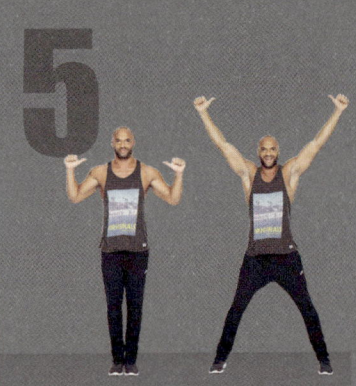

Trainingspläne

»Von 0 auf 100« – 14-Tage-Power-Plan

Tag 4

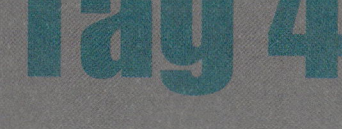 30 sek Belastung | 30 sek Pause | 3 Sets | Gesamtzeit: 15 min

Deadlift

1

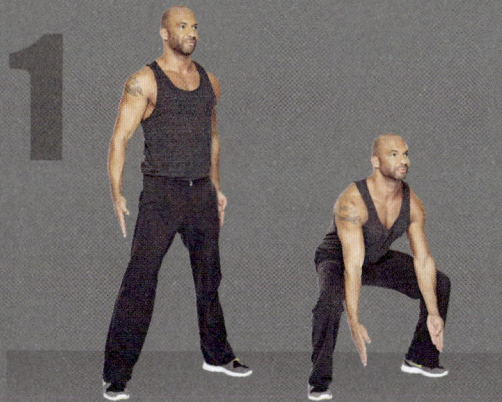

Up and Down Plank

2

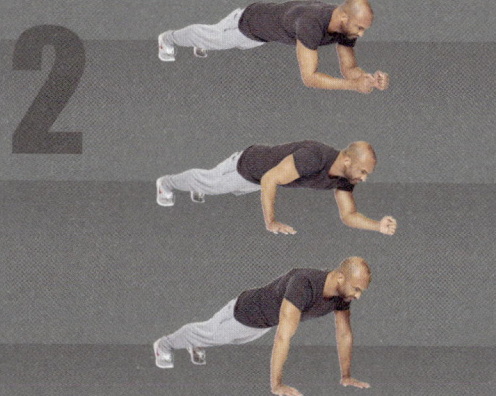

One Arm Kettlebell Swing rechts
One Arm Kettlebell Swing links

3

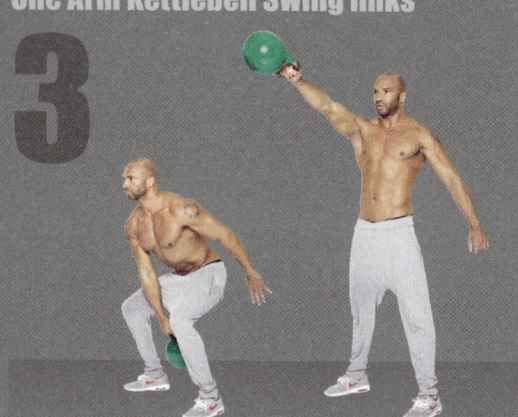

Cross Crunch

4

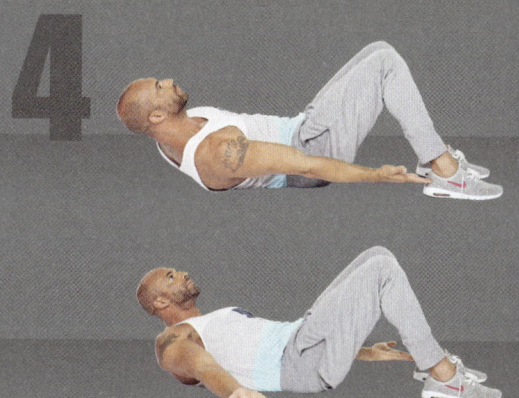

Reichen 4 Minuten Training?

Nur eine Übung? Ist das genug?

So mancher wird es komisch finden, wegen nur einer Übung in die Trainingsklamotten zu springen. Doch genau das ist gut so.

Die Regel »Man muss mehr arbeiten, um mehr zu erreichen« ist nämlich nicht immer zutreffend. Aber genau darin liegt die Herausforderung. Oft will der »Kopf« noch mehr trainieren, nach 4 Minuten Burpees-Training ist es jedoch definitiv Zeit, aufzuhören und den Trainingsreiz wirken zu lassen.

Tipps für den idealen Trainingsreiz

✓ Wärme dich optimal auf (siehe Seite 43).

✓ Konzentriere dich auf diese eine Übung und achte auf die korrekte Ausführung.

✓ Suche dir deine Lieblings-Power-Trainingsmusik aus.

✓ Stelle dir einen Timer für 8-mal 30 sek Belastung und 30 sek Pause.

Trainingspläne

»Von 0 auf 100« – 14-Tage-Power-Plan

Tag 5

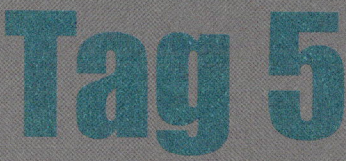 30 sek Belastung ⏸ 30 sek Pause ↻ 4 Sets ⏱ Gesamtzeit: 4 min

Burpees

1

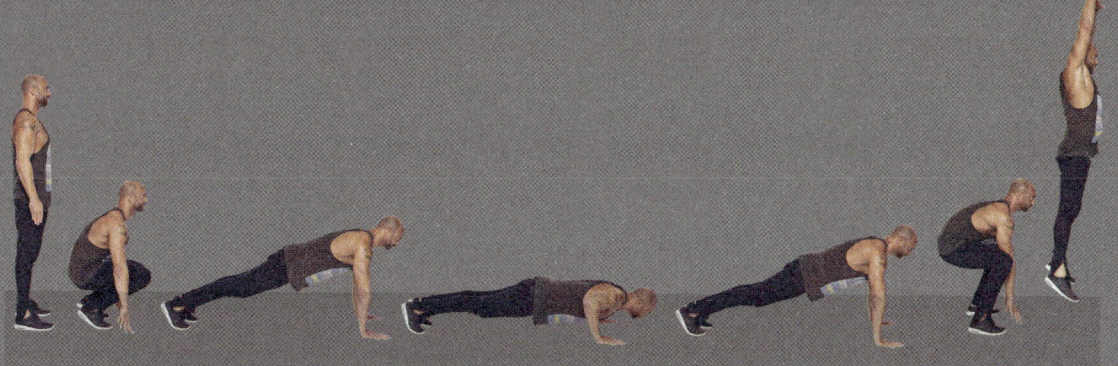

Trainingspläne

»Von 0 auf 100« – 14-Tage-Power-Plan

Tag 6

⏻ 1 Set

20 Cross Crunches
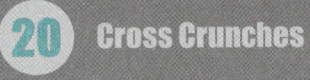
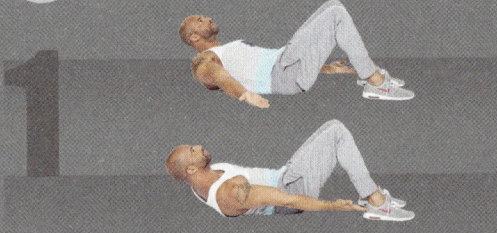

20 Crunches
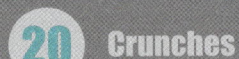
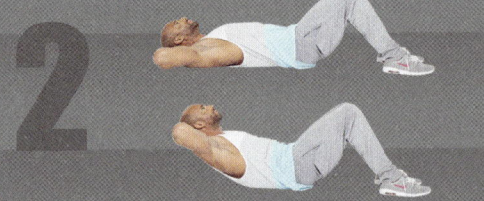

20 Reverse Crunches
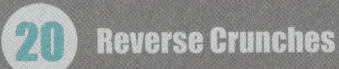
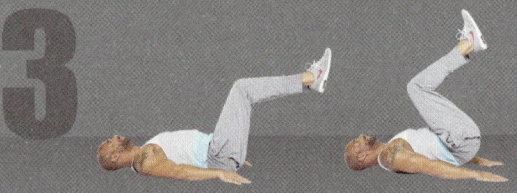

20 Mountain Climbers
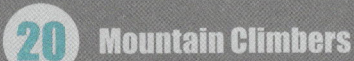
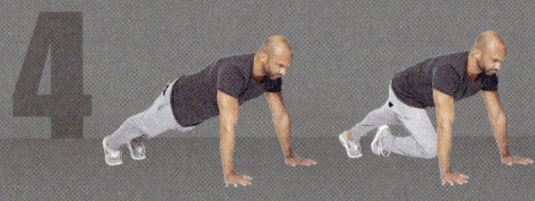

6 Side Plank Rotation rechts, dann links
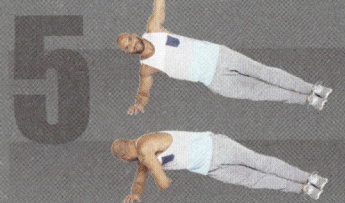

10 V-ups im Wechsel
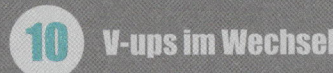
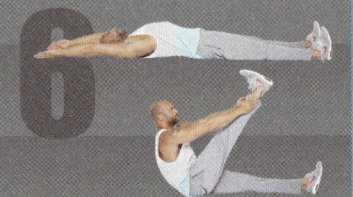

20 Bicycle Crunches
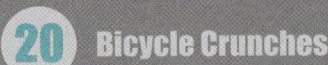
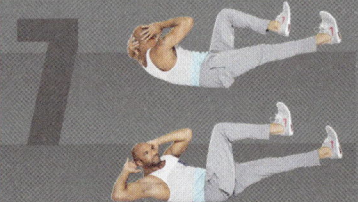

Trainingspläne

»Von 0 auf 100« – 14-Tage-Power-Plan

+ Stretching

⟳ 1 Set | Stretche bei jeder Übung 1 Minute lang deine Muskulatur

Nacken

1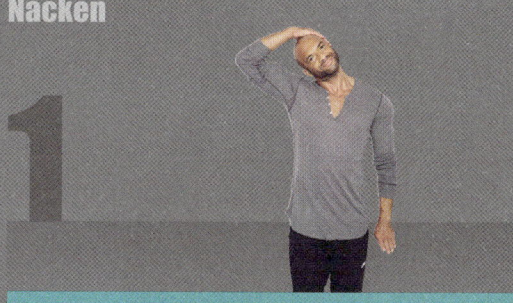

Schulter 2

2

Seitlicher Bauch

3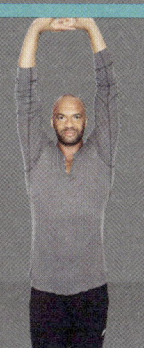

Rücken

4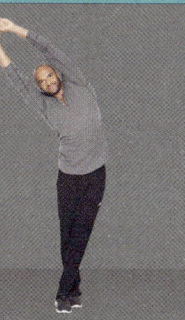

Brust

5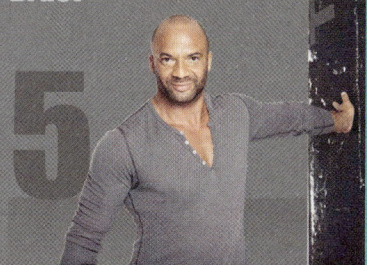

Oberschenkel-vorderseite

6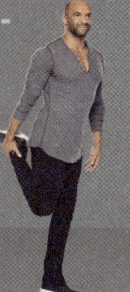

Oberschenkel-rückseite

7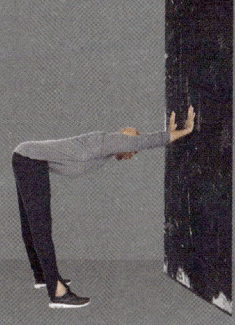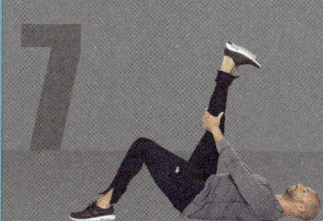

Trainingspläne

»Von 0 auf 100« – 14-Tage-Power-Plan

Tag 7 = LoadDay

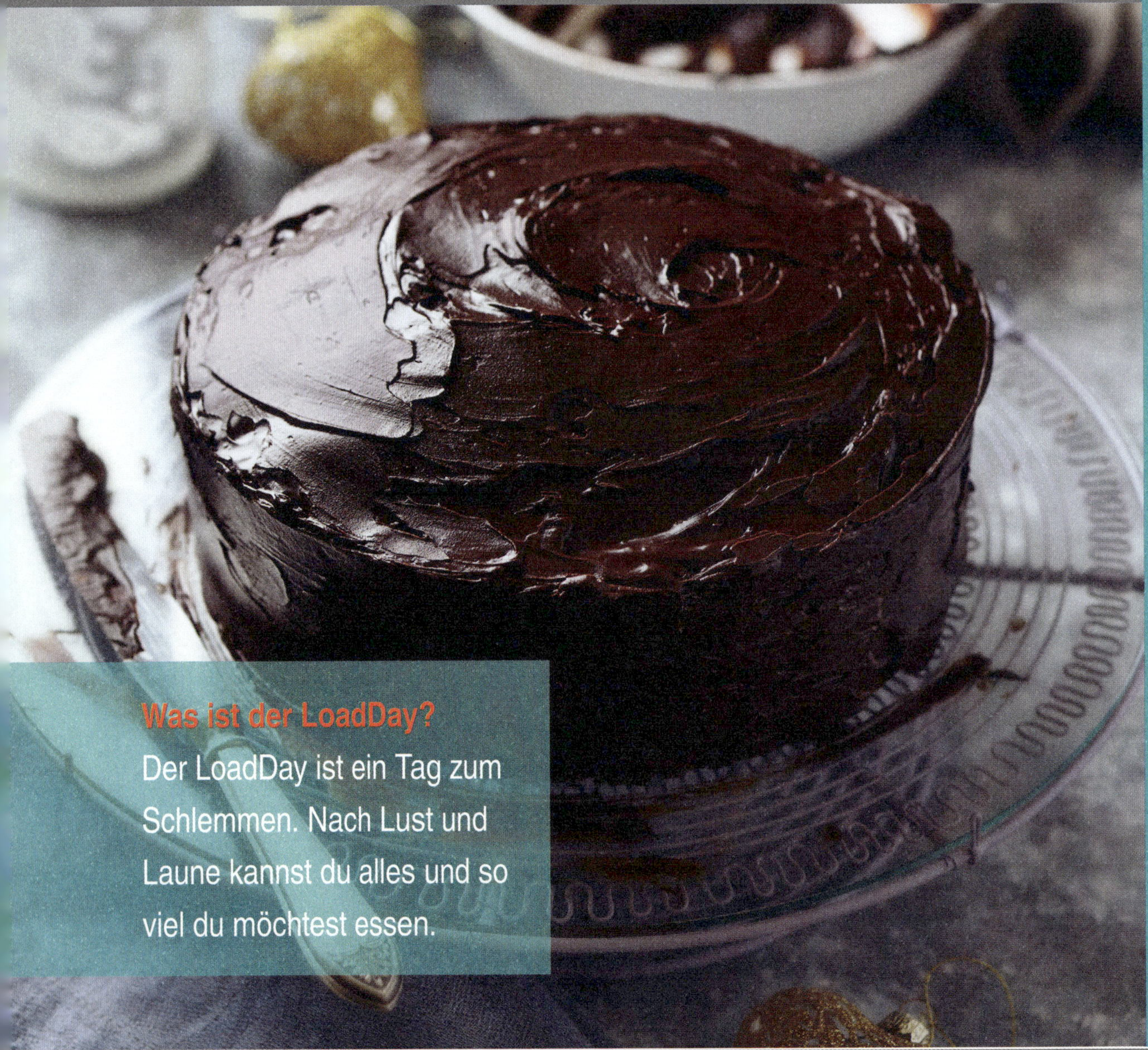

Was ist der LoadDay?

Der LoadDay ist ein Tag zum
Schlemmen. Nach Lust und
Laune kannst du alles und so
viel du möchtest essen.

Trainingspläne

»Von 0 auf 100« – 14-Tage-Power-Plan

Tag 8

30 sek Belastung | 30 sek Pause | 3 Sets | Gesamtzeit: 18 min

Skipping

1

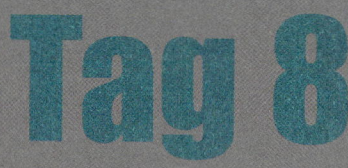

Push-up to Side Plank im Wechsel

2

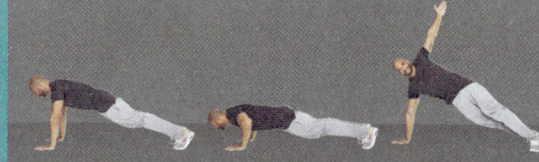

Toe Touch Crunch

3

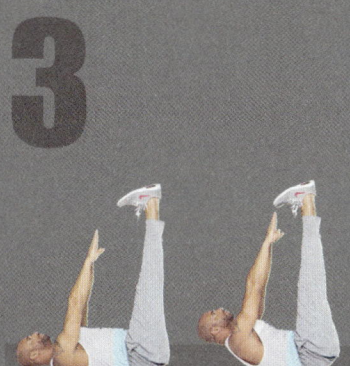

Reverse Lunges im Wechsel

4

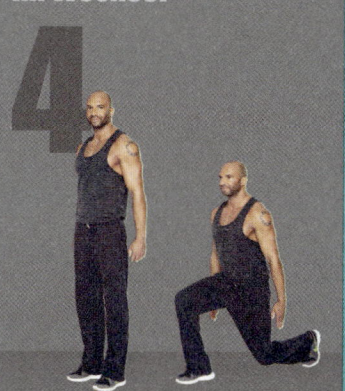

Single-Leg Kettlebell Deadlift

5

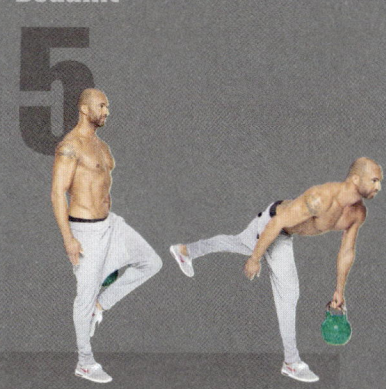

Trainingspläne

»Von 0 auf 100« – 14-Tage-Power-Plan

Tag 9

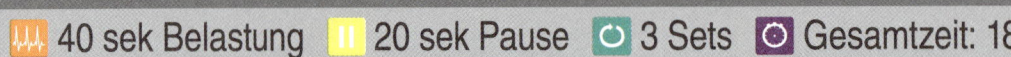

| 40 sek Belastung | 20 sek Pause | 3 Sets | Gesamtzeit: 18 min |

Jumping Jacks

1

Squat One Arm Shoulderpress rechts, dann links

2

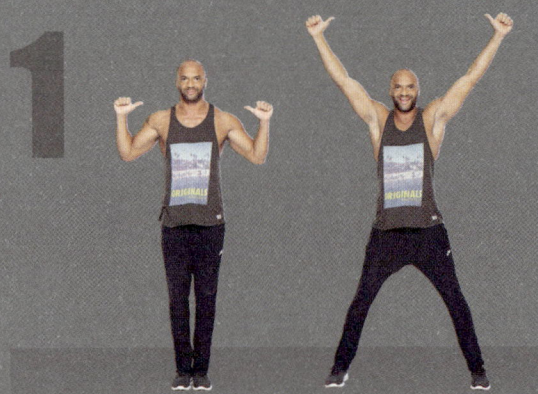

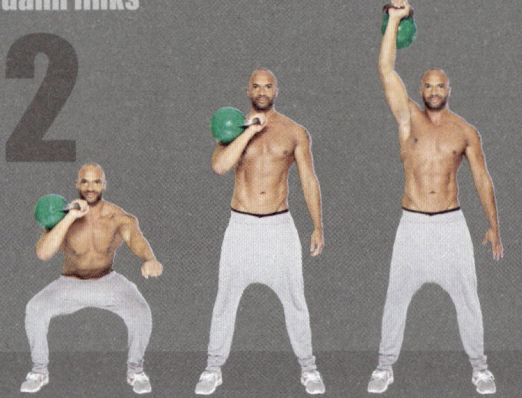

Liegestütz

3

Split Jumps

4

Kettlebell Side to Side Crunch

5

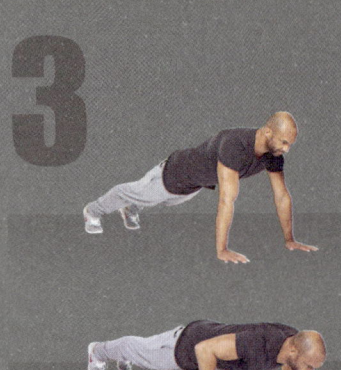

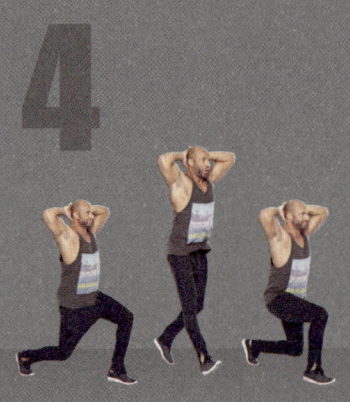

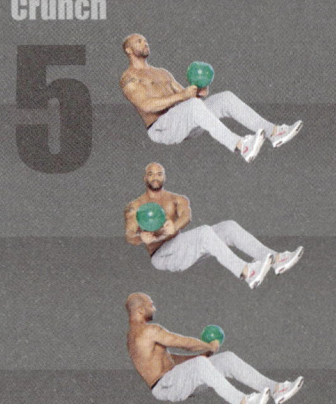

Trainingspläne

»Von 0 auf 100« – 14-Tage-Power-Plan

Tag 10

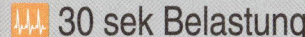 30 sek Belastung 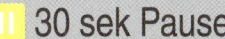 30 sek Pause 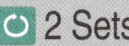 2 Sets Gesamtzeit: 16 min

Kettlebell Side Plank Shoulderpress rechts, dann links

Detlef Lunges rechts, dann links

1

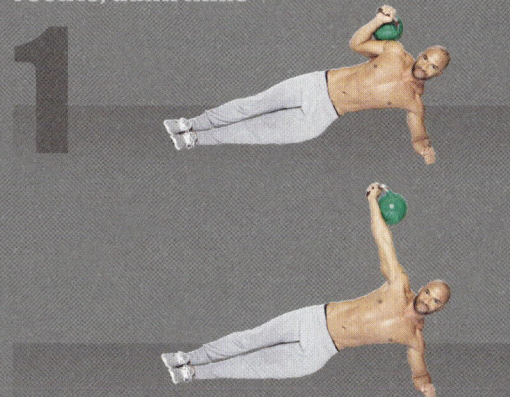

2

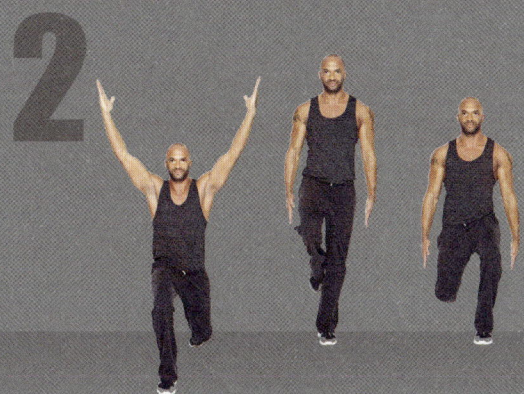

Bird Raises

Kettlebell Reverse Lunge to One Arm Shoulderpress rechts, dann links

Side Crunch im Wechsel

3

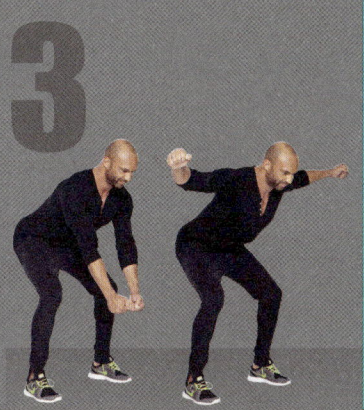

4

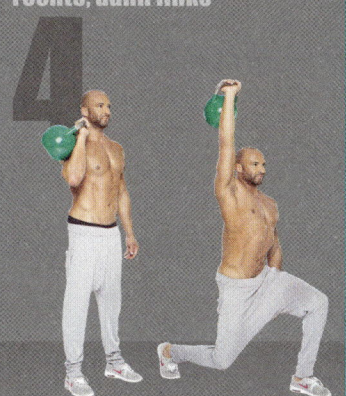

5

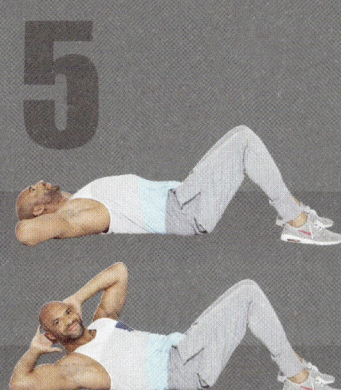

Trainingspläne

»Von 0 auf 100« – 14-Tage-Power-Plan

Tag 11

⟳ 1 Set

10   Push-up Mountain Climbers

30   Bicycle Crunches

1
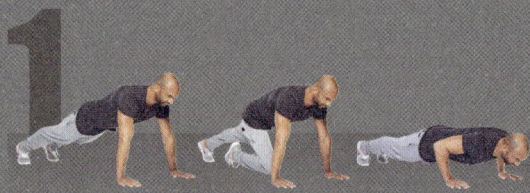

2
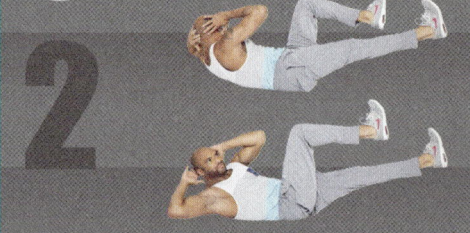

10   Kettlebell Windmills rechts, dann links

10   Side Plank Rotation rechts, dann links

3

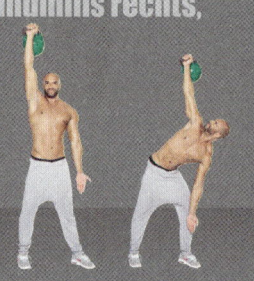

4
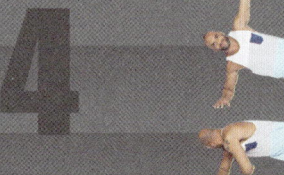

20   Reverse Crunches

50   Crunches

5
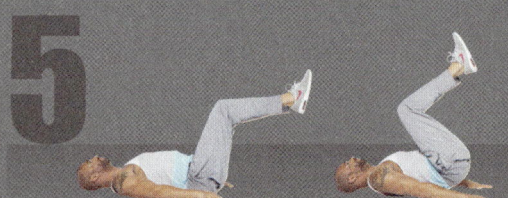

6
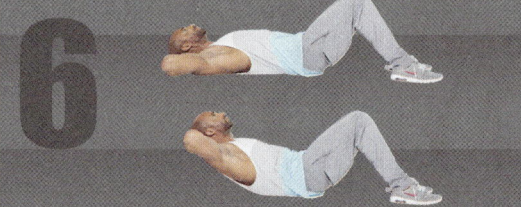

Trainingspläne

»Von 0 auf 100« – 14-Tage-Power-Plan

+ Stretching

⟳ 1 Set   Stretche bei jeder Übung 1 Minute lang deine Muskulatur

Kleiner Gesäßmuskel – Musculus piriformis

1

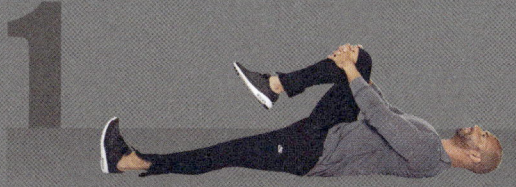

Oberschenkel- rückseite

2

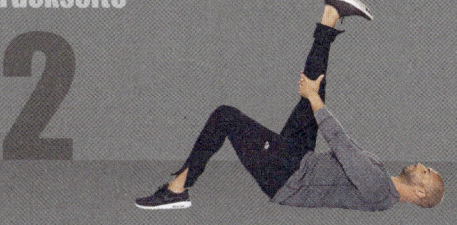

Gluteus maximus

3

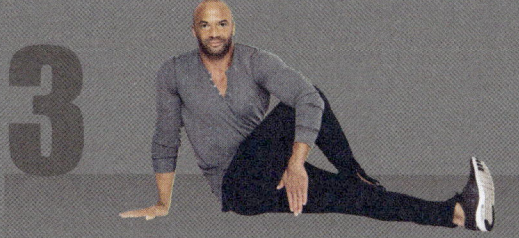

Oberschenkel- vorderseite

4

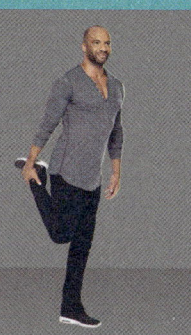

Brust

5

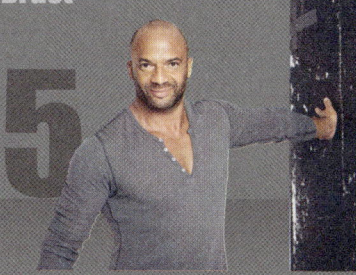

Schulter 1

6

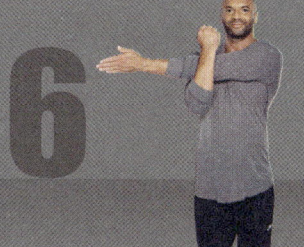

Nacken

7

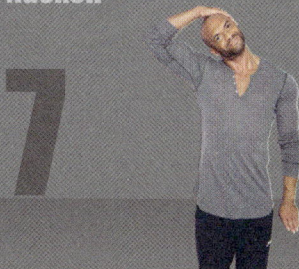

Trainingspläne

»Von 0 auf 100« – 14-Tage-Power-Plan

Tag 12

| 40 sek Belastung | 20 sek Pause | 3 Sets | Gesamtzeit: 21 min |

One Arm Kettlebell Swing rechts, dann links

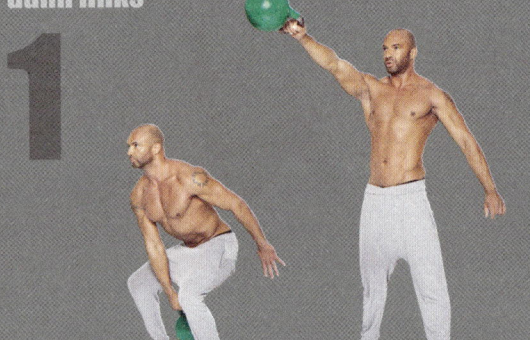

1

Kettlebell Reverse Lunge to One Arm Shoulderpress rechts, dann links

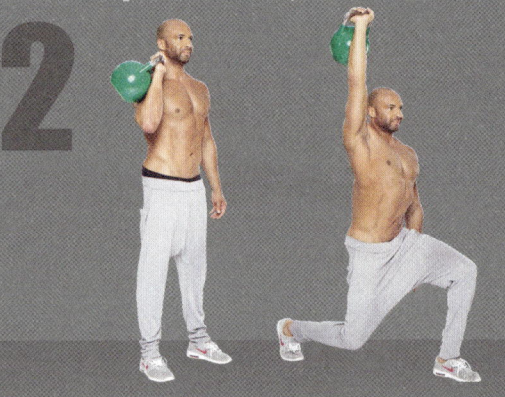

2

Kettlebell Side to Side Crunch

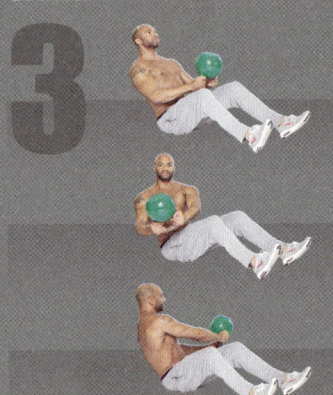

3

Swimmer 2

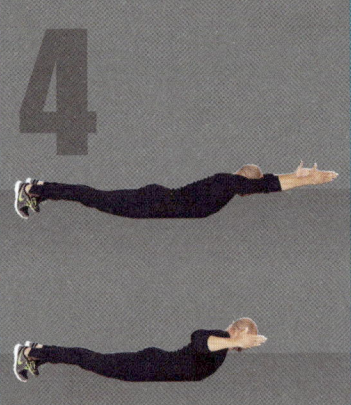

4

Ellbow Plank with Arm-Leg Lift im Wechsel

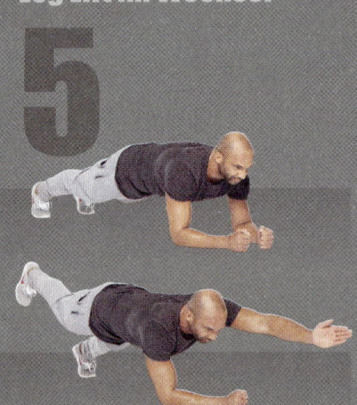

5

Obst-Milch-Baustein
für schnelle Energie nach dem Sport

Der Obst-Milch-Baustein ist eine wichtige Komponente des Ernährungskonzeptes von BodyChange®. Die Kombination aus etwas Obst und einem Milchprodukt bringt dir nach deinem Workout einen richtigen Energieschub.

Beeren-Shake

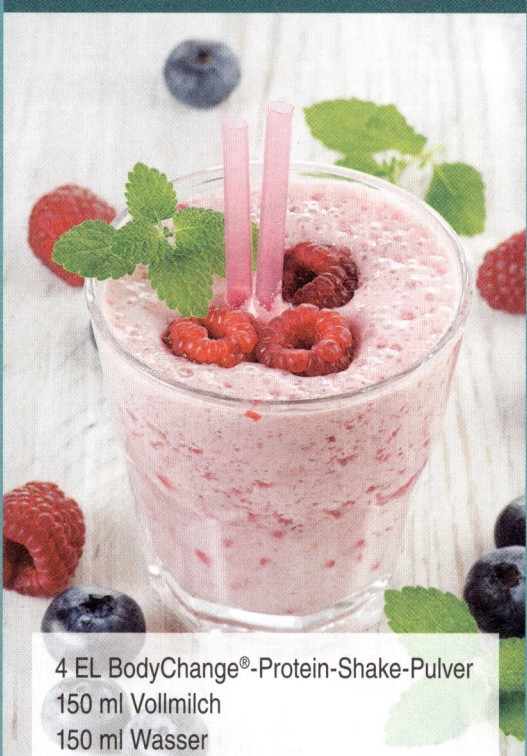

4 EL BodyChange®-Protein-Shake-Pulver
150 ml Vollmilch
150 ml Wasser
100 g frische oder tiefgefühlte Beeren

Bananen-Nuss-Shake

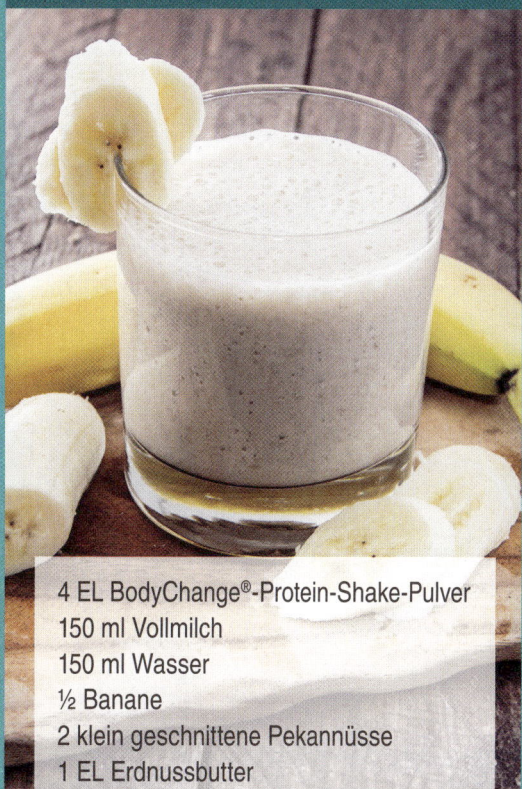

4 EL BodyChange®-Protein-Shake-Pulver
150 ml Vollmilch
150 ml Wasser
½ Banane
2 klein geschnittene Pekannüsse
1 EL Erdnussbutter

Trainingspläne

»Von 0 auf 100« – 14-Tage-Power-Plan

Tag 13

| 🫀 2 min Belastung | ⏸ 1 Set | 🕐 Gesamtzeit: 6 min |

2 min **Kettlebell Swing**

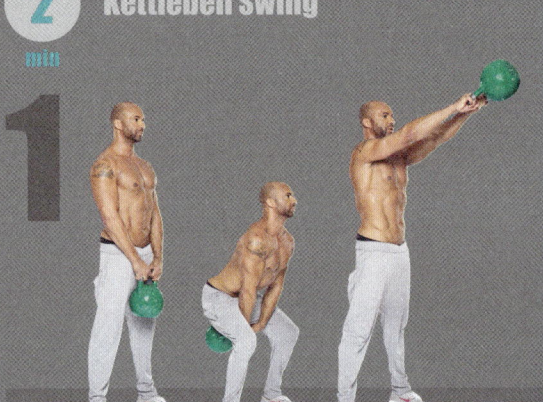

2 min **Crunch**

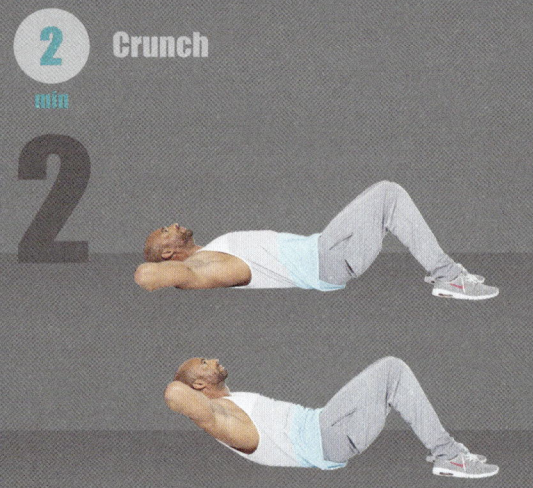

2 min **Squat (schnell)**

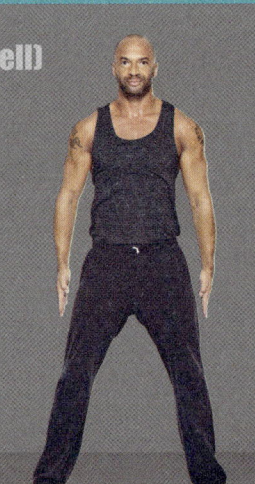
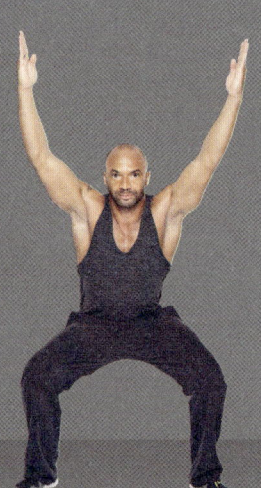

BodyChange®-Workouts:

1. Motivieren lassen

2. Mitmachen

3. Sexy aussehen!

Trainingspläne

»Von 0 auf 100« – 14-Tage-Power-Plan

Tag 14 »Die magische 100«

Wie lange brauchst du für dieses Workout?

10 Push-ups

1

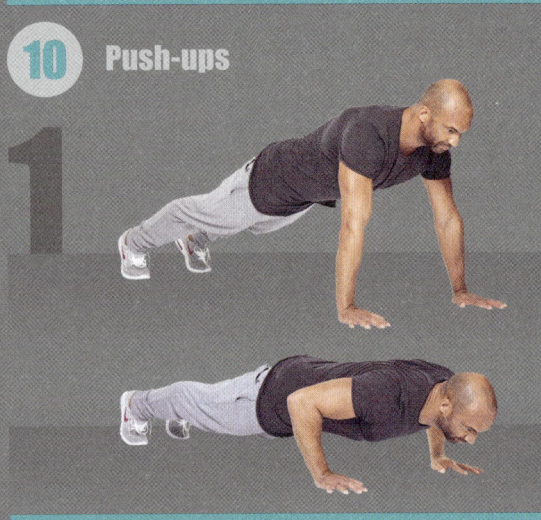

20 Reverse Lunges im Wechsel

2

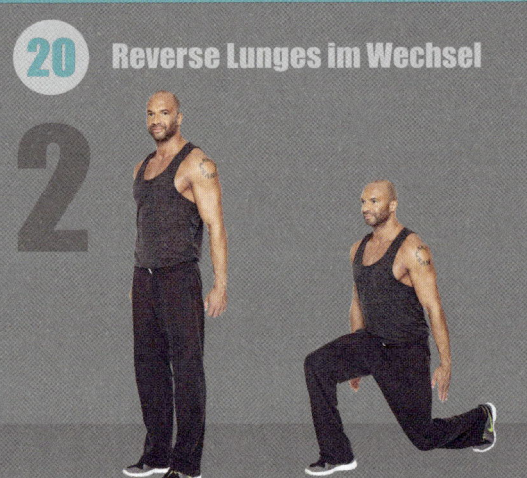

30 Swimmer 1

3

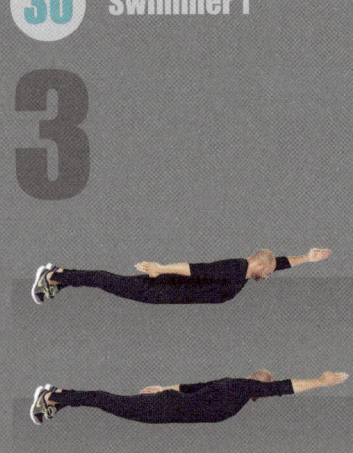

40 Kettlebell Swings

4

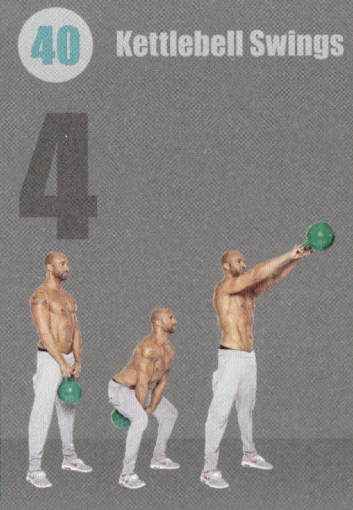

50 Kettlebell Side to Side Crunches

5

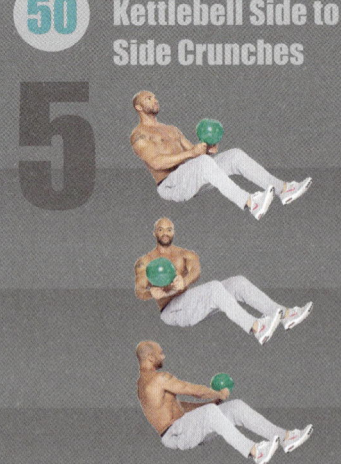

Trainingspläne

»Von 0 auf 100« – 14-Tage-Power-Plan

Tag 14 »Die magische 100«

Wie lange brauchst du für dieses Workout?

60 Deadlifts to V-Position

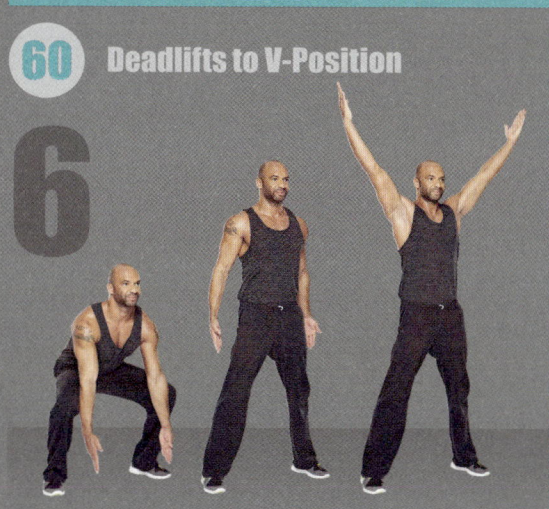

70 Mountain Climbers

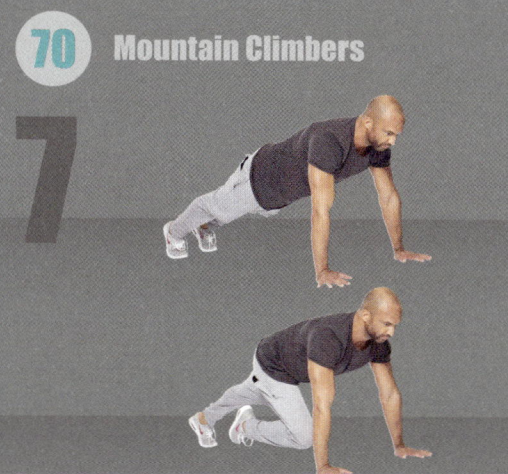

80 Squats

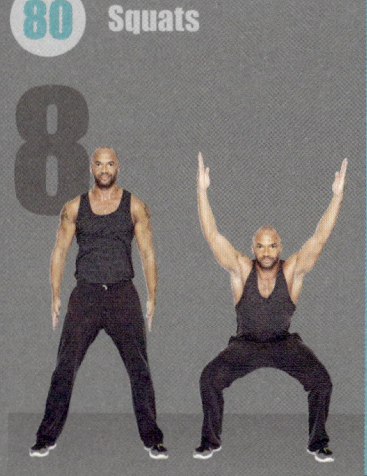

90 Skippings

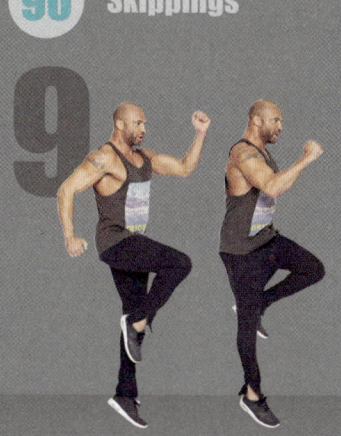

100 Crunches

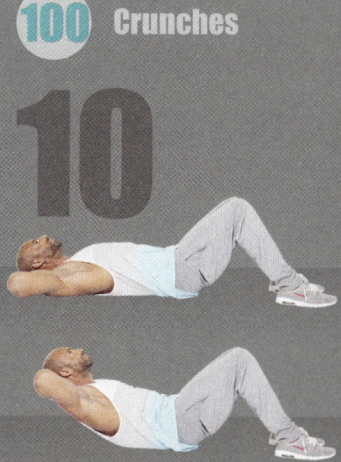

Trainingspläne

Sixpack-Plan 200
Goldstaub
für deine Bauchmuskeln

200 Wiederholungen für dein Sixpack. Aber du weißt ja: kein Sixpack, ohne das Unterhautfettgewebe zu reduzieren. Lösung: richtige Ernährung + effektives Training.

- ✓ 6 speziell ausgesuchte Übungen für dein Sixpack
- ✓ Das Sixpack-Workout kannst du als einzelnes Training oder als Nachschlag nach einem Workout absolvieren.
- ✓ Mach keine Pause zwischen den einzelnen Übungen.

moving powerful abs energizing
now gym breathtaking faster
home fast challenging pounds
satisfying muscle superior start
endless energy higher boost lat
superlative cardio men swing
sport natural stronger ultimate
love free unleash potential body
fitness fuel weight easy way
turbocharge sexy kettlebell look
focused help training big gains
best maximize breathing sport

Trainingspläne

Sixpack-Plan 200 – Goldstaub für deine Bauchmuskeln

How to do it

✓ Trainiere diese 6 Übungen in der gezeigten Reihenfolge. Keine Pause zwischen den Übungen. Diese 200 Wiederholungen sind perfekt für dein Sixpack-Training.
✓ Bei Übung 1 und 3 trainierst du erst die rechte und danach die linke Seite.

✓ Dieses Sixpack-Workout kannst du einzeln oder als Zusatz nach einem Training deiner Wahl durchführen.
✓ Denk daran: ohne die richtige Ernährung kein Sixpack.

⟳ 1 Set

20 Kettlebell Wood Chops rechts, dann links

1

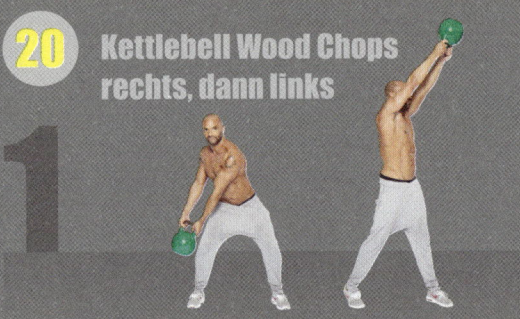

50 Kettlebell Side to Side Crunches

2

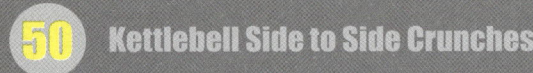
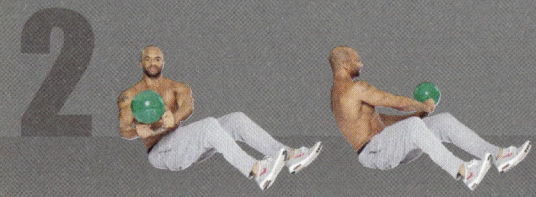

10 Kettlebell Windmills rechts, dann links

3

20 V-ups im Wechsel

4

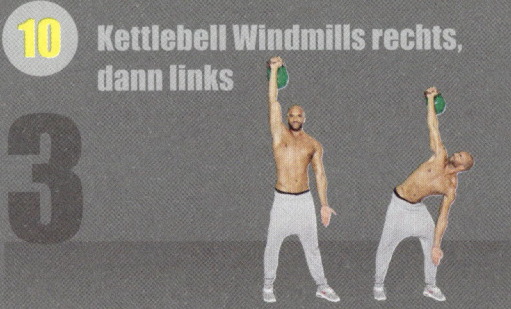
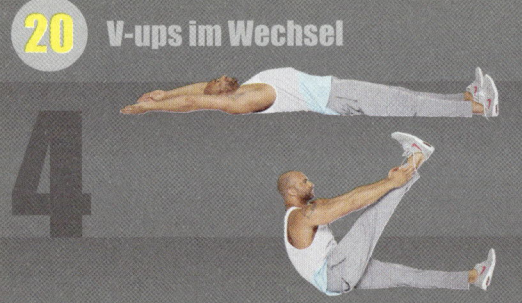

20 Toe Touch Crunches

5

50 Reverse Crunches

6

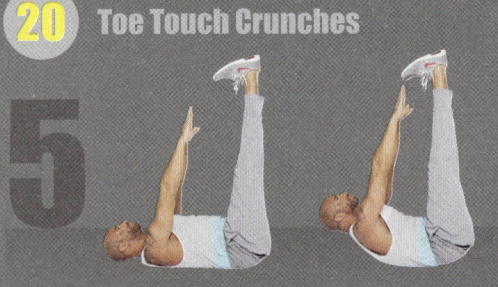
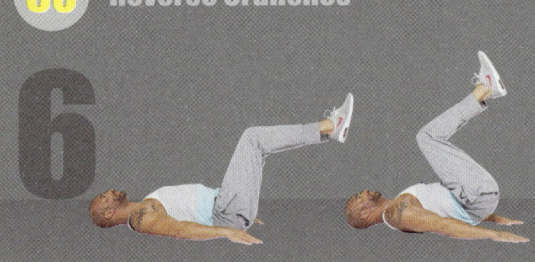

Mit diesen 5 Schritten zum Sixpack

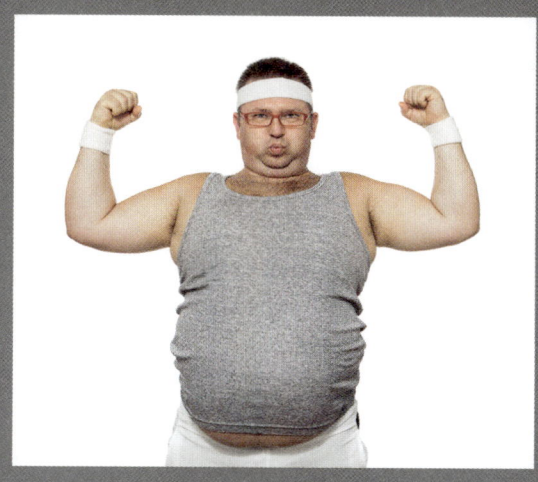

1 Reduziere dein Körperfett.

2 Absolviere komplexe Kraftübungen.

3 Trainiere nicht täglich deine Bauchmuskeln.

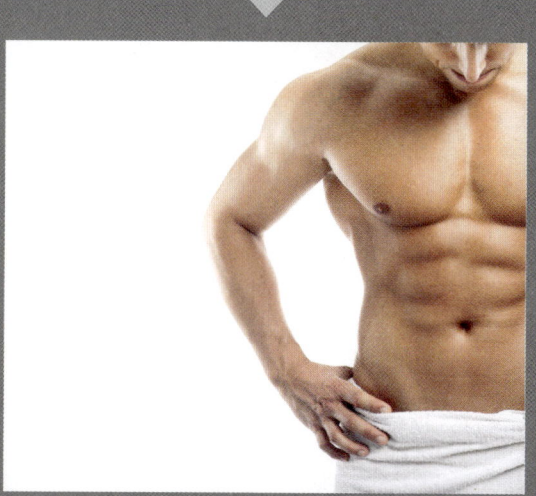

4 1 High-Intensity-Einheit pro Woche

5 7 bis 8 Stunden Schlaf pro Nacht

Ingos Erfolg: −25 kg !

»Ich habe solchen Spaß, dass ich eine Ausbildung zum Personal Trainer mache, um andere an meinem Erfolg teilhaben zu lassen.«

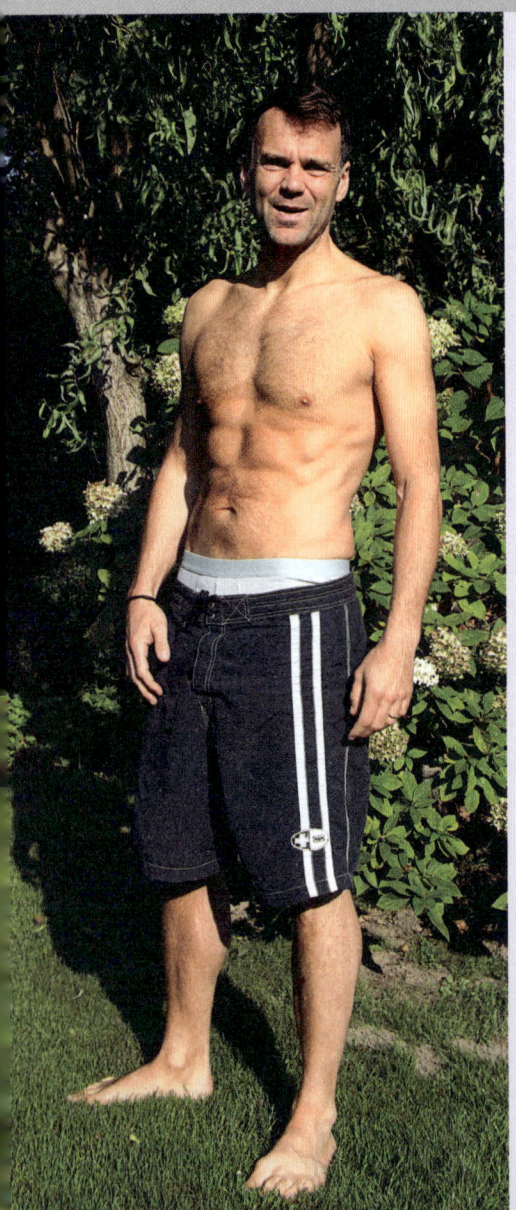

▶ Ich habe mich schon länger unwohl gefühlt. Die Jeans passten nur noch in Extremgrößen, Schuhe zubinden war mit Atemnot verbunden, Sport ein Fremdwort, wenn ich selber ransollte.

▶ Es waren mal wieder diese typischen Vorsätze zum Jahresstart. Diesmal sollte es jedoch anders kommen … Über Facebook bin ich auf 10 WBC aufmerksam geworden und dachte mir, das werde ich jetzt mal 10 Wochen versuchen.

▶ Was begeistert mich an BodyChange®? Die Einfachheit des Programms, kurze knackige Workouts ohne viel Drumherum und leckeres Essen. Es ist eine reine Gewöhnungssache, auf Beilagen zu verzichten, aber es geht und ich persönlich vermisse nichts.

▶ Ich fühle mich in erster Linie fitter, viel selbstbewusster, schwungvoller, habe mehr Tatendrang, mehr Lust, Dinge zu unternehmen, bin aufgeschlossener und ich fühle mich sexy. ☺

▶ Positive Veränderung? Klar, in jedem Fall neue Klamotten … Jeans von Größe 36 auf Größe 29 … Aber auch mein Geschmack in puncto Kleidung hat sich verändert. Früher habe ich T-Shirts gekauft, die eher etwas schlabberig waren. Heute lege ich Wert auf figurbetonte Slim-Fit-Shirts.

▶ Anfangs habe ich gerade mal 8 (mit Ach und Krach) Liegestütze geschafft und ich habe es gehasst, heute zählen Liegestütze (in allen Variationen) zu meinen Lieblingsübungen und ich schließe jedes Workout mit maximal zu schaffenden Liegestützen ab – je nach Intensität des Workouts und meiner Tagesform sind das schon mal über 50.

▶ Aus dem Ziel abzunehmen entstand bei mir die Begeisterung für Fitnesstraining. Ich fühle mich besser, leichter und frischer als vor dem Programm und ich freue mich täglich auf meine Workouts.

▶ Das beste Kompliment kam von einer Nachbarin, die sagte, ich sehe jeden Tag jünger aus. Noch besser ist, dass ich mich auch so fühle!

▶ Mein Power-Song: Marlon Roudettes »When The Beat Drops Out« und bei Tabata-Übungen »Hells Bells« von AC/DC.

▶ Das nächste Ziel? Personal-Trainer-B-Lizenz und meinen Körper weiter formen (10wbc longlife). Ganz klares Ziel ist es, bis Ende des Jahres einen Körperfettanteil von weniger als 10 Prozent zu haben (aktuell 14 Prozent) und diesen Fettanteil dauerhaft zu halten.

Erfolgsstory

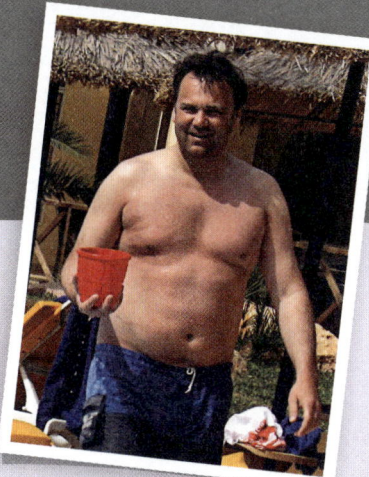

vorher

»Ich liebe und lebe heute meinen Sport.«

Anfangs habe ich gedacht: »Mal wieder eine dieser Diäten, die dann eh nicht klappen.« Allerdings drückten die 101,4 kg so auf mein Gemüt, dass ich den Anstoß nutzte, den Detlef mir im Werbevideo gegeben hat. Also angemeldet und losgelegt.
Zunächst fragten meine Freunde, Bekannten und Kollegen: »Warum machst du denn eine Diät?« – »Was soll das denn?« – »Du brauchst das doch nicht« usw. Aber ich wollte es diesmal durchziehen. Mein erstes Ziel waren die 10 Wochen und 90 kg. Am Ende standen 89,5 kg auf der Waage.
10 Wochen habe ich meine Sporteinheiten von 2-mal pro Woche auf 4-mal pro Woche und später auf tägliche Einheiten gesteigert. Der Ehrgeiz hat mich gepackt, Detlef ist ein SUPER MOTIVATOR und ich habe sogar auf meine LoadDays verzichtet – es hat mir ja an nichts gefehlt.
Nach den 10 Wochen habe ich mir jedoch den ersten LoadDay gegönnt und mir wurde echt schlecht (obwohl ich nicht übermäßig viel gegessen habe).
Mein neues Ziel hieß jetzt 80 kg und so lag es nah, weiterzumachen und mich für BodyChange® Next anzumelden. Puh, 10 WBC war tatsächlich nur ein (wichtiger) Einstieg, das Programm ging gleich gut los und ich war sehr froh, dass alle WBC-Next-Übungen auf den 10-WBC-Übungen aufbauen. Jetzt purzelten die Pfunde und die ersten erstaunten Kommentare von Freunden, Kollegen, Verwandten und Bekannten kamen, doch diesmal war der Wortlaut ein anderer: »Wie hast du das denn geschafft?« – »Wo muss ich mich anmelden?« – »Wie lange hat das gedauert?« usw. Auch die Komplimente nahmen zu, es hieß, ich wirke frischer, aufgeschlossener, fokussierter und vor allem jünger.
Ich selbst habe das erst gar nicht so mitbekommen, denn ich schaue mich ja jeden Tag im Spiegel an und da bemerke ich die Veränderung nicht gleich, erst über das Erfolgstool, die Vorher-/Nachher-Fotos wurde mir bewusst, was hier gerade mit mir passierte.
Aus dem Ziel, eigentlich nur etwas abzunehmen, um mich wieder wohlzufühlen, ist der Ehrgeiz entstanden, einen richtig schönen, gut geformten Körper zu bekommen, einen flachen Bauch mit Sixpack und einen Urlaub machen zu können, den ich so richtig genießen kann (ohne meinen fetten Bauch unter einem Shirt verbergen zu müssen).
Ich liebe und ich lebe heute meinen Sport, kann mich, ehrlich gestanden, auch nicht an den letzten LoadDay erinnern, denn ich mache keinen. Aber mir fehlt nichts!
Mein aktuelles Gewicht liegt bei rund 74 kg, so fühle ich mich sehr wohl und ich werde weiterhin aktiv meine Workouts machen und mit eigenen Übungen ergänzen.

Freundliche Grüße
Ingo Gorodiski

Trainingspläne

Männer-Special Muskelaufbau

Dieser Muskelaufbau-Trainingsplan bringt die besten Männerübungen auf den Punkt. 3 verschiedene Workouts pro Woche sind entwickelt worden, um den männlichen Body zu stählen und gezielt die Hormone für das Muskelwachstum zu stimulieren. Es braucht deutlich weniger Training, als die meisten denken. Wer nur diese 3 Workouts jede Woche fest in seinen Alltag integriert, wird zukünftig fit, energiegeladen und erfolgreich durchs Leben gehen und dabei auch noch gut aussehen. Achtung! Die Workouts sind zwar kurz, sollen dich aber fordern. Gehe in jedem Training an dein Limit. Nur so setzt du den gewünschten Reiz.

- ✓ 1. Workout: Reduzieren des Bauchfetts, 5 min
- ✓ 2. Workout: Full-Body-Workout, ca. 30 min
- ✓ 3. Workout: Volume-Training, ca. 5 min

✓ Erfolgs-Checkliste

✓ Mach es wie viele erfolgreiche Menschen und führe eine Erfolgs-Checkliste.

✓ Fotografiere und wiege dich, bevor du mit deinem Trainingsplan startest.

✓ Setze sonntags für jede durchgeführte Aktion ein Belohnungshäkchen.

Woche	Workout 1 Blast your Belly Fat	Workout 2 Full-Body-Workout	Workout 2 Volume-Training	Optional Sixpack-Plan 200	Protein-reiche Ernährung	Mind. 3 Liter Wasser
1						
2						
3						
4						
5						
6						
7						
8						
9						
10						
11						

USW.

Wie wächst der Muskel?

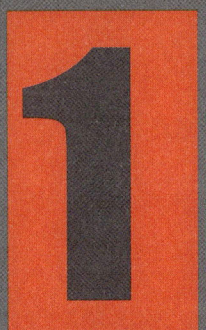

Essen, essen, essen!

Die wichtigste Regel für Muskelaufbau heißt: viel essen. Das hat oberste Priorität. Viel Protein, gute Fette (z. B. Butter und Olivenöl), viel Gemüse, Nüsse, Eier, Fleisch und Fisch. Auch Kohlenhydrate in Form von Erbsen, Bohnen und Linsen sind wichtiger Bestandteil einer muskelaufbaufördernden Ernährung. Die BodyChange®-Ernährung ist dafür ideal. BodyChanger®, denen es vor allem um den Gewichtsverlust geht, planen pro Tag 3 bis 4 Mahlzeiten. Alle BodyChanger®, die in erster Linie Muskeln aufbauen wollen, sollten 4- bis 5-mal am Tag essen und mindestens 3 Liter Wasser trinken.

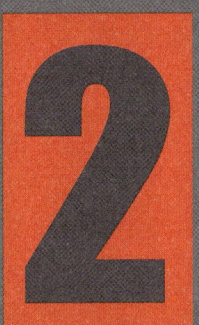

Langsame Bewegungsausführung und Pause

Wichtig ist, den Körper wirklich herauszufordern, also einen ordentlichen Trainingsreiz zu setzen. Kurze Einheiten, langsame Ausführung (Beispiel Liegestütz: 5 sek ab, 5 sek hoch) und viel Pause sind die wichtigsten Prinzipien beim Training. Vor allem das 3. Workout, Volume-Training, wurde gezielt für den Muskelaufbau entwickelt.

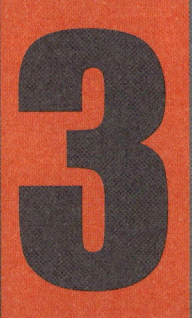

Testosteron-Level hoch halten

Testosteron ist wohl das wichtigste Hormon für den Mann. Manche nennen es auch liebevoll das Königshormon. Es ist unter anderem für die Ausprägung der Muskelkraft und das Muskelwachstum verantwortlich. Ab einem Alter von 40 Jahren sinkt der Testosteron-Level allmählich ab. Aber schon mit einfachen und vor allem natürlichen Strategien kann jeder Mann sein Wachstumshormon stimulieren.

Nimm den speziell entwickelten BodyChange®-Protein-Shake zu dir, um einfach und schnell deine Proteinzufuhr zu gewährleisten.
- ✓ hoch konzentriertes Molke-Protein-Isolat
- ✓ ohne Zusatz von Zucker oder Süßungsmitteln
- ✓ leckerer Vanille-Geschmack
- ✓ + tolle kostenlose Shake-Rezepte

6 weitere natürliche Testosteron-Booster

Weniger Plastik

Kalt duschen

Mehr Schlaf

Regelmäßig Sonne

Weniger Stress

Wenig Alkohol

Trainingspläne

Männer-Special – Muskelaufbau

1. Workout
Blast your Belly Fat

How to do it

- ✓ Weg mit dem Bauchfett. Dieses Workout bringt den Stoffwechsel extrem zum Arbeiten und verbessert die mentale Stärke.
- ✓ Die Jumping Jacks sind unser Warm-up. Danach kommt eine kleine Challenge: Wie viele Burpees schaffst du in 4 Minuten?

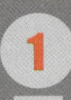 **1 Set**

---

1 min   **Jumping Jacks**

1

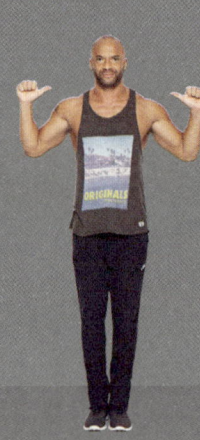
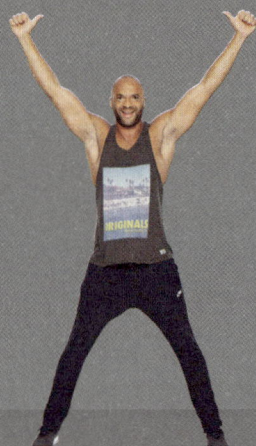

---

4 min   **Burpees**

2

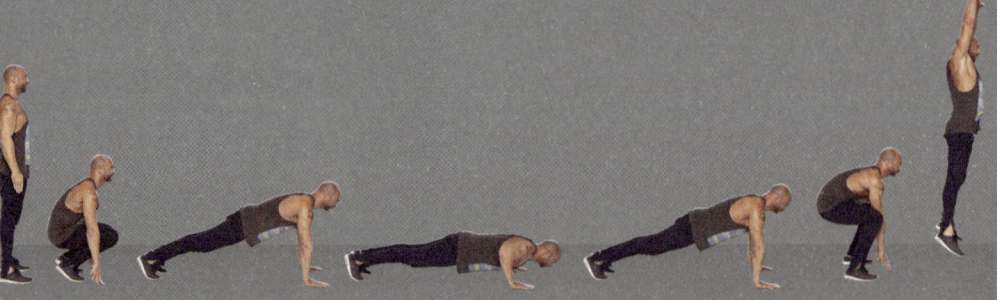

Trainingspläne

Männer-Special – Muskelaufbau

2. Workout
Full-Body-Workout

How to do it

- ✓ Dieses Workout bearbeitet jeden Muskel deines Körpers.
- ✓ Trainiere jede Übung 50 sek lang und mache 10 sek Pause. Wechsle bei den Übungen 1, 4 und 6 nach 25 sek die Seite.
- ✓ Zwischen den Sets machst du 3 min Pause.

| 〰️ 50 sek Belastung | ⏸ 10 sek Pause | ⟳ 3 Sets |

Kettlebell Lunge & Rotation im Wechsel

1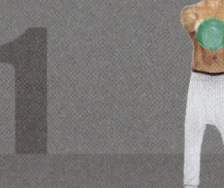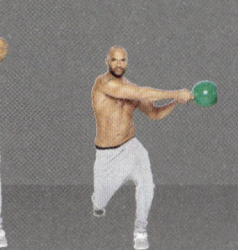

Push-up Breakdancer im Wechsel

2

Bird Raises

3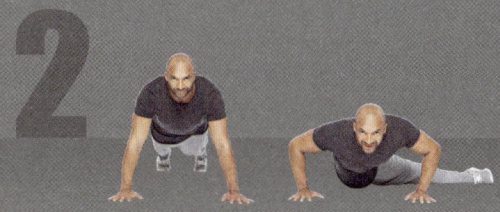

Kettlebell Reverse Lunge to One Arm Shoulderpress

4

Push-up to Side Plank im Wechsel

5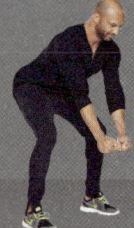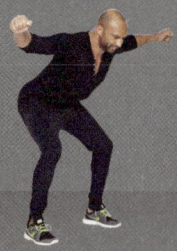

Squat One Arm Shoulderpress

6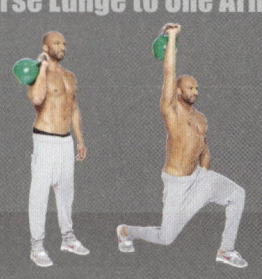

V-ups im Wechsel

7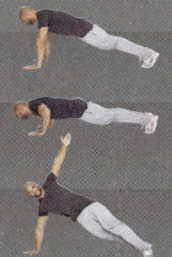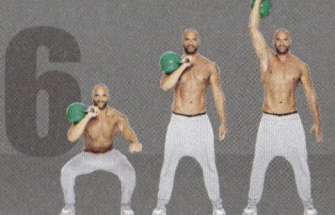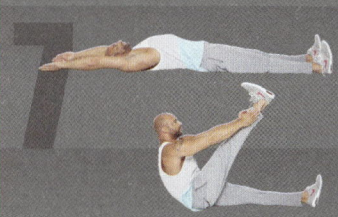

»I don't count
my sit-ups.

I only start counting,
when it starts hurting,
because they're the
only ones that count.«
Muhammad Ali

Trainingspläne

Männer-Special – Muskelaufbau

1. Workout
Volume-Training

How to do it

✓ Dieses Workout sorgt für starke Schultern – das, was Männer eben wollen.

✓ 3 min Pause zwischen den zwei Übungen.

✓ Das Volume-Training ist kurz und effektiv. Wir führen nur 1 Set aus.

⟳ 1 Set

 Push-ups langsam

 ✓ Langsam ist die Devise bei den Push-ups.

✓ 5 sek ab, 5 sek hoch. So lange, bis nichts mehr geht.

✓ Wenn du denkst, es geht nicht mehr, dann geht noch ganz viel. Wenn sich nichts mehr bewegt beim Liegestütz, dann halte diese Position noch, so lange du kannst.

1

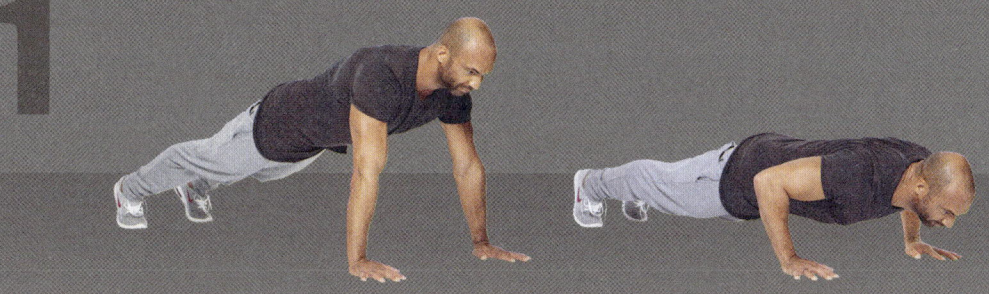

80 Kettlebell Swings

✓ Po und Bauch fest anspannen.

✓ Schnelle, explosive Hüftstreckung.

✓ Schwere Kettlebell verwenden.

2

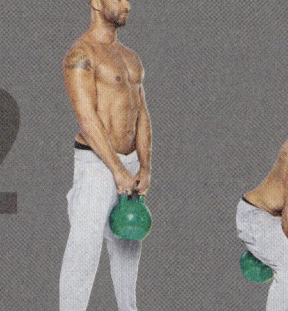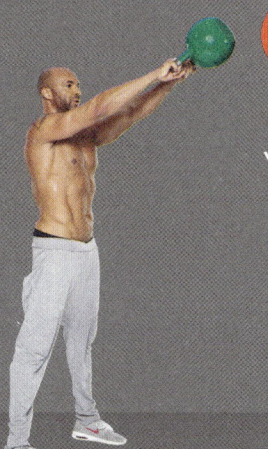

Trainingspläne

Frauen-Special
Get Sexy Shaping

Ein Wochenplan für alle Frauen, die den nächsten Schritt in Sachen Fitness gehen wollen. Diese 3 Workouts pro Woche reichen aus, um eine tolle durchtrainierte Figur zu bekommen. Natürlich immer in Kombination mit einer proteinreichen und zuckerarmen Ernährung. Für alle Frauen mit einer Grundfitness geeignet.

✓ 1. Workout: 2 spezielle Übungen für den Po
✓ 2. Workout: 5 Übungen für die Ganzkörper-Fitness
✓ 3. Workout: 6 effektive Übungen für den schlanken Bauch

✓ Erfolgs-Checkliste

✓ Mach es wie viele erfolgreiche Menschen und führe eine Erfolgs-Checkliste.

✓ Fotografiere und wiege dich, bevor du mit deinem Trainingsplan startest.

✓ Setze sonntags für jede durchgeführte Aktion ein Belohnungshäkchen.

Woche	Workout 1 Sexy Po	Workout 2 Full Body	Workout 2 Schlanke Taille	Optional Sixpack-Plan 200	Protein-reiche Ernährung	Mind. 2 Liter Wasser
1						
2						
3						
4						
5						
6						
7						
8						
9						
10						
11						

USW.

Trainingspläne

Frauen-Special – Get Sexy Shaping

1. Workout
Sexy Po Toning 100

How to do it

✓ Ein knackiger Po, das geht ganz einfach. Wenn es nur 2 Übungen für einen sexy Po gäbe, dann wären es diese.
✓ Trainiere diese zwei Übungen mit einer kurzen Pause von 2 min.
✓ Ein gutes Anfangsgewicht für die Kettlebell sind 8 kg.
✓ Wer keine Kettlebell hat, kann auch eine Wasserflasche oder eine Kurzhantel verwenden.

⟳ 1 Set

70 Kettlebell Swings

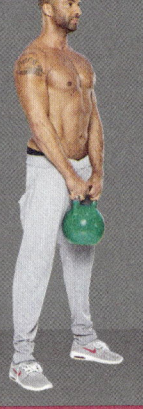
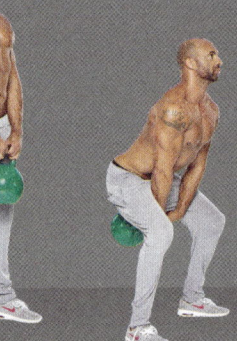
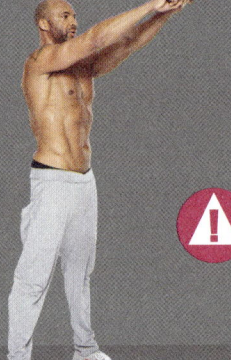

✓ Po fest anspannen.
✓ Bauch fest anspannen.
✓ Schnelle, explosive Hüftstreckung.

15 Single-Leg Kettlebell Deadlifts rechts, dann links

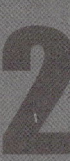
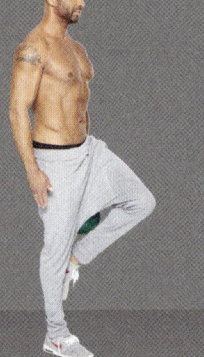
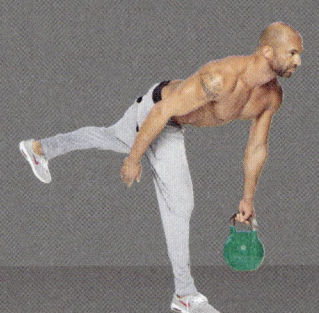

✓ Langsame Bewegungen.
✓ Stehe die gesamte Übungen auf einem Bein.
✓ Spanne den Bauch fest an.

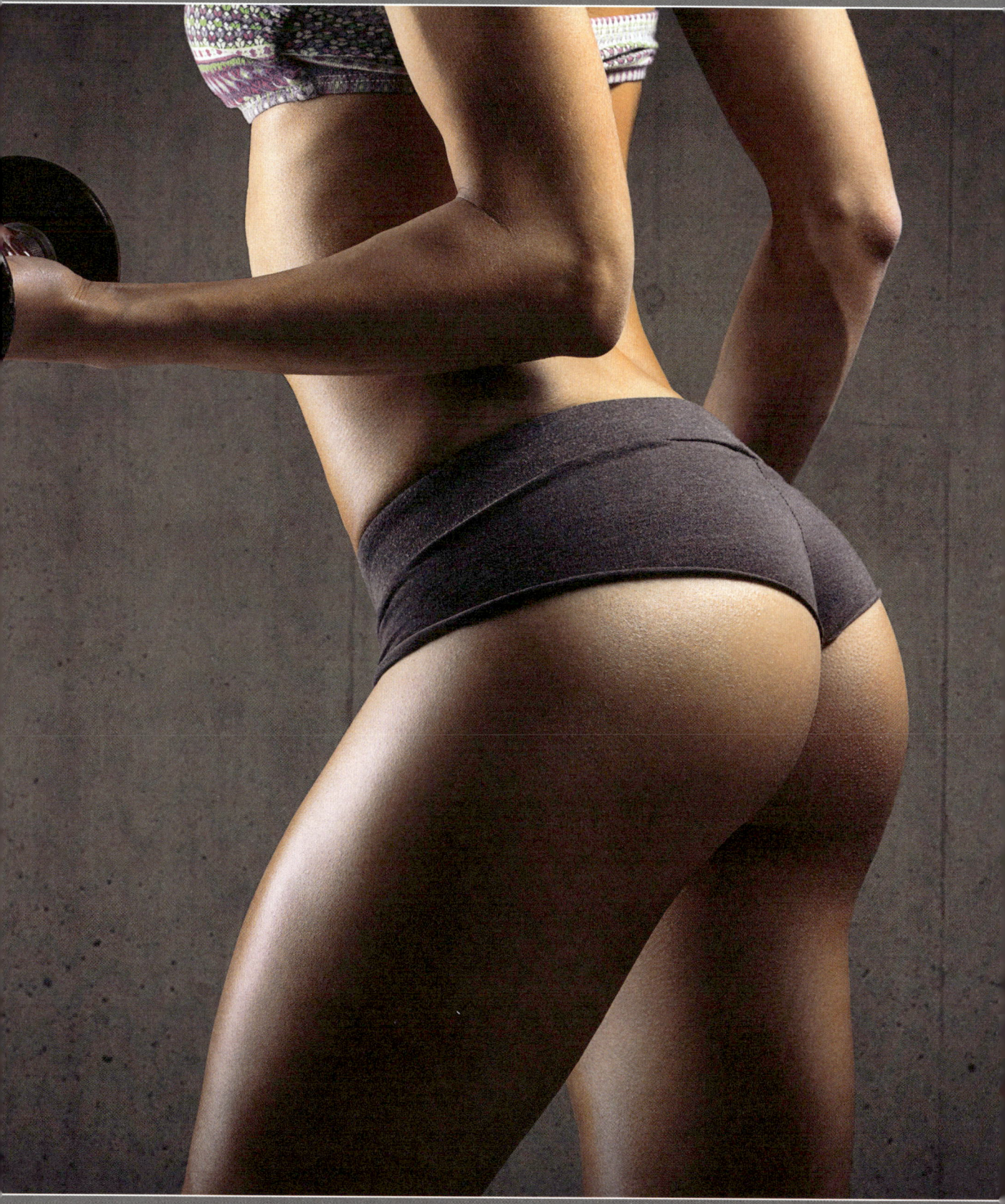

Trainingspläne

Frauen-Special – Get Sexy Shaping

2. Workout
Full Body Toning

How to do it

- ✓ Dieses Workout bearbeitet jeden Muskel deines Körpers.
- ✓ Trainiere jede Übung 50 sek lang und mache 10 sek Pause. Wechsle bei den Übungen 3 und 4 nach 25 sek die Seite.
- ✓ Zwischen den Sets machst du 3 min Pause.

50 sek Belastung   **10 sek Pause**   **3 Sets**

Kettlebell Swings

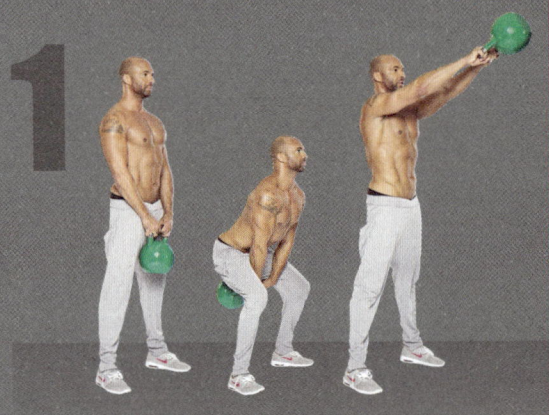

Up and Down Plank

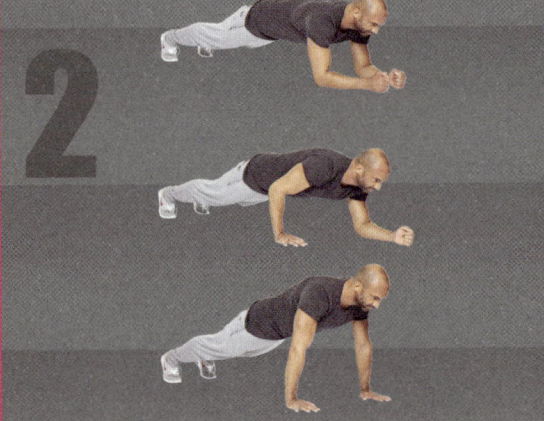

Single-Leg Kettlebell Deadlift rechts, dann links

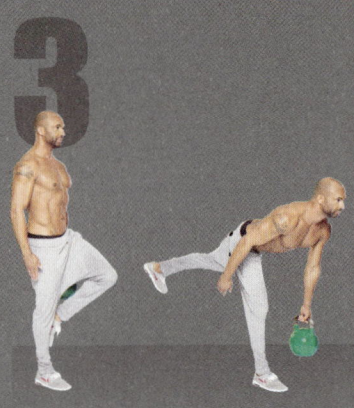

Reverse Lunges rechts, dann links

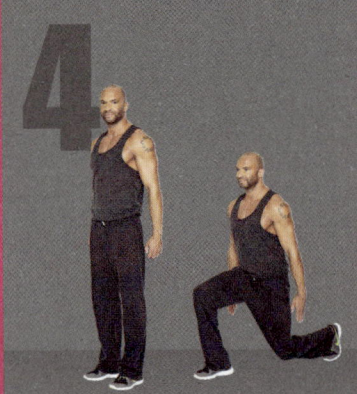

Swimmer 1

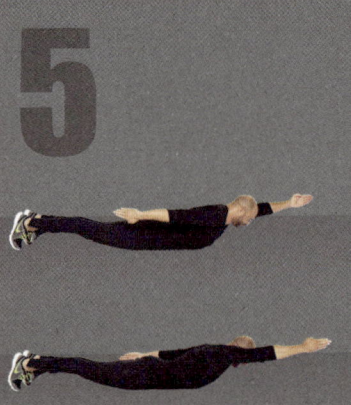

Bist du Skinny Fat?

Was bedeutet Skinny Fat?

Skinny Fat ist ein englischer Begriff für Frauen, die zwar dünn, aber sehr weich sind und kaum Muskeln haben. Oft haben sie extra gehungert, um sehr schlank zu werden, haben aber trotzdem einen hohen Fettanteil. Trotz langer Ausdauereinheiten sehen sie nicht aus wie die wohlgeformten Star-Vorbilder aus Hollywood.

Was tun?

1. Vergiss stundenlanges Lauftraining

Wenn du unbedingt laufen möchtest, dann bevorzuge kurze Intervalleinheiten, wie in Kapitel 14 beschrieben.

2. Keine Angst vor Krafttraining

Allein schon hormonell bedingt wirst du auch nach monatelangem, intensivem Krafttraining nicht aussehen wie eine Bodybuilderin. Muskeln sind unsere Freunde und verbrennen jede Sekunde unnötiges Fett.

3. Kein Hungern

Proteine und gesunde Fette sind super, um einen wohlgeformten, knackigen Körper zu bekommen. Natürlich ist dabei Trumpf, verzichte daher auf verarbeitete Lebensmittel.

Trainingspläne

Frauen-Special – Get Sexy Shaping

3. Workout
Schlanke Taille
Toning 100

How to do it

✓ Dieses Workout trainiert vor allem die Core-Muskulatur. Achte auf einen angespannten Bauch beim Üben. Der Bauchnabel zieht in Richtung Wirbelsäule.

✓ Trainiere diese 6 Übungen in der gezeigten Reihenfolge. Übung 2, 4 und 5 machst du erst rechts, dann links. Zwischen den Sets machst du 2 min Pause.

🔸 50 sek Belastung	⏸ 10 sek Pause	⭮ 3 Sets

20 Mountain Climbers

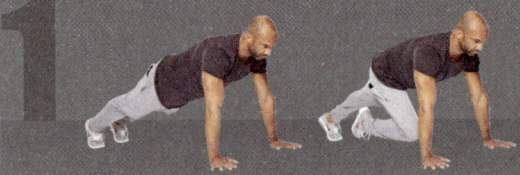

10 Side Plank Rotation rechts, dann links

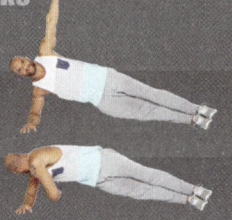

20 Cross Crunches

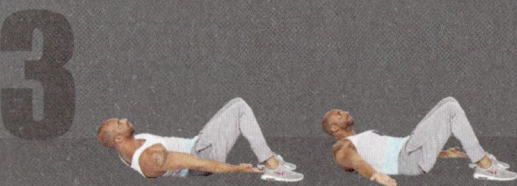

20 Kettlebell Windmills rechts, dann links

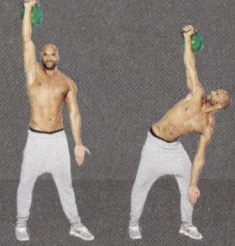

20 Side Crunches rechts. dann links

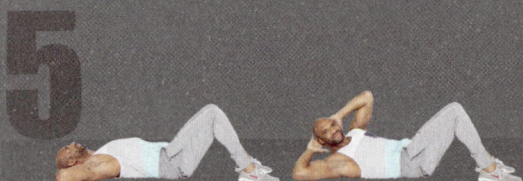

20 Reverse Crunches

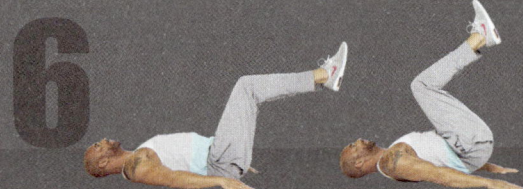

Madleens Erfolg: −9 kg!

»Ich habe in der Zeit gelernt, dass man seine Träume umsetzen muss – der erste Schritt passiert im Kopf!«

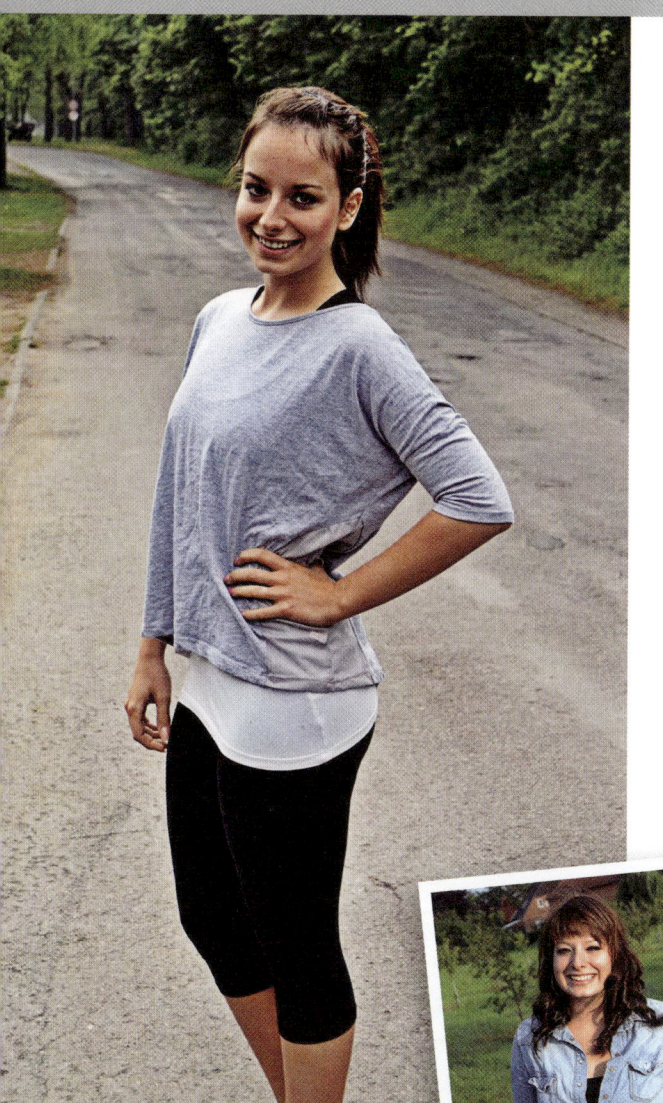

vorher

▶ Ich habe immer mit meinem Gewicht zu kämpfen gehabt, keine Diät wirklich durchgezogen. Doch mit 10WBC habe ich endlich den Weg zu meinem Traumkörper entdeckt.

▶ Toll finde ich an 10WBC vor allem die riesige Ideenvielfalt der Rezepte, die superleichte Umsetzung und die Unterstützung durch D! und die Community.

▶ Hinzu kam für mich das Feedback meiner Freunde und Familie. »Wow, hast du abgenommen!« oder »Du siehst so glücklich aus«, solche Sätze haben mich echt happy gemacht und meine Wandlung bestätigt.

▶ Der Blick in den Spiegel und die vielen neuen Klamotten in kleineren Kleidergrößen beweisen mir täglich, dass das tolle Konzept aus leckerer Ernährung und Bewegung wirklich funktioniert und dass ich es in mein Leben integriert habe und definitiv immer weiterführen werde.

▶ Mittlerweile ist Sport eine Lebenseinstellung geworden.

▶ Während des Sports höre ich gerne laute Musik, dann blende ich alles um mich herum aus und power mich richtig aus. »Superheroes« von The Script finde ich sehr motivierend.

▶ Ich genieße mein neues »Leben«. Wenn ich dann abends auf dem Sofa liege und mein Körper ausgepowert ist vom Sport, dann gönne ich mir auch gerne mal ein Stück Schokolade, denn ich weiß schließlich, was ich getan habe. ☺

▶ Ich kann wirklich jedem nur empfehlen, 10 Weeks BodyChange® als Chance zu nutzen. Viel Erfolg euch allen und danke 10WBC!

16 Register

Übungsregister

Übungsregister

Übungsregister

Register

Was ist deine Erfolgsstory?

Denk unbedingt daran, dich zu fotografieren und dein Nachherbild hier einzukleben.

_____ s Erfolg:
Dein Name

kg !

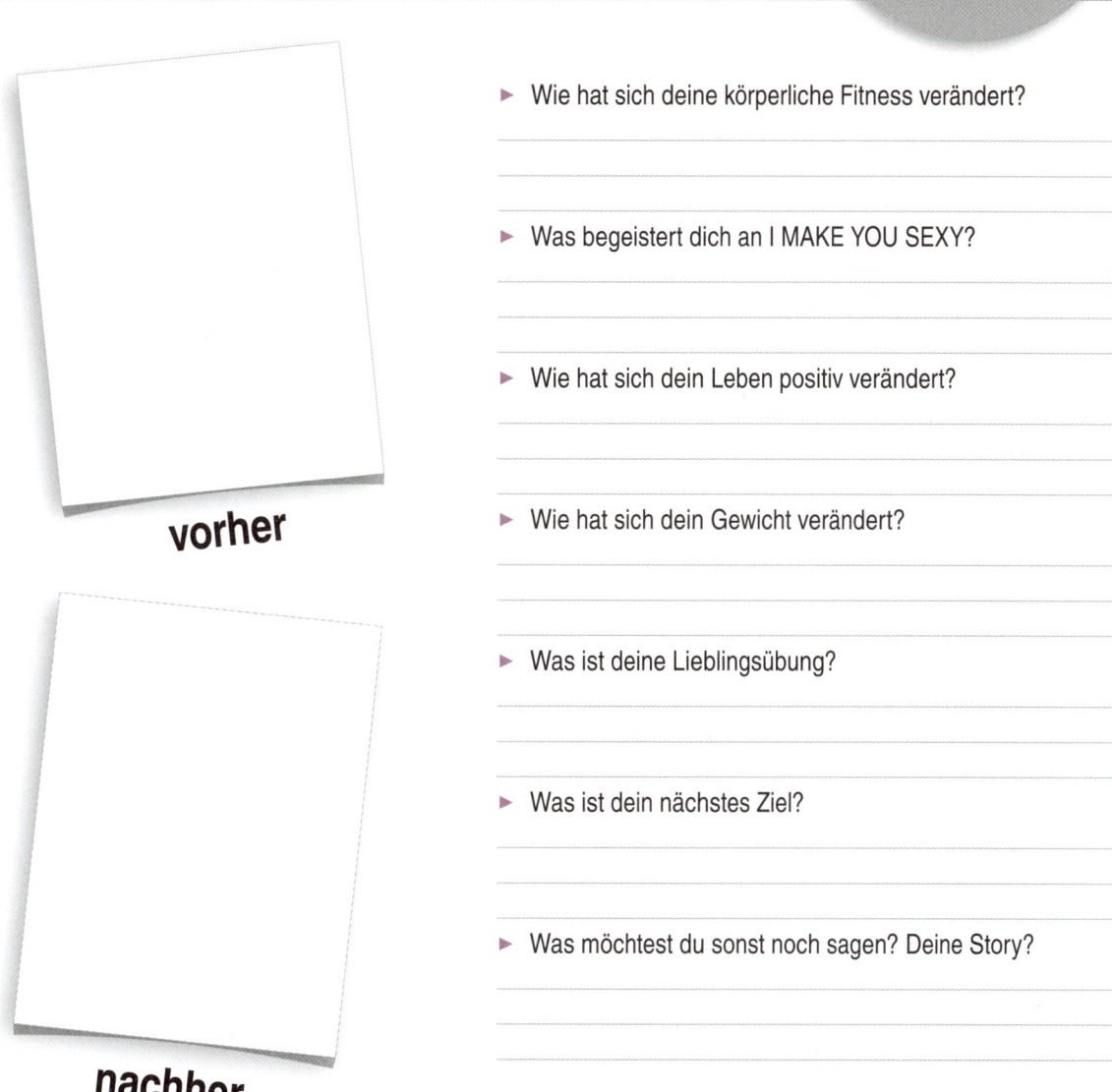

vorher

nachher

▶ Wie hat sich deine körperliche Fitness verändert?

▶ Was begeistert dich an I MAKE YOU SEXY?

▶ Wie hat sich dein Leben positiv verändert?

▶ Wie hat sich dein Gewicht verändert?

▶ Was ist deine Lieblingsübung?

▶ Was ist dein nächstes Ziel?

▶ Was möchtest du sonst noch sagen? Deine Story?

**Sende uns deine Story mit Fotos an erfolg@bodychange.de
Wir freuen uns über deine Rückmeldung.**

Bildrechte

Bernd Javorek: alle Detlefbilder
Angelique Reicher: Shake-Fotos
Fotolia Datenbank
Grunge style urban background © HAKKI ARSLAN
Beautiful dancing girl in movement © Syda Productions
Frischer Ingwertee, Ingwerwurzel und Minze © kristina rütten
Fresh salmon © pilipphoto
Finja Handstand © Gerhard Blöchl
Chalk drawing – concept of eighty twenty rule © yeyen
Neue Kraft tanken! © DOC RABE Media
Geschäftsmann muss sich bei einer Weggabelung entscheiden © fotogestoeber
Woman with alarmclock on the bed © vgstudio
Happy young man breathing deep © Antonioguillem
Wasserglas und Limette © Gina Sanders
Sporty woman during morning walk © Halfpoint
Artificial food © Mikrobiuz
DNA-Helix © psdesign1
Three generations playing cooking © nyul
Kinderzeichnung – Los geht´s © motorradcbr
Little girl sitting © Andres Rodriguez
Baby relaxing © yanlev
Happy man jumping for joy on the peak of the mountain. Success © Photocreo Bednarek
Running couple © Maridav
Athlete running man – male runner in San Francisco © Maridav
Energy blue © robcartorres
Coffee machine © winston
Young female runner tying her shoes © Halfpoint
Young sportswoman resting after running © crdjan
Dark chocolate cake with chocolate glaze for christmas © B. and E. Dudzinscy
Muscular man in towel, isolated on white background © cristovao31
Sexy sandy woman buttocks on the beach background © Dmitry Sunagatov
Very sexy young beautiful ass in thong. Beautiful athletic woman © nikolas_jkd
Frau prüft den schlaffen Muskel an ihrem Arm © Lars Zahner
Danke in Schrift – Vektor © Primalux
Modern girl © pressmaster

Zitate

[1] Eberspächer, Hans: »Gut sein, wenn's drauf ankommt: Von Top-Leistern lernen.« 3. überarbeitete Auflage. München 2011.
[2] Beck, Frieder: »Sport macht schlau: Mit Hirnforschung zu geistiger und sportlicher Höchstleistung.« Berlin 2014.

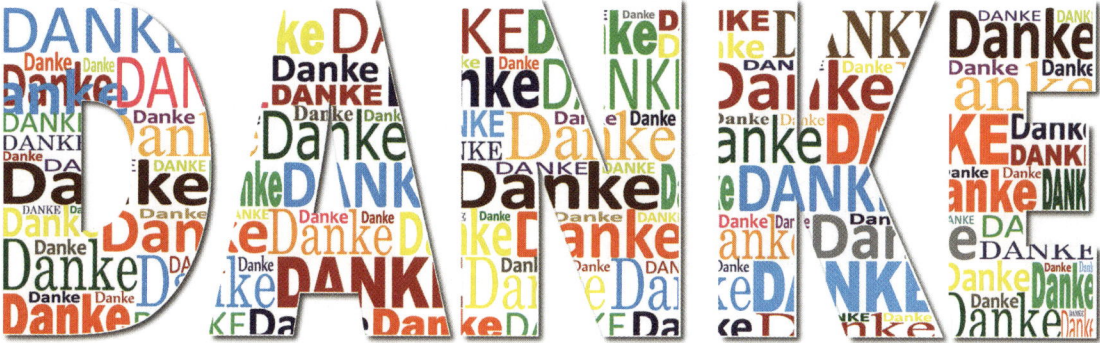

Einen Riesendank an alle, die bei diesem Buch mitgewirkt haben. Falls wir vergessen haben, jemanden namentlich zu erwähnen, möchten wir uns schon jetzt dafür entschuldigen!

An erster Stelle möchten wir uns bei allen BodyChange®-Teilnehmern bedanken, die uns ihre tollen Erfolgsgeschichten geschickt haben. Unser Dank gilt dabei insbesondere Martina Bäck, Dirk Kröner, Anja Behrend, Daniela Scheifling, Julia Penk, Marcel Colaric, Josef Pangerl, Jürgen Stranz, Sina Berger, Nico Mrosewski, Ingo Gorodski und Madleen Budesheim. Ihr seid spitze! Ein ganz herzlicher Dank und ein riesengroßes Lob gehen an unseren Fotografen Bernd Javorek und Angelique Reicher für die Gestaltung des Covers und der Shakebilder. Auch vielen Dank für das Mitwirken an Lilly Seybold, Theresia Blöchl, Anjeza Braho und Physiotherapeut Robert Pawlik.

Danke auch an unseren Verleger Christian Jund und sein gesamtes Team für ihre super Arbeit.

Und last, but not least ein herzliches Danke an die gesamte BodyChange®-Community für eure positive Energie, eure Motivation und eure gegenseitige Unterstützung. Ihr seid die Besten!

Danke sagen Detlef D! Soost, das Autorenteam, die Blöchls und das gesamte BodyChange®-Team.

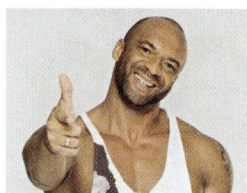

Detlef D! Soost
I MAKE YOU SEXY
Erfolgscoach und Top-
Motivator

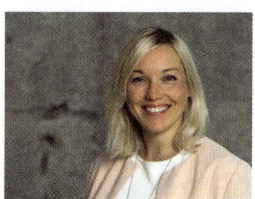

Anke Blöchl
Dipl.-Sportwissenschaft-
lerin, Mitglied der deutschen
Eisschnelllauf-National-
mannschaft

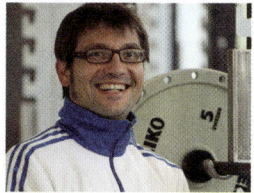

Armin Blöchl
Sportlehrer an der Uni-
versität der Bundeswehr
München

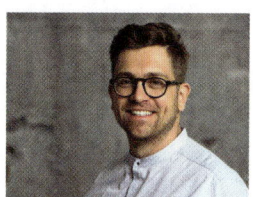

Gerhard Blöchl
Mehrfacher Deutscher
Meister, Olympiateilnehmer
Ski Freestyle Buckelpiste

Hinter jedem Gesicht steckt eine Erfolgsgeschichte!

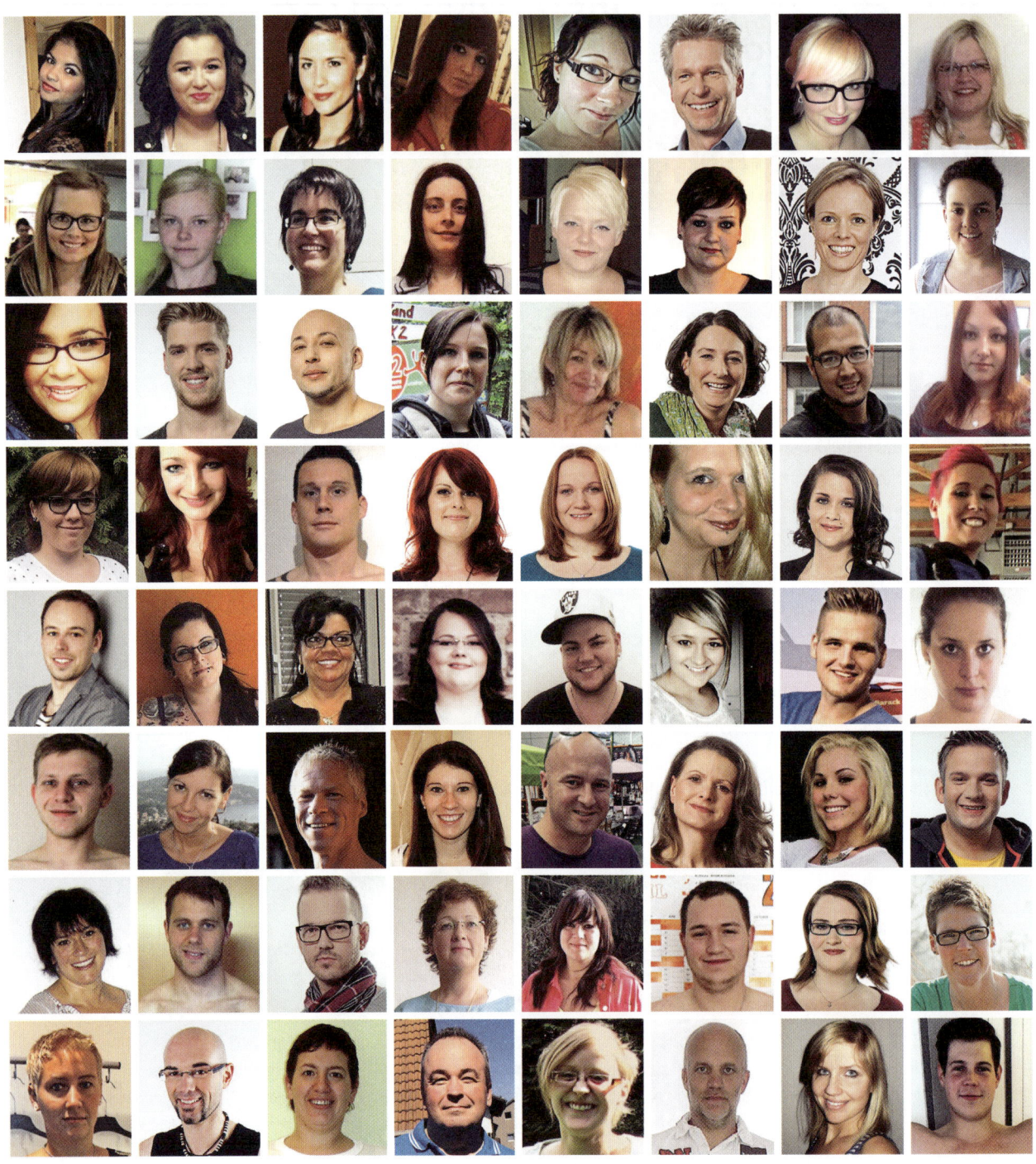

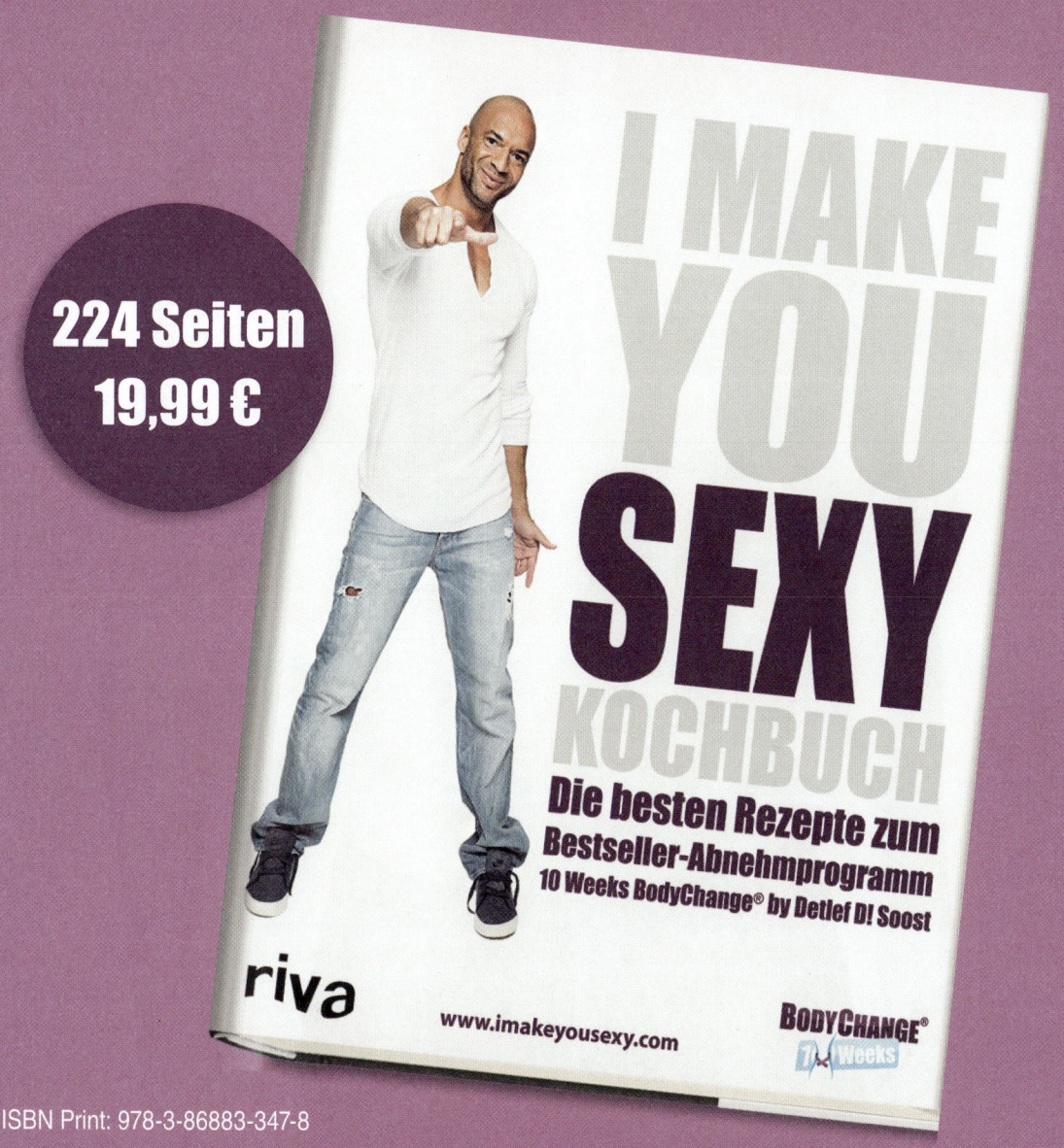

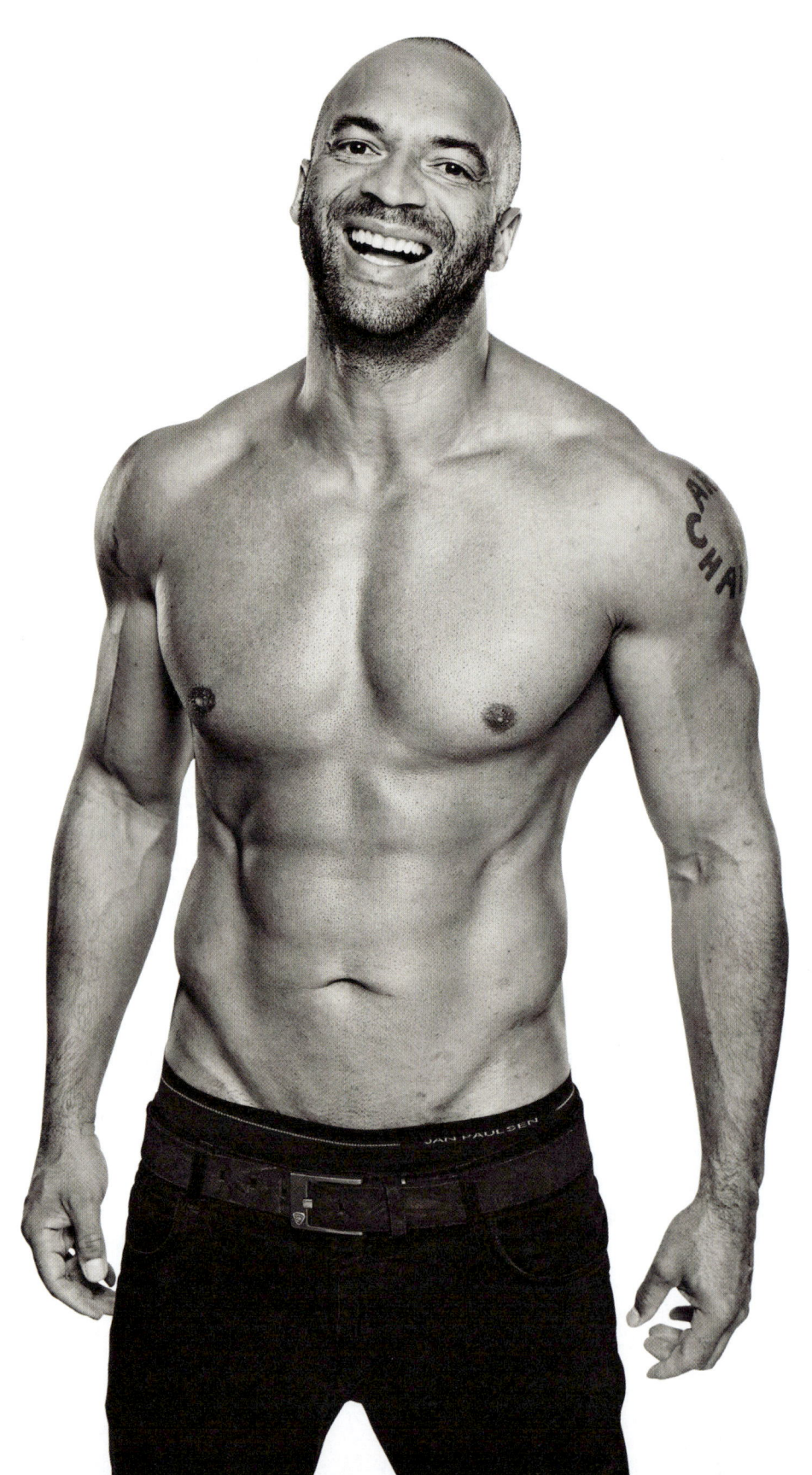